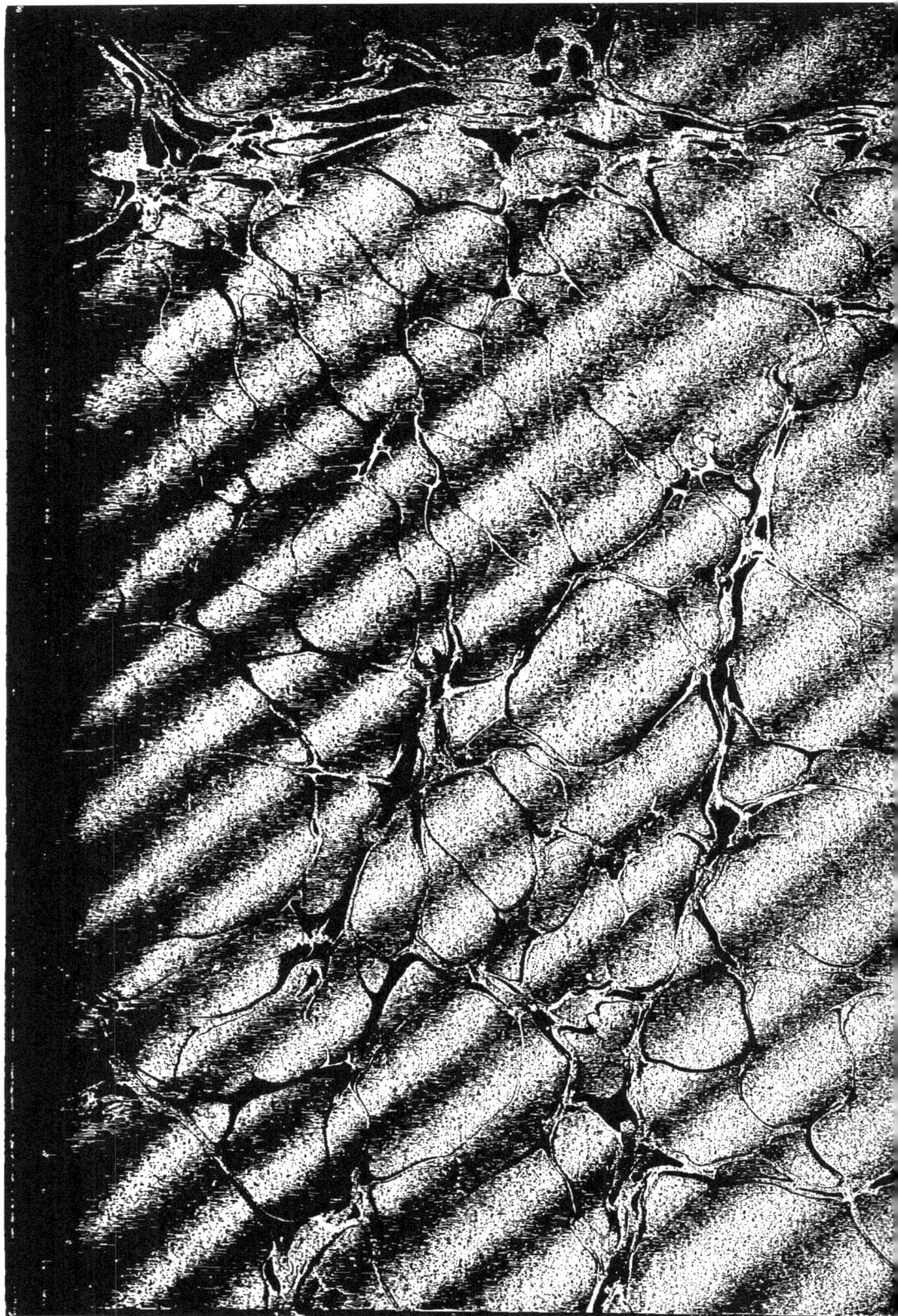

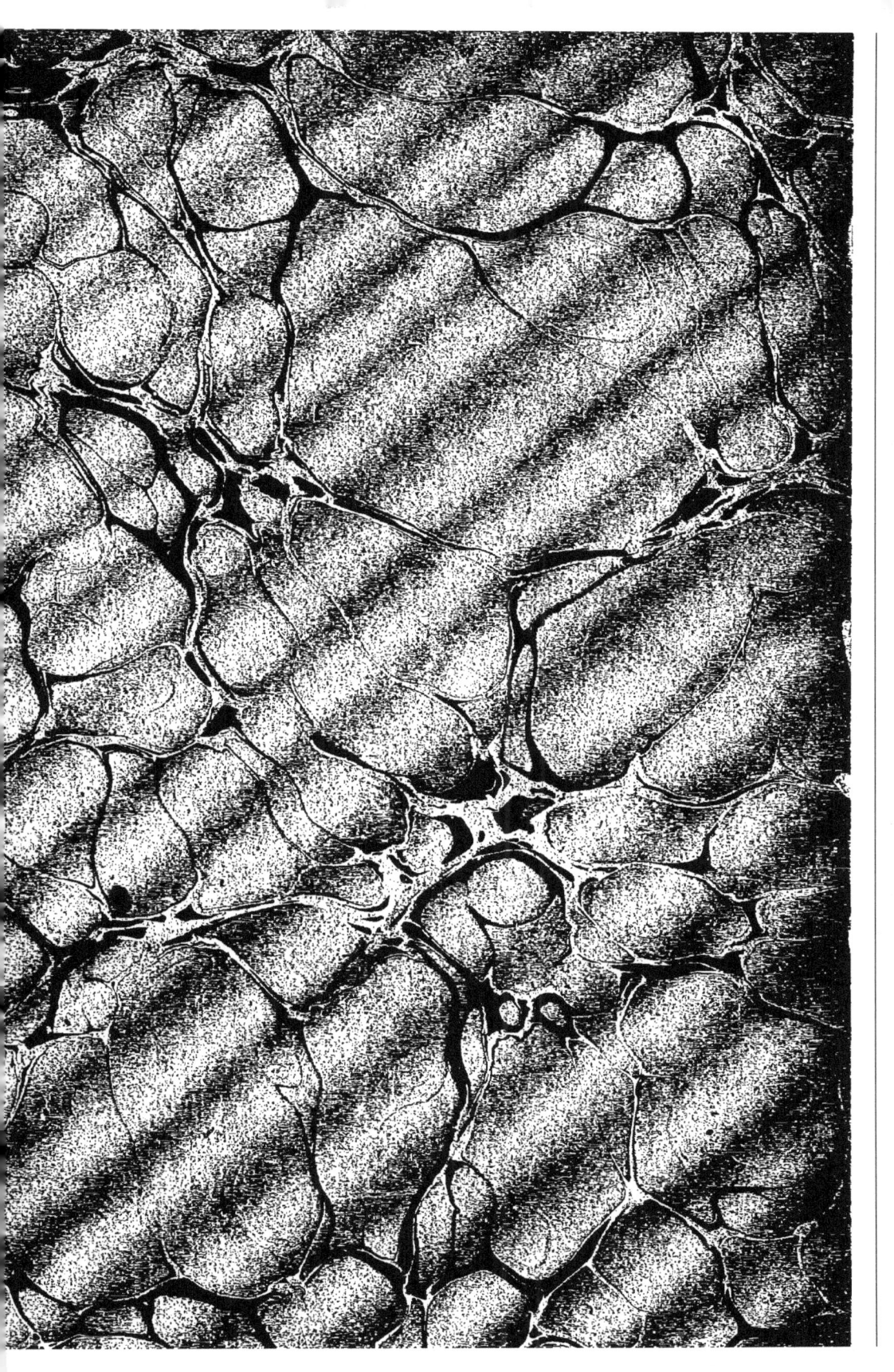

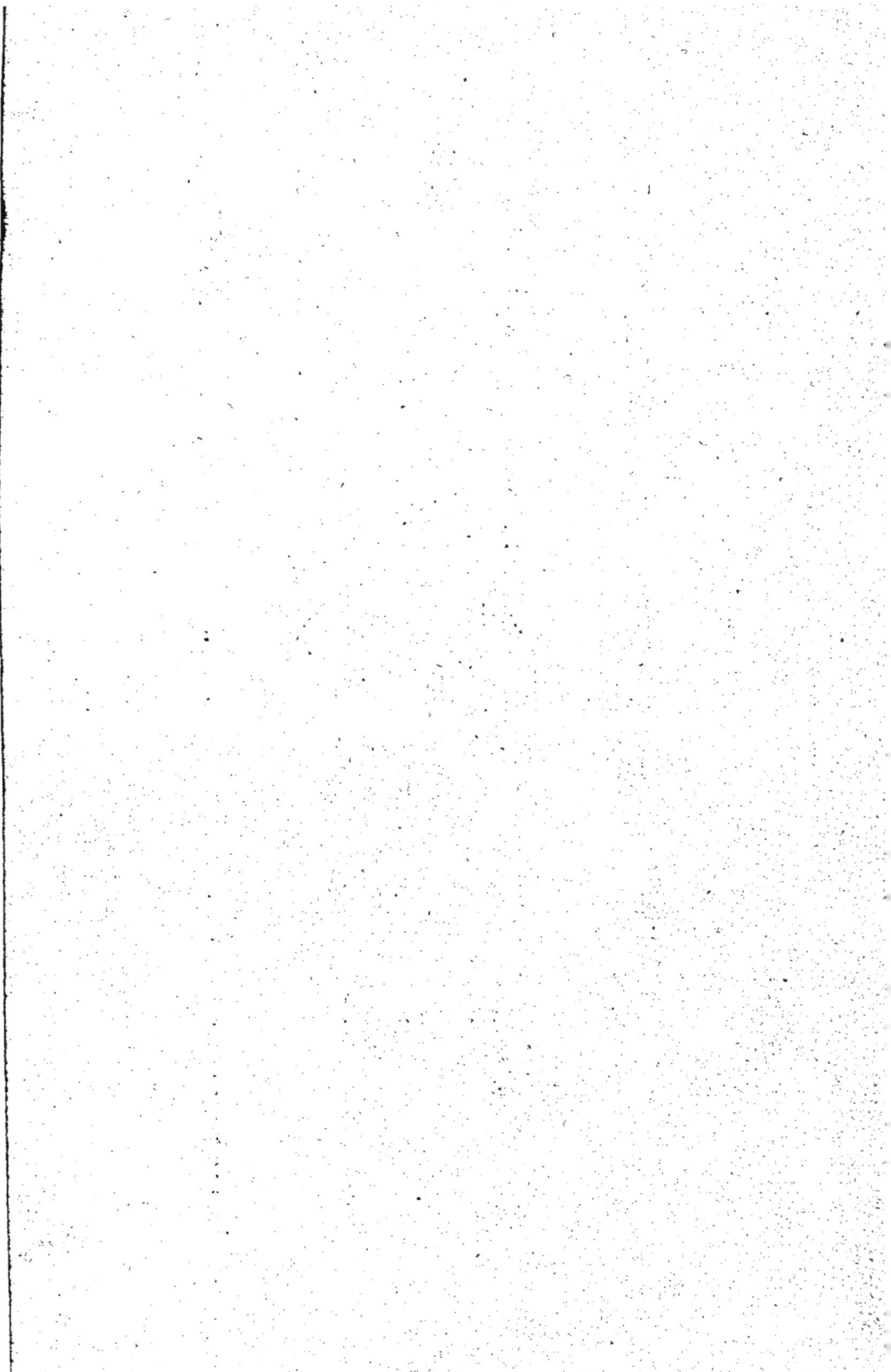

ANATOMIE

ARTISTIQUE

DU CORPS HUMAIN

ANATOMIE
ARTISTIQUE
DU CORPS HUMAIN

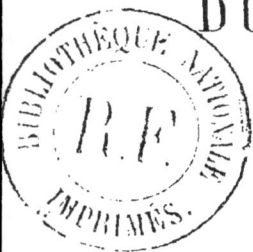

PLANCHES
PAR LE Dʀ FAU

TEXTE AVEC FIGURES
PAR EDOUARD CUYER

PEINTRE

PROSECTEUR A L'ÉCOLE NATIONALE DES BEAUX-ARTS, PROFESSEUR A L'ÉCOLE
DES BEAUX-ARTS DE ROUEN

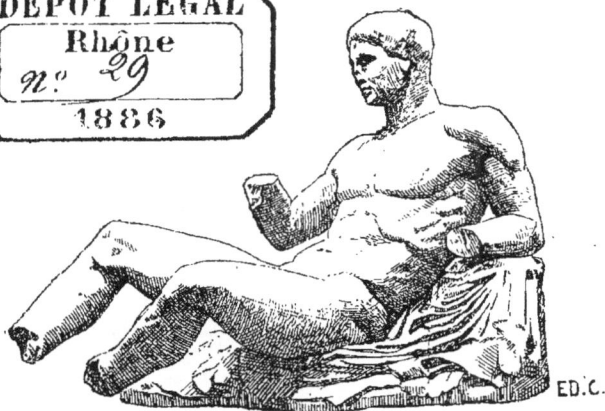

ED.C.

PARIS
LIBRAIRIE J.-B. BAILLIÈRE & FILS
19, RUE HAUTEFEUILLE, PRÈS DU BOULEVARD SAINT-GERMAIN

—

1886

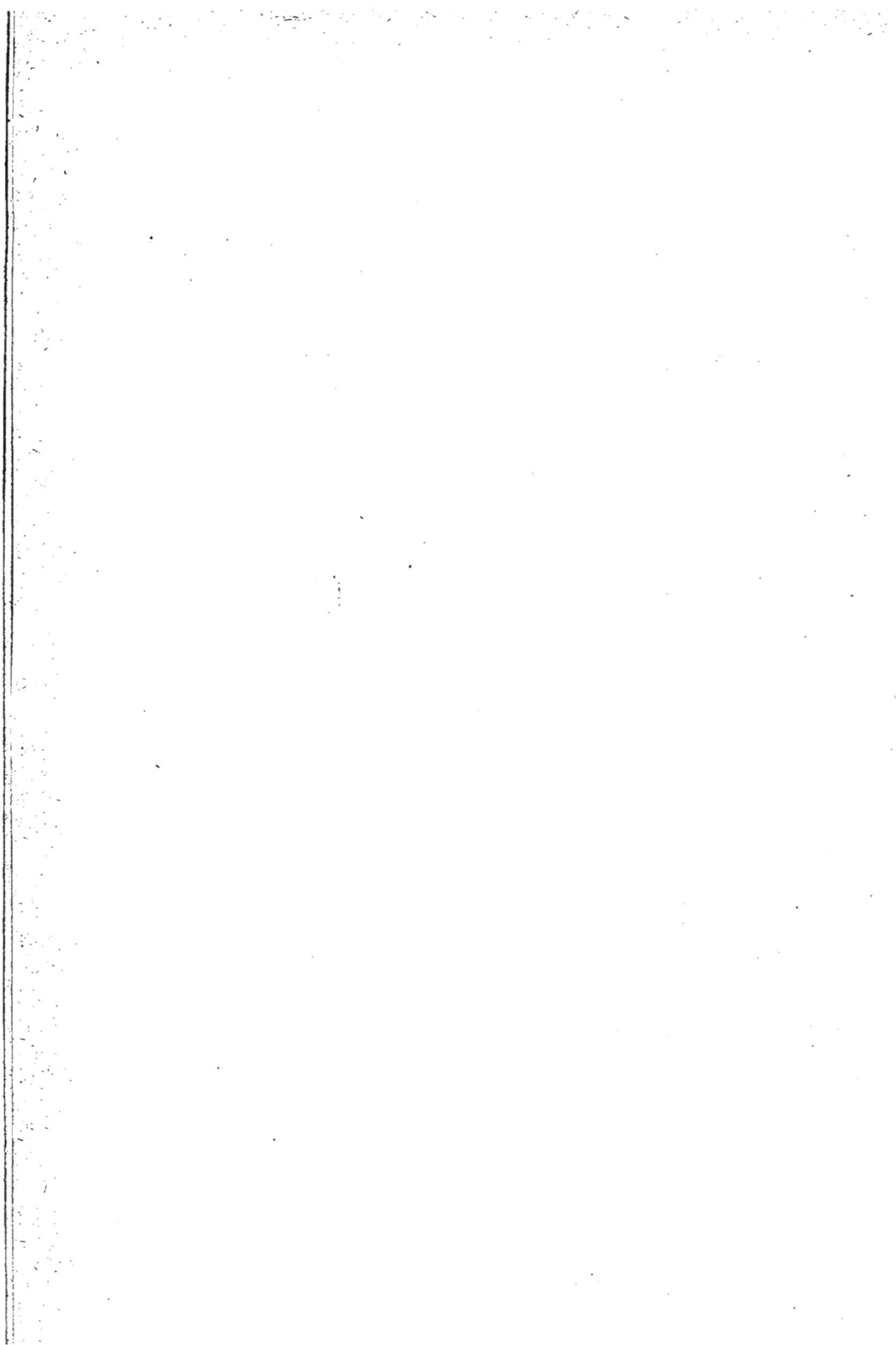

AVANT-PROPOS

L'étude de l'anatomie est, nous en sommes profondément convaincu, de la plus haute utilité pour les artistes.

Il est incontestable que celui qui désire traduire par un moyen graphique, et d'une façon compréhensible, les idées qu'il veut émettre, doit connaître les éléments constituants des formes et les changements que celles-ci subissent dans certaines circonstances. Pour la représentation de la figure humaine, ce but serait difficile à atteindre si on n'en connaissait pas la constitution, les éléments divers qui en forment les différentes parties, et les lois qui régissent les déplacements de ces parties dans les mouvements si variés, et quelquefois si complexes, auxquels peut se livrer le corps humain.

Parmi les livres qui traitent de cette matière, l'*Atlas d'anatomie artistique* du Dr Fau est bien connu depuis longtemps déjà. Dans tous les ateliers, les planches remarquables, qui en formaient la partie la plus importante, sont souvent venues en aide au peintre et au sculpteur et les ont guidés dans leurs recherches.

Le texte qui accompagnait ces planches n'était peut-être pas assez détaillé ; il a paru nécessaire de le refaire en entier, et de lui donner un développement en rapport avec les besoins et les progrès de l'enseignement.

Voici comment nous avons compris la tâche qui nous a été confiée :

Nous avons voulu que ce texte fût complet, et en même temps, aussi bref et aussi précis que possible, au risque de tomber peut-être un peu dans la sécheresse ; nous avons aussi cherché à apporter dans nos descriptions autant de clarté et de méthode que nous avons pu, convaincu que des notions scientifiques acquises méthodiquement restent plus profondément gravées dans la mémoire.

Nous avons dessiné, pour les ajouter à ce texte, quelques figures qui nous semblaient indispensables pour compléter les planches de l'*atlas*. Il nous a aussi semblé que la clarté gagnerait à ce que les différents détails fussent désignés par les initiales de leurs noms, plutôt que par des chiffres qui ne disent rien par eux-mêmes.

Enfin nous avons donné, pour certaines régions, des exemples empruntés à des œuvres d'artistes modernes. Il aurait été certainement facile d'en citer un plus grand nombre, car les œuvres sont nombreuses où les régions sont exactement représentées, mais nous aurions craint, en les multipliant, de rendre nos démonstrations un peu trop compliquées.

Notre pensée a été de donner aux élèves un résumé simple et pratique des cours qu'ils suivent ; nous espérons que les artistes pourront y trouver à l'occasion quelques renseignements utiles.

Nous avons eu comme modèle un livre dont nous nous sommes inspiré, œuvre bien connue, due à notre cher maître et ami, M. le professeur Mathias Duval. Ce livre dont nous sommes heureux de parler ici, est un traité dans lequel l'auteur, avec une précision et une clarté que nous ne pouvons qu'envier, a, sous une forme éminemment littéraire, décrit déjà le sujet que nous traitons ici.

Nous ne voulons pas terminer sans offrir nos hommages de vive reconnaissance à M. le professeur Mathias Duval pour tous les soins dévoués avec lesquels il dirige les élèves qui suivent ses leçons, et, en ce qui nous concerne, pour l'affection qu'il nous a toujours témoignée, les connaissances qu'il nous a fait acquérir, et que chaque jour encore il nous permet d'augmenter.

EDOUARD CUYER.

Août 1885.

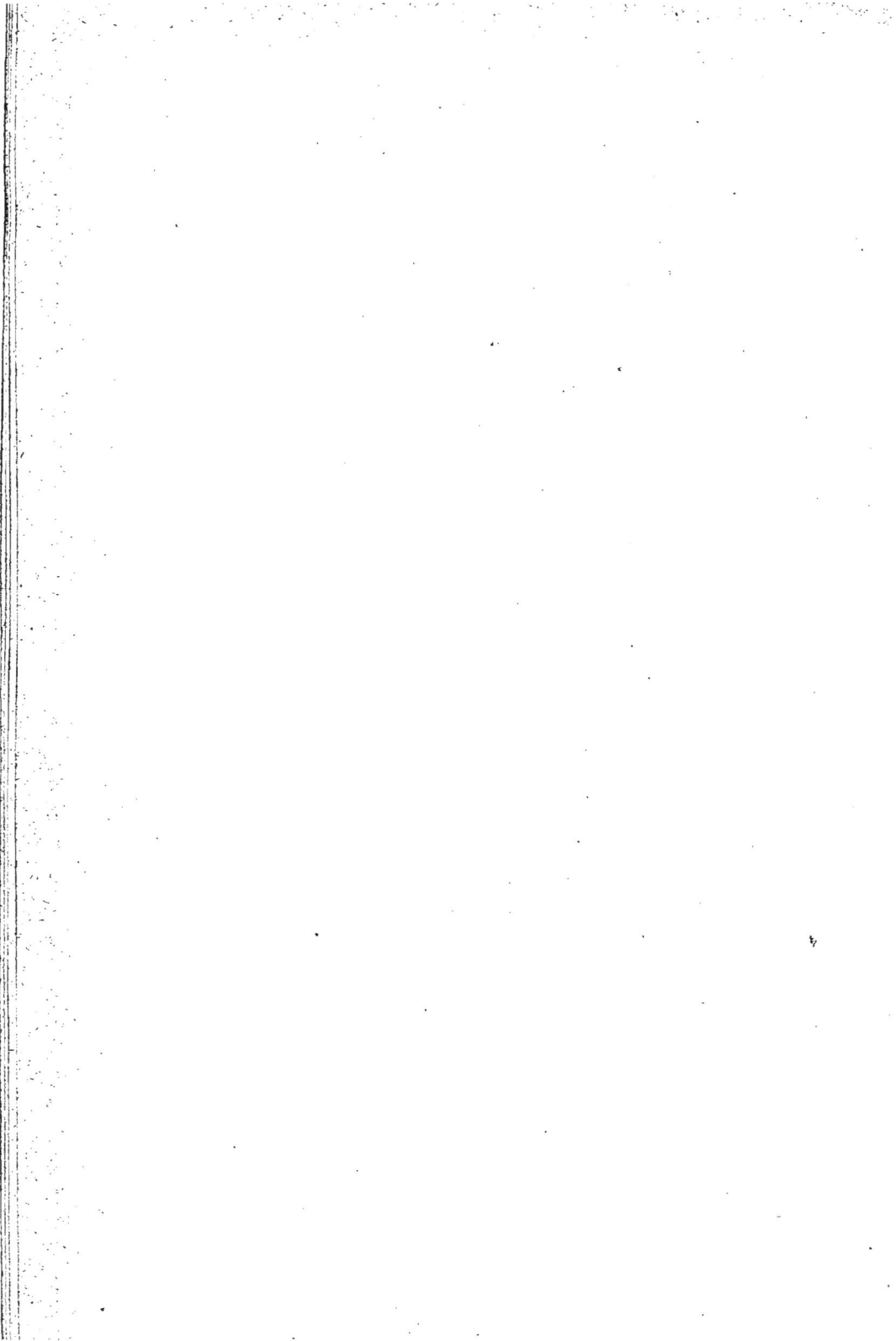

ANATOMIE
ARTISTIQUE
DU CORPS HUMAIN

GÉNÉRALITÉS

L'anatomie est une science qui a pour but l'étude de la structure et de la forme des êtres organisés. Appliquée aux arts du dessin on la désigne sous le nom d'*anatomie plastique* ou *des formes;* elle est différente de l'*anatomie médicale,* en ce que celle-ci étudie des régions qui, comme les nerfs et les viscères, ne contribuent pas aux formes extérieures et ne sauraient avoir pour l'artiste aucune application.

La partie fondamentale de toute recherche d'anatomie artistique, c'est la connaissance du squelette dont l'étude constitue ce qu'on nomme l'*ostéologie ;* elle est importante parce que les os renseignent sur les proportions, les formes, les mouvements :

Pour les *proportions :* car les os dans certaines régions sont situés immédiatement au-dessous de la peau ; ils fournissent alors des points de repère invariables sur lesquels on peut prendre des mensurations (malléoles, rotule, pointe du coude, etc.);

Pour les *formes :* les régions que nous venons de signaler y contribuent dans une large part. On peut citer également la face interne du tibia qui est sous-cutanée ; les os, donnant attache aux muscles, nous renseignent, par les points où ceux-ci s'insèrent, sur l'emplacement occupé par les masses charnues;

Pour les *mouvements* : car les os, étant réunis par des surfaces articulaires, permettent entre eux des déplacements qu'il est important de connaître, et que, après l'ostéologie, nous décrirons sous le nom d'*arthrologie* (étude des articulations).

Dans un autre chapitre, nous décrirons les muscles dont l'étude porte le nom de *myologie;* et c'est alors que, connaissant les mouvements qui peuvent avoir lieu entre les os, nous constaterons quels sont les muscles qui les produisent, et quels sont les changements de formes occasionnés par leurs contractions.

En anatomie médicale on s'occupe des artères et des veines *(angéiologie)*. Nous devrons en faire un examen partiel pour ce qui concerne les veines superficielles; car, aux membres et au cou, elles contribuent à compléter les formes.

En dernier lieu nous devrons étudier les muscles qui siègent à la face et qui, par leurs contractions, déplaçant la peau de cette région, y déterminent des changements correspondant aux différentes émotions : c'est l'étude des *expressions de la physionomie humaine*.

Avant de voir, dans leurs détails, les diverses régions du corps, il est bon de convenir de la manière dont on devra s'y orienter ; de même qu'en géographie on établit d'abord les points cardinaux afin de juger de la situation relative des différentes contrées.

On suppose le corps enfermé dans une boîte close de toutes parts, ayant une paroi en avant, ou *plan antérieur ;* en arrière, ou *plan postérieur ;* sur les côtés, ou *plan externe ;* en haut, ou *plan supérieur ;* en bas, ou *plan inférieur ;* un septième plan, vertical, divisant le corps en son milieu, porte le nom de *plan médian* ou *interne.* Ceci permet, lorsque par exemple on décrit le tronc, de dire que le sternum est placé à sa partie antérieure, et que la colonne vertébrale est située à sa partie postérieure ; le premier est en effet plus rapproché de la paroi antérieure que la seconde qui, au contraire, est plus près de la paroi opposée. Il en est de même pour un os décrit isolément, auquel par la situation de ses faces ou de ses bords, comparée aux parois de notre boîte fictive, on peut reconnaître une *face antérieure*, ou *postérieure*, ou *externe*, etc. C'est une orientation qui abrège et éclaire beaucoup la description, et dont il faut bien se pénétrer avant d'entreprendre l'étude d'organes isolés.

OSTÉOLOGIE ET ARTHROLOGIE

SQUELETTE

Les os, par leur réunion, forment le *squelette* sur lequel des parties molles *(muscles)* trouvent des points d'attache solides, tandis que d'autre part, ils protègent, dans les cavités qu'ils limitent, des organes *(viscères)* importants pour la conservation de l'individu.

Le squelette est formé de deux moitiés latérales symétriquement semblables. Il est à remarquer que les os situés sur la ligne médiane sont *impairs* et présentent deux moitiés, gauche et droite, identiquement conformées, ce sont des os *symétriques* (exemple : sternum) ; au contraire, ceux qui sont situés de chaque côté de la ligne médiane sont *pairs* et *non symétriques*, car, en les divisant dans le sens de leur longueur, on constate que leur moitié interne diffère de leur moitié externe (exemple : humérus).

Chez l'embryon les os sont formés d'une substance élastique se laissant diviser facilement au scalpel : on l'appelle *cartilage*. Avec les progrès de l'âge, il se dépose dans ce cartilage des sels calcaires (carbonate de chaux, phosphate de chaux, etc.) qui donnent aux os leur dureté et leur aspect blanchâtre ; c'est ce qui constitue l'*ossification*. Tant que le cartilage n'est pas complètement envahi par les sels calcaires, il peut gagner en étendue ; mais cette croissance se termine lorsque, vers vingt-cinq ans, tous les os ont achevé leur évolution. Cependant, certaines parties du squelette restent longtemps cartilagineuses (cartilages costaux), et ce n'est qu'à un âge assez avancé qu'on les voit s'ossifier.

Les os ne présentent pas tous des dimensions semblables ; les uns sont *longs*, d'autres sont *larges*, il y en a qui sont *courts*.

Os longs. — Les os *longs*, dont une dimension prédomine sur les deux autres, se trouvent situés aux membres ; c'est entre eux que se passent les mouvements les plus étendus ; ils présentent une partie centrale allongée, nommée *corps* ou *diaphyse*, se terminant par deux *extrémités* renflées désignées sous le nom d'*épiphyses*.

Os larges. — Les os *larges*, dont la longueur et la largeur sont plus étendues que l'épaisseur, remplissent l'office de parois ; on les rencontre au bassin, à la tête ; l'omoplate en est également un type.

Os courts. — Les os *courts*, dont toutes les dimensions sont à peu près égales, sont groupés en masses, et donnent de l'élasticité aux régions dans lesquelles ils se trouvent ; les os du poignet, du cou-de-pied, de la colonne vertébrale, sont des os courts.

Apophyses. — Les os sont hérissés d'excroissances qu'on nomme *apophyses* ; on divise celles-ci en deux classes : les *apophyses articulaires* et les *apophyses d'insertion*. Les apophyses articulaires lisses, encroûtées de cartilage, servent à former les articulations ; elles sont en rapport avec les os voisins par des parties sur lesquelles elles semblent moulées, et qui sont alors des cavités articulaires également lisses. Les apophyses d'insertion donnent attache aux muscles ; elles sont rugueuses et d'autant plus saillantes que les muscles qui s'y insèrent sont plus développés ; elles se présentent sous différentes formes désignées par les noms de *lignes, protubérances, crêtes*, etc.

Après avoir étudié les os d'une région du squelette, du tronc ou d'un membre, nous passerons de suite à l'étude de ses articulations. Par exemple, connaissant les segments osseux du membre supérieur, nous les réunirons immédiatement afin d'en examiner le mode de réunion, et les mouvements qui se passent entre eux.

L'étude des articulations porte le nom d'*arthrologie*.

Les articulations sont divisées en trois classes :

1° *Articulations mobiles* ou *diarthroses* ; on les trouve aux membres ; c'est entre elles que se passent les mouvements les plus étendus.

2° *Articulations semi-mobiles* ou *amphiarthroses* ou *symphyses*, dans lesquelles il n'y a que des mouvements de glissement peu étendus.

3° *Articulations immobiles* ou *synarthroses* ; on les trouvera entre les os de la tête, excepté à l'articulation de la mâchoire inférieure qui est mobile ; on les désigne sous le nom de *sutures*.

Pour étudier une articulation avec méthode, il faut décrire d'abord : 1° les *surfaces articulaires* ; 2° les *moyens d'union* ou *ligaments*, et enfin 3° les *mouvements* possibles dans cette articulation, et les limites qui leur sont imposées.

Surfaces articulaires. — Elles sont connues par la description des os ; ce sont des surfaces lisses, encroûtées de cartilage, présentant, soit une forme hémisphérique ou ovoïde, qu'on désigne, la première sous le nom de *tête*, la seconde sous le nom de *condyle*, soit une forme de poulie, ce qui constitue une *trochlée ;* elles sont en rapport avec des surfaces plus ou moins excavées qui, lorsqu'elles ne sont pas assez profondes, sont rendues plus concaves par un bourrelet fibreux situé sur leur pourtour, et permettant ainsi la juxtaposition des parties.

Ligaments. — Les os sont maintenus en rapport par des liens fibreux qu'on nomme *ligaments*, se présentant en général sous l'aspect d'une *capsule* entourant l'articulation, étendue d'un os à l'autre, et s'attachant sur le bord des surfaces articulaires ; cette capsule, en certains points, est mince, en d'autres est plus épaisse ; c'est qu'alors elle est renforcée par des ligaments distincts nommés *ligaments de renforcement*.

Mouvements. — Ils ont lieu dans différentes directions qu'il est important de préciser : lorsque le mouvement d'un segment de membre sur celui auquel il est attaché se produit *dans un plan parallèle au plan médian du corps*, c'est la *flexion* et l'*extension :* dans la flexion ce segment se rapproche de son voisin en se ployant dans son articulation ; dans l'extension ils se remettent sur le prolongement l'un de l'autre.

Lorsqu'un membre se déplace *dans un plan perpendiculaire au plan médian*, c'est l'*abduction* et l'*adduction :* dans l'abduction, il s'éloigne du corps ; dans l'adduction, il s'en rapproche.

Dans la *circumduction*, le membre décrit par son extrémité terminale (la main ou le pied) un cercle dans l'espace ; ce cercle est la base d'un cône dont le sommet est situé à l'articulation (de l'épaule ou de la hanche) ; le membre passe alors de la flexion à l'abduction, à l'extension et à l'adduction.

La *rotation* est un mouvement dont l'axe se confond avec celui du membre ; celui-ci tourne alors sur lui-même. De l'étude des surfaces articulaires et des ligaments, nous pourrons déduire quels sont les mouvements possibles dans une articulation. Nous en pourrons également conclure les limites que les surfaces et ligaments assignent à ces mouvements. La connaissance de ces limites, qui ne peuvent être dépassées, est en effet d'une grande importance pour la vérité des attitudes que l'on veut représenter.

TRONC

Le tronc est la partie centrale du corps ; il est divisé en deux régions : une supérieure, le *thorax* et une inférieure, l'*abdomen ;* il supporte la tête par l'intermédiaire du cou ; à sa partie supérieure sont suspendus latéralement les *membres supérieurs* ou *thoraciques*, et à sa partie inférieure les *membres inférieurs ou abdominaux*. A la partie postérieure du tronc se trouve la colonne vertébrale autour de laquelle toutes les autres régions viennent se grouper, soit directement, comme les côtes, soit indirectement comme les membres.

COLONNE VERTÉBRALE

NOMBRE DES VERTÈBRES ET RÉGIONS DE LA COLONNE VERTÉBRALE

La colonne vertébrale, ou *rachis,* est étendue du crâne à la région inférieure du tronc à la partie postérieure duquel elle est située ; elle est formée d'os courts, empilés les uns sur les autres et qu'on nomme *vertèbres*. Elle est divisée de haut en bas en :

Une *région cervicale*, correspondant au cou ;

Une *région dorsale*, contribuant à former le dos.

Une *région lombaire*, correspondant aux reins ou lombes.

Ces trois parties (voir Pl. II) sont formées de sept vertèbres cervicales pour la première (7), de douze dorsales pour la seconde (8) et de cinq lombaires pour la troisième (9) ; elles sont énumérées de haut en bas. La colonne est terminée en bas par deux os : le sacrum et le coccyx (10, 11) qui sont formés de vertèbres soudées et atrophiées, qu'on nomme *fausses vertèbres*, par opposition à celles qui composent les trois régions cervicale, dorsale, lombaire et qui, étant indépendantes les unes des autres, sont nommées *vraies vertèbres*. Nous avons à étudier les caractères généraux des vertèbres, les caractères particuliers à chaque région, les caractères particuliers de certaines vertèbres: Le sacrum et le coccyx seront étudiés avec le bassin qu'ils contribuent à former,

Caractères généraux des vertèbres.

La colonne vertébrale est parcourue dans sa longueur par un canal central logeant la moelle épinière, c'est le *canal vertébral* ou *rachidien;* chaque vertèbre représente un segment de ce canal et, par conséquent, a la forme d'un anneau. En examinant une vertèbre par sa face supérieure (fig. 1), on voit d'abord à son

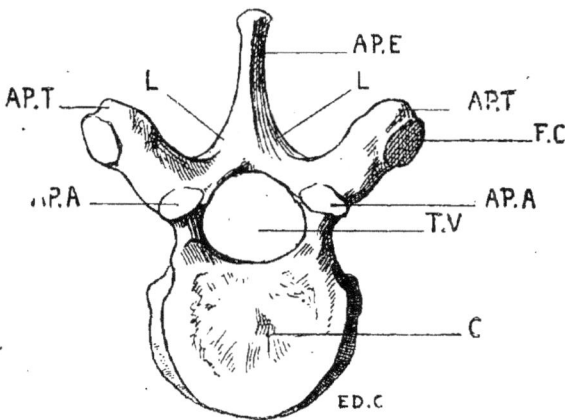

Fig. 1. — *Vertèbre dorsale, face supérieure.*

AP. A. Apophyses articulaires supérieures. — AP. E. Apophyse épineuse. — AP. T. Apophyses transverses. — C. Corps. — F. C. Facette pour la tubérosité de la côte. — L. Lames. — T. V. Trou vertébral.

centre le *trou vertébral* (T. V) limité par les parties suivantes: en avant, par le *corps de la vertèbre* (C) dont les faces supérieure et inférieure sont en rapport avec les vertèbres voisines; en arrière, par une apophyse médiane, l'*apophyse épineuse* (AP.E) reliée, par des lamelles osseuses, *lames vertébrales* (L), à deux apophyses dirigées transversalement de chaque côté et qui sont les *apophyses transverses* (AP. T). Au niveau des apophyses transverses, on voit deux apophyses verticales se dirigeant en haut, ce sont les *apophyses articulaires supérieures* (AP. A). A la partie inférieure, et au même niveau que les précédentes, il y en a également deux, mais se dirigeant en bas, ce sont les *apophyses articulaires inférieures* (AP. A, fig. 2); lorsque les vertèbres sont dans leurs rapports, les apophyses articulaires supérieures d'une vertèbre sont en contact avec les inférieures de la vertèbre qui est au-dessus; et inversement pour les apophyses articulaires inférieures. Toutes les vertèbres présentent ces caractères, mais ceux-ci sont modifiés dans chaque région.

Caractères particuliers dans chaque région.

Région cervicale. — Le corps est petit; les apophyses articulaires sont situées en arrière des apophyses transverses; l'apophyse épineuse est courte, très légèrement oblique en bas et en arrière, et se termine par un sommet bi-tuberculé.

Région dorsale (fig. 1 et 2). — Le corps, plus gros que dans la région cervicale, est cylindrique et, sur ses faces latérales, se trouvent deux demi-facettes articulaires (DF.C) qui, se complétant par les demi-facettes des vertèbres voisines, servent à l'articulation des têtes des côtes; les apophyses transverses sont longues, avec une facette articulaire à leur face antérieure (FC) sur laquelle s'appuie

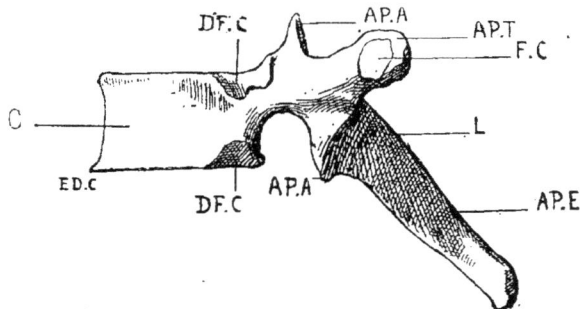

FIG. 2. — *Vertèbre dorsale, face latérale gauche.*

AP. A. Apophyses articulaires supérieure et inférieure. — AP. E. Apophyse épineuse. — AP. T. Apophyse transverse. — C. Corps. — DF. C. Demi-facettes pour les têtes des côtes. — F. C. Facette pour la tubérosité de la côte. — L. Lame.

la tubérosité de la côte correspondante; l'apophyse épineuse, longue, unituberculée, est presque verticalement dirigée; toutes celles de cette région se recouvrent mutuellement comme les tuiles d'un toit, et ne tardent pas à se mettre en contact dans les mouvements en arrière de la colonne vertébrale.

Région lombaire. — Le corps est plus volumineux, les apophyses transverses sont longues et minces, dirigées en dehors et représentent des rudiments de côtes soudées au corps de la vertèbre; l'apophyse épineuse est courte, horizontale, aplatie latéralement; son bord postérieur vertical est épais.

Les apophyses épineuses sont situées au fond de la gouttière que l'on voit en arrière du tronc, sur la ligne médiane; cette gouttière est profonde lorsque les muscles qui la limitent ont un grand développement; dans le cas contraire, chez un sujet maigre, on y aperçoit surtout les saillies des apophyses épineuses des deux dernières vertèbres cervicales et des vertèbres dorsales qui y dessinent une succession de nodosités très marquées, surtout lorsque le tronc est penché en avant. Celles de la région lombaire se voient moins, à cause de leur bord postérieur épais et vertical, et de la courbure concave que la colonne vertébrale présente à ce niveau.

Quant aux apophyses épineuses cervicales, on n'en aperçoit que les sixième et septième; les premières sont recouvertes par les muscles de la nuque.

Caractères particuliers de certaines vertèbres.

Dans chaque région on trouve des vertèbres qui diffèrent des autres :

Région cervicale. — La première, la seconde et la septième.

La *première* ou *Atlas* (fig. 3) est remarquable par l'absence de corps; c'est un véritable anneau, limité en avant par l'*arc antérieur* (A.A), sur la face postérieure duquel se trouve une facette articulaire (F.O) qui est en rapport avec une apophyse surmontant le corps de la seconde vertèbre *(apophyse odontoïde)*; le trou vertébral (T.V) qui est très large, est limité en arrière par l'*arc postérieur* (A.P); il n'y a pas d'apophyse épineuse; les parties situées de chaque côté, très volumineuses, dites *masses latérales*, présentent à leur partie supérieure deux surfaces concaves, *cavités glénoïdes* (C.G), pour recevoir les condyles de l'occipital (os du crâne); les inférieures, planes, s'articulent avec la seconde vertèbre.

La *seconde vertèbre cervicale* ou *axis* (fig. 4) est remarquable par une apophyse surmontant le corps vertébral et dont la forme, comparée à celle d'une dent, la fait désigner sous le nom d'*apophyse odontoïde* (AP. O), laquelle présente en avant une facette articulaire (F.A) qui s'applique sur la face postérieure de l'arc antérieur de l'atlas.

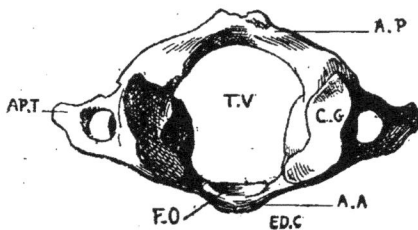

FIG. 3. — *Atlas, face supérieure.*   FIG. 4. — *Axis, face latérale.*

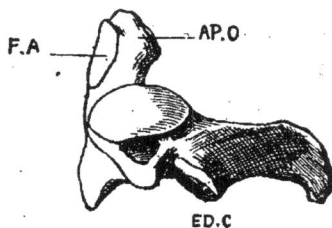

FIG. 3. — A. A. Arc antérieur. — A. P. Arc postérieur. — AP. T. Apophyses transverses.—C. G. Cavités glénoïdes. — F. O. Facette pour l'apophyse odontoïde de l'axis. — T. V. Trou vertébral.

FIG 4. — AP. O. Apophyse odontoïde. — F. A. Facette articulaire.

La *septième vertèbre cervicale* ou *proéminente* dont l'apophyse épineuse, présentant les caractères de celles de la région dorsale, est remarquable par sa longueur; d'où le nom de proéminente qu'on a donné à la vertèbre. Elle produit une saillie située sur la ligne médiane, au niveau des épaules ; bien nette, lorsque la tête s'incline en avant. (Voir cette saillie sur une *Étude d'homme assis* de **FLANDRIN** au Musée du Louvre.)

Région dorsale. — Certaines vertèbres diffèrent par la disposition des facettes pour les têtes costales ; ce sont les première, onzième et douzième qui ont des facettes complètes au lieu de demi-facettes.

Région lombaire. — La *cinquième vertèbre lombaire* a la face inférieure de son corps coupée obliquement en haut ou en arrière. De cette disposition résulte un angle assez prononcé, à la jonction de cette vertèbre avec le sacrum.

CONFIGURATION ET DIMENSIONS DE LA COLONNE VERTÉBRALE

La colonne vertébrale formée des os que nous venons d'étudier, se dirige verticalement, mais n'est pas rectiligne, c'est-à-dire qu'elle présente des courbures antéro-postérieures qui varient alternativement à chacune de ses régions (voir Atlas, Planche III). La région cervicale est convexe en avant ; la région dorsale est convexe en arrière, et la région lombaire est convexe en avant.

Ces courbures passent insensiblement de l'une à l'autre, excepté au point où la région lombaire s'articule avec le sacrum qui, ainsi que nous le verrons plus loin, est concave en avant. La réunion de ces deux courbures détermine un angle saillant à la partie anté- rieure, c'est l'*angle sacro-vertébral*. La longueur de la colonne vertébrale varie peu, les différences de taille étant dues surtout au développement des membres inférieurs. Cette longueur est en moyenne de 0m,61 ainsi répartis : 0m,12 pour la région cervicale ; 0m,30 pour la région dorsale ; 0m,18 pour la région lombaire.

Comme configuration, la colonne vertébrale présente l'aspect d'une pyramide longue et étroite, dont la base correspond à sa partie inférieure ; c'est en effet à ce niveau que les corps vertébraux sont le plus épais.

On voit, en l'examinant par sa *face postérieure* (voir Atlas, Pl. II), sur la ligne médiane, la série des apophyses épineuses donnant lieu à une crête qui est la *crête épinière*, ayant dans chaque région des caractères en rapport avec la forme et la direction des apophyses épineuses correspondantes. Sur les parties les plus externes de cette face se voit la série des apophyses transverses, et, entre celle-ci et les apophyses épineuses, les *gouttières vertébrales* ou *transverso-épineuses* dont le fond est formé par les lames des vertèbres. Ces gouttières sont larges et peu profondes au cou, puis se rétrécissent en devenant plus profondes au dos, pour s'élargir de nouveau aux dernières vertèbres lombaires et se terminer en bas, en s'effaçant, sur la face postérieure du sacrum.

A la *face antérieure* (voir Atlas, Pl. I) on aperçoit les corps vertébraux séparés par des rondelles fibreuses, *disques interver- tébraux*, que nous étudierons plus loin (page 15).

THORAX

Le thorax, situé à la partie supérieure du tronc, a la forme d'un cône tronqué à sommet supérieur.

OS DU THORAX

Il est constitué en arrière par les vertèbres dorsales, en avant par le sternum ; entre ces deux régions sont étendues les côtes, terminées en avant par les cartilages costaux.

Sternum (12, Pl. I et fig. 5). — Cet os, impair, médian, symétrique, est situé à la partie antérieure du thorax ; comparé par les anciens à un glaive, sa partie supérieure large en formant la *poignée* (P) ; la partie moyenne, *la lame* ou *corps* (C) et l'extrémité inférieure, étroite, la *pointe* ou *appendice xiphoïde* (AP. X). Son extrémité supérieure est située en face de la seconde vertèbre dorsale, et son extrémité inférieure au niveau de la dixième. Il est dirigé obliquement de haut en bas et d'arrière en avant, de telle sorte qu'il forme avec une horizontale passant à son extrémité inférieure un angle de 70° à 75° ; chez la femme il est moins oblique et se rapproche de la verticale, le thorax est, pour cette raison, chez elle plus bombé sur la ligne médiane à la partie supérieure.

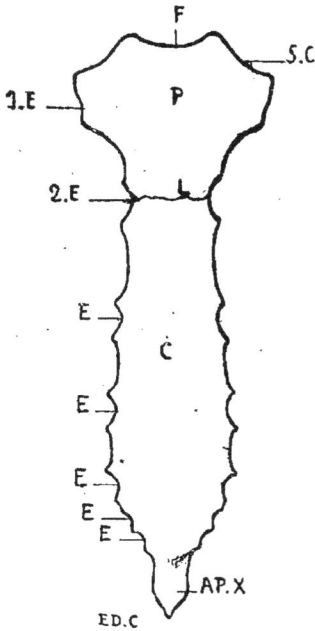

Fig. 5. — *Sternum, face antérieure.*

AP. X. Appendice xiphoïde. — C. Corps. — 1re E. Échancrure pour le premier cartilage costal. — 2e E. Échancrure pour le second. — E. Échancrures pour les cinq suivants. — F. Fourchette. — L. Ligne de soudure de la poignée avec le corps de l'os. — P. Poignée. — S. C. Surface pour la tête de la clavicule.

Le sternum a deux faces, deux extrémités et deux bords latéraux :

Face antérieure.—Légèrement convexe de haut en bas ; on voit une ligne transversale à la réunion de la première pièce avec la seconde (L). Au niveau de cette ligne l'os est coudé ; ceci est dû à ce que la poignée est un peu plus oblique que le reste de l'os. Quelquefois cette région est épaisse et détermine au-dessous de la peau une saillie très marquée.

Face postérieure. — Légèrement concave de haut en bas.

Extrémité supérieure. — Partie la plus large de l'os ; présente sur sa partie médiane une échancrure nommée *fourchette* du sternum (F), de chaque côté de laquelle se voit une surface, excavée de haut en bas, recevant l'extrémité interne des clavicules (S.C). C'est au niveau de la fourchette que se trouve la dépression située à la partie inférieure du cou, dépression rendue encore plus profonde par la présence des clavicules qui font saillie de chaque côté.

Extrémité inférieure. — Mince, effilée ; c'est l'*appendice xiphoïde* (AP. X). Sa forme est très variable, ainsi que sa direction ; quelquefois il se projette en avant et détermine alors une saillie au niveau du creux épigastrique.

Bords. — Contournés en S, ils présentent sept échancrures avec lesquelles s'articulent les cartilages des sept premières côtes. La première échancrure est située de chaque côté de l'extrémité supérieure (1re E) ; la seconde à l'union de la poignée avec la lame (2e E) ; les suivantes (E) se rapprochent de plus en plus à mesure qu'elles deviennent inférieures.

Côtes (13, 14, 15, Pl. 1 et fig. 6). — Les côtes sont au nombre de vingt-quatre, douze de chaque côté du thorax ; on les compte de haut en bas. Les sept premières s'unissant au sternum sont nommées *côtes sternales*, ou *vraies côtes ;* les cinq suivantes, n'ayant pas de rapports avec cet os, sont désignées sous le nom de *côtes aster-nales* ou *fausses côtes ;* les deux dernières fausses côtes, dont le sommet se perd dans les parois abdominales, sont nommées *côtes flottantes*.

Elles se dirigent obliquement en bas et en avant, et cette obliquité augmente pour les côtes inférieures, ce dont il faut bien tenir compte, car chez un sujet maigre, les côtes sont très visibles sous la peau. Elles augmentent de longueur de la première à la huitième et diminuent ensuite jusqu'à la douzième.

Les côtes sont des arcs osseux entourant les organes contenus dans l'intérieur du thorax ; par conséquent elles ont une courbure antéro-postérieure, qui, combinée avec leur longueur différente, donne au thorax son aspect conoïde. Cette courbure est dite *courbure d'enroulement*. De plus elles sont tordues sur elles-mêmes, *courbure de torsion*, de telle sorte que lorsqu'on les place sur un plan horizontal, elles n'y reposent que par deux points.

La courbure d'enroulement n'est pas d'un rayon égal pour tous les points de la côte; à la partie postérieure ce rayon est court; il est plus long en avant. A la jonction de ces deux courbes se trouve une sorte de coude constituant l'*angle* de la côte (fig. 6, A) qui est d'autant plus éloigné de la colonne vertébrale que la côte est plus inférieure.

Les côtes sont séparées par des intervalles nommés *espaces intercostaux.*

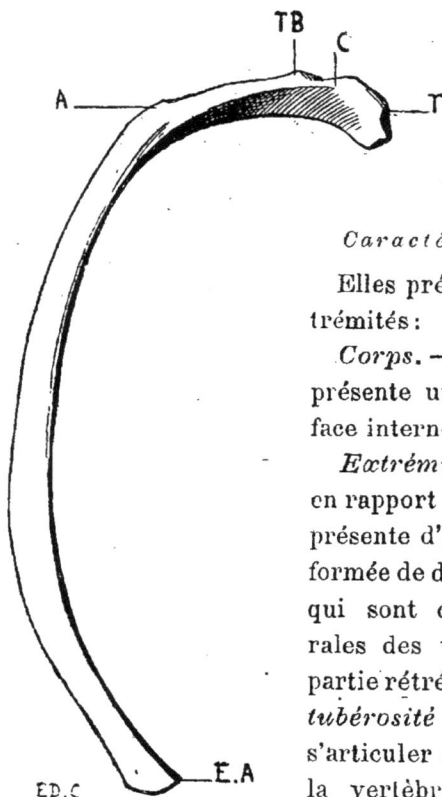

FIG. 6. — *Côte vue par son bord supérieur.*

A. Angle. — E. A. Extrémité antérieure. — C. Col. — T. Tête. — T. B. Tubérosité.

Caractères généraux des côtes.

Elles présentent un corps et deux extrémités :

Corps. — Aplati de dehors en dedans; présente une face externe convexe, une face interne concave.

Extrémité postérieure. — Elle est en rapport avec la colonne vertébrale, et présente d'abord une *tête* articulaire (T) formée de deux facettes s'unissant à celles qui sont creusées sur les parties latérales des vertèbres dorsales, puis une partie rétrécie ou *col* (C), enfin une saillie, *tubérosité de la côte* (TB), devant s'articuler avec l'apophyse transverse de la vertèbre correspondante ; plus en dehors, se trouve l'*angle* déjà signalé.

Extrémité antérieure. — Elle est épaisse (E.A), creusée d'une facette concave avec laquelle s'articule le cartilage costal qui continue la côte en avant.

Caractères particuliers.

La première côte est courte, et son corps est aplati de haut en bas ; les bords sont alors latéraux ; elle n'a pas de courbure de torsion.

La seconde côte, plus longue que la précédente, est dépourvue également de courbure de torsion ; sur sa face externe se trouve une empreinte rugueuse pour l'insertion d'une des digitations du grand dentelé.

La onzième et la douzième sont courtes, ont une extrémité antérieure effilée. Ce sont les côtes dites *flottantes,*

Cartilages costaux (16, Pl. I). — Ils continuent les côtes en avant. Les sept premiers rejoignent le sternum ; les trois suivants se soudent aux cartilages situés au-dessus d'eux, et constituent par leur réunion une arcade qui forme la *région épigastrique ;* les deux derniers se perdent dans les parois de l'abdomen. ·

Leur longueur augmente du premier au septième, puis diminue. Comme direction, ils convergent vers le sternum, de sorte que le premier est oblique en bas et en dedans, le second dirigé transversalement, et les suivants de plus en plus obliques en haut et en dedans.

En général leur largeur est plus considérable vers la côte ; mais elle diminue vers l'attache du cartilage sur le sternum ; le second est d'une largeur égale dans toute son étendue.

ARTICULATIONS DE LA COLONNE VERTÉBRALE
(Fig. 5 et 6 de la Pl, IV.)

Les vertèbres s'articulent par leurs corps et leurs apophyses articulaires ; les lames et les apophyses épineuses sont reliées par des ligaments.

Les corps vertébraux sont séparés les uns des autres par des fibro-cartilages, désignés sous le nom de *disques intervertébraux,* augmentant graduellement d'épaisseur, de la partie supérieure à la partie inférieure de la colonne vertébrale.

Ligaments. — Les corps vertébraux sont réunis en avant et en arrière par deux longues bandes fibreuses, *ligaments vertébraux communs antérieur* et *postérieur,* sur lesquels il est inutile d'insister.

Entre les lames sont étendus des ligaments éminemment *élastiques*, qu'on désigne sous le nom de *ligaments jaunes*.

Les apophyses épineuses sont reliées entre elles par des *ligaments interépineux ;* de plus, sur leurs sommets passe et s'attache un *ligament surépineux* dont la disposition, à la région cervicale, est très remarquable. Au niveau des premières vertèbres dorsales et des dernières cervicales il se détache, pour ainsi dire, de la colonne vertébrale, laisse entre lui et la colonne cervicale un espace, et va s'insérer à la protubérance occipitale externe. De sa partie antérieure se détachent des faisceaux qui vont rejoindre les apophyses épineuses de la région cervicale, de sorte qu'il représente là une sorte de cloison sur laquelle s'insèrent les muscles de la nuque, et un moyen de soutien pour la tête qu'il maintient en équilibre. Cependant chez l'homme, il est peu développé, tandis qu'il acquiert une plus grande importance chez les grands quadrupèdes dont la tête, suspendue à l'extrémité d'un cou dirigé en avant, aurait sans lui une tendance à se rapprocher continuellement du sol.

Équilibre de la colonne vertébrale. — Les viscères thoraciques et abdominaux sont suspendus à la partie antérieure de la colonne vertébrale ; et celle-ci serait, par leur poids, entraînée en avant si les ligaments situés à sa partie postérieure ne venaient lutter contre ce déplacement. Ce sont surtout les ligaments jaunes qui agissent dans ce sens; en effet, que le tronc soit projeté en avant, il en résulte un écartement des lames et un allongement des ligaments jaunes ; mais ceux-ci sont très élastiques, ils tendent à reprendre leurs dimensions primitives, et redressent la colonne vertébrale. Il est bien entendu cependant que lorsqu'on fait effort pour maintenir le tronc dans l'extension (action de porter un fardeau sur cette région), ce sont les muscles extenseurs du tronc qui agissent. Il ne faut donc pas représenter la contraction de ces muscles chez un sujet ne faisant aucun effort pour maintenir le tronc verticalement, les ligaments suffisent.

Mouvements de la colonne vertébrale. — Elle peut s'incliner en tous sens.

Dans la *flexion*, le rachis s'incline en avant, les apophyses épineuses s'écartent les unes des autres, et produisent des saillies d'autant plus nettes sous la peau que la flexion est portée plus loin.

L'*extension*, par laquelle la colonne vertébrale se reporte en arrière, est moins étendue que la flexion. Ces mouvements, ainsi que l'inclinaison latérale, ne sont pas également étendus pour toutes les régions : dans la région dorsale, ils sont presque nuls ; la flexion y est empêchée par les côtes et le sternum, et l'extension, par la rencontre des apophyses épineuses qui, étant longues et se recouvrant comme les tuiles d'un toit, ne tardent pas à se mettre en contact. Dans l'inclinaison latérale, les corps vertébraux sont immobilisés par les têtes des côtes qui pénètrent entre eux comme de véritables coins ; de sorte que lorsqu'on représente un tronc incliné à droite ou à gauche, la ligne marquant la région médiane du dos, n'est une ligne courbe qu'aux reins et au cou ; à la région dorsale c'est une ligne droite qui s'incline en totalité (fig. 7) (voir au musée du Luxembourg, le *David* de MERCIER ; sur cette œuvre se voit bien aussi la saillie de la proéminente).

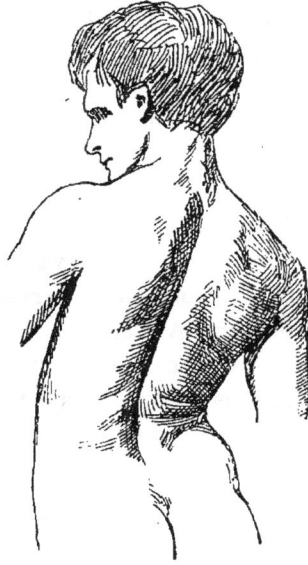

FIG. 7. — *Inclinaison latérale de la colonne vertébrale.*

ARTICULATIONS DU THORAX — ARTICULATIONS DES CÔTES
AVEC LA COLONNE VERTÉBRALE

Surfaces articulaires. — Pour les côtes, une extrémité postérieure, ou *tête*, taillée en coin, est reçue dans un angle rentrant formé par les demi-facettes creusées sur les parties latérales des corps vertébraux de la région dorsale. Cette forme des surfaces articulaires explique bien le manque de mobilité des vertèbres dorsales, qui ne peuvent s'incliner les unes sur les autres dans les mouvements de latéralité. Les côtes sont aussi en rapport avec les apophyses transverses, sur lesquelles elles sont appliquées par leur tubérosité.

Articulation des côtes avec les cartilages costaux. — Ces articulations sont formées d'une cavité creusée à l'extrémité antérieure des côtes, et dans laquelle est reçu le cartilage costal correspondant. Au niveau de ces articulations, les côtes s'épaississent et déterminent sous la peau d'un individu maigre des nodosités disposées de chaque côté du sternum, suivant une ligne oblique en bas et en dehors, et à convexité regardant en dedans.

Les mouvements qui ont lieu dans ces différentes articulations ont pour but de permettre la dilatation ou le resserrement de la cage thoracique, dans les moments alternatifs d'inspiration et d'expiration.

Les côtes, en s'élevant et en s'écartant du plan médian, permettent aux poumons de se remplir d'air ; et, dans le mouvement inverse, rétrécissent l'espace qu'ils occupent, l'air est chassé. Le thorax peut donc être comparé à un véritable soufflet dont les parois seraient représentées par les côtes et le sternum. Chaque fois qu'on opère un effort violent, une forte inspiration a lieu, et la cage thoracique est dilatée.

ENSEMBLE DU THORAX

Nous avons vu plus haut que le thorax a la forme d'un cône à sommet supérieur tronqué ; ce n'est pas ainsi qu'il se présente lorsque les os de l'épaule lui sont ajoutés, car alors sa partie la plus large est en haut. Ce sommet présente un orifice par lequel certains organes passent pour plonger dans l'intérieur du tronc (œsophage, larynx, etc.) ; cet orifice est ovalaire et incliné en bas et en avant ; il est limité par la première vertèbre dorsale, la première côte et la fourchette du sternum.

Quant à sa base, elle est échancrée en avant et sur la ligne médiane pour former le *creux épigastrique*, resserré en ogive chez les sujets malingres et souffreteux, large et en plein cintre chez ceux qui, au contraire, sont musclés et doués d'un grand développement de l'appareil respiratoire. Au sommet de ce creux se voit *l'appendice xiphoïde*. Ce creux épigastrique est limité latéralement par les cartilages des six dernières côtes.

TÊTE

La tête est divisée en deux portions : le *crâne*, situé en haut et en arrière; la *face*, située en bas et en avant.

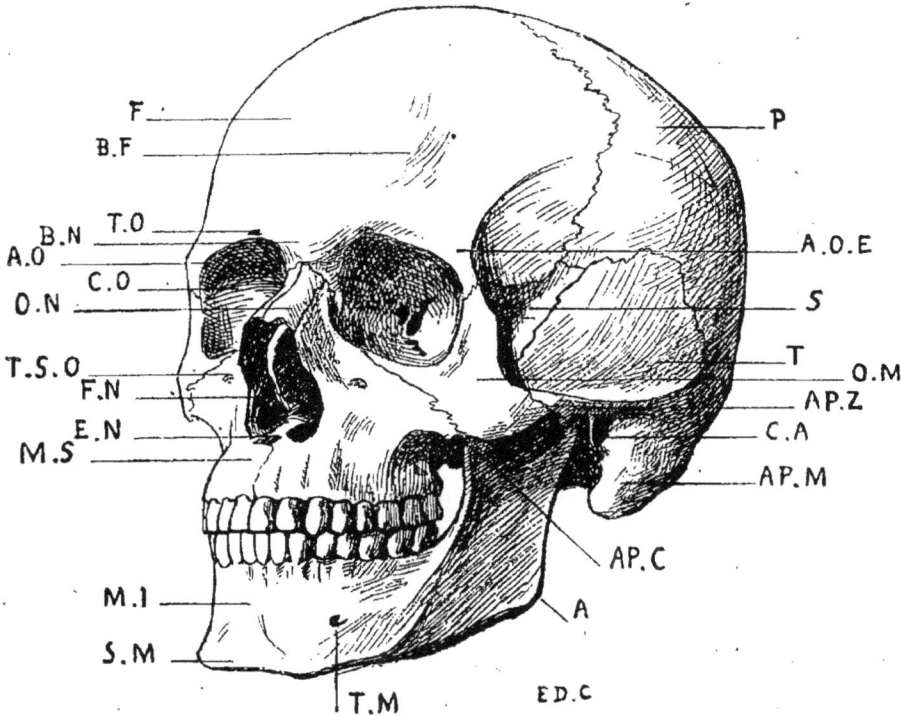

FIG. 8. — *Tête, face antéro-externe.*

A. Angle de la mâchoire. — AP. C. Apophyse coronoïde. —A. O. Arcade orbitaire. — A. O. E. Apophyse orbitaire externe du frontal. — AP. M. Apophyse mastoïde. — AP. Z. Apophyse zygomatique. — B. F. Bosse frontale. — B. N. Bosse nasale. — C. A. Conduit auditif externe. — C. O. Cavité orbitaire. — E. N. Epine nasale antérieure et inférieure. — F. Frontal. — F. N. Fosses nasales. — M. I. Maxillaire inférieur. — M. S. Maxillaire supérieur. — O. M. Os malaire. — O. N. Os du nez. — P. Pariétal. — S. Sphénoïde. — S. M. Symphyse du menton. — T. Temporal. — T. M. Trou mentonnier. — T. O. Trou sus-orbitaire. — T. S. O. Trou sous-orbitaire.

Le *crâne* est une sorte de cavité ou boîte close par des os larges. Il est situé à la partie supérieure de la colonne vertébrale dont le canal se continue en haut par une dilatation qui n'est autre que la cavité crânienne. Celle-ci contient l'encéphale (cerveau et cervelet) qui est également un épanouissement de la moelle contenue dans le canal vertébral.

La *face* est creusée de cavités destinées à protéger les organes des sens et formées d'os réunis dans ce but.

Tous les os de la tête sont réunis par des *sutures,* ce qui leur donne de l'immobilité ; un seul est doué de mouvements, c'est celui de la mâchoire inférieure, dont la mobilité a pour but l'acte de la mastication. Les sutures sont formées par des dentelures situées sur les bords des os et qui se pénètrent mutuellement. Ce sont les sutures par engrènement. Sur une tête dégarnie de cheveux, on aperçoit quelquefois des lignes suivant lesquelles la peau se déprime, au niveau des sutures.

CRANE

Formé de huit os larges, dont quatre impairs : l'*occipital* en arrière, le *frontal* en avant, le *sphénoïde* et l'*ethmoïde ;* quatre os pairs : les *pariétaux* à la partie supérieure et les *temporaux* sur les régions latérales. Le sphénoïde et l'ethmoïde ne se révèlent à l'extérieur que dans quelques régions peu étendues.

OS DU CRANE

L'ordre que nous suivrons ne sera pas celui de cette classification : nous verrons d'abord l'os le plus postérieur, l'occipital ; puis nous dirigeant en avant, nous étudierons les pariétaux et le frontal ; enfin les os situés latéralement, les temporaux.

Occipital, (2, Pl. II). — Os impair, médian, symétrique, formé de deux portions dont l'une fait partie de la base du crâne, et l'autre de sa partie postérieure. La première présente un orifice ovalaire faisant communiquer le crâne avec le canal vertébral : c'est le *trou occipital,* de chaque côté duquel sont deux surfaces articulaires, *condyles de l'occipital,* qui s'articulent avec l'atlas. Du trou occipital, on voit se diriger en arrière une ligne saillante, *crête occipitale externe,* de laquelle se détachent latéralement deux lignes courbes, l'une partant de la partie moyenne de la crête, c'est la *ligne courbe inférieure,* et l'autre située plus haut, *ligne courbe supérieure.* A ce niveau, la crête se termine par une saillie médiane quelquefois très accentuée, c'est la *protu_ bérance occipitale externe*. On donne le nom d'externes à ces différentes saillies, parce que sur la face qui regarde dans l'intérieur du crâne se retrouvent les mêmes détails, mais portant, avec les mêmes noms, la désignation d'*internes*. Jusqu'à la ligne courbe supérieure l'occipital est caché par les muscles de la nuque et fait partie de la base du crâne ; mais au-dessus il est situé au-dessous de la peau. A ce niveau, il est convexe et monte presque verticalement. Cette partie est limitée par deux bords dentelés qui convergent en haut et en dedans, et s'articulent avec les pariétaux ; la partie tout inférieure et externe de ces bords s'articule avec l'apophyse mastoïde du temporal.

Pariétal, (2, Pl. III el P. fig. 8). — Os pair situé à la partie supérieure du crâne, de chaque côté de la ligne médiane. Cet os est quadrilatère. Sa face externe, convexe, présente dans la région moyenne une partie bombée : la *bosse pariétale* dont le développement est plus considérable chez l'enfant et dans la race mongole. Au-dessous de cette bosse se voit une ligne courbe à concavité regardant en bas, c'est la *ligne courbe temporale*, limitant en haut la fosse du même nom.

Le bord supérieur se met en rapport avec le bord correspondant du pariétal opposé ; l'inférieur est taillé en biseau et ce bord sert d'appui à la circonférence de l'écaille du temporal ; le postérieur s'articule avec l'occipital, et l'antérieur dirigé transversalement s'articule avec le frontal.

Frontal, (1, Pl. I el F. fig. 8). — Le *frontal*, ou os *coronal*, est un os impair, médian, symétrique, situé à la partie antérieure du crâne. Il contribue à former la partie supérieure de la face ; ses trois quarts supérieurs dirigés en haut, puis en arrière, présentent l'aspect d'une écaille dont la concavité regarde dans l'intérieur du crâne. Sa partie inférieure, coudée au niveau de sa jonction avec la précédente, est dirigée horizontalement d'avant en arrière, et contribue à former les cavités protégeant le globe de l'œil : ce sont les *cavités orbitaires* appartenant à la face.

La *face antérieure* de l'écaille (portion supérieure) est convexe. Comme le frontal se développe par deux points osseux correspondant à ses moitiés latérales, on voit chez l'enfant, sur la ligne médiane ' la soudure de ces deux parties; ce caractère est effacé chez l'adulte où la soudure se complète. Cependant quelquefois on en voit la trace, mais ceci est assez rare. Sur la partie inférieure et médiane de cette face se voit une saillie surplombant la racine du nez, c'est la *bosse nasale* (B N.) qui n'existe pas chez l'enfant, mais devient accentuée chez le vieillard. De chaque côté de cette saillie, il y en a une autre se dirigeant en dehors, et qui correspond aux sourcils, c'est l'*arcade sourcilière* au dessous de laquelle l'os, se coudant brusquement, se projette dans les cavités orbitaires; il en résulte un bord tranchant, *arcade orbitaire* (A.O). Cette arcade, concave en bas, se termine en dedans par l'*apophyse orbitaire interne,* et en dehors, par l'*apophyse orbitaire externe* (A. O. E) qui s'unit par son sommet à l'*os malaire,* ou *de la pommette* (O.M). Vers le tiers interne de l'arcade orbitaire, se voit le *trou sus-orbitaire* (T. O), qui quelquefois n'est qu'à l'état d'échancrure. Au-dessus de l'arcade sourcilière se trouve la *bosse frontale* (B.F) qui est la seule visible chez l'enfant, et dont la saillie paraît d'autant plus considérable que la bosse nasale est moins marquée.

La partie inférieure horizontale du frontal est excavée, et forme le plafond de la cavité orbitaire; il n'y a à y signaler que la *fossette lacrymale* située sur sa partie externe, et logeant la glande du même nom.

Le frontal se termine en haut par un bord demi-circulaire s'engrénant avec les bords correspondants des pariétaux. Il faut remarquer qu'il ne se met pas en rapport avec le temporal, mais qu'il en est séparé par une portion osseuse, la *grande aile du sphénoïde,* (S. fig. 8) qui est la seule région de cet os que nous ayons à signaler.

Temporal, (3, Pl. III et T. fig. 8). — Os pair, situé sur les parties latérales du crâne, présentant trois régions, dont une *interne* et deux *externes.* Le tissu de la première très compact et très dur, lui a valu le nom de *rocher* ou *portion pierreuse.* Cette région contient les organes de l'oreille interne et est située à la base du crâne. Nous n'avons donc qu'à la signaler. Des deux régions externes l'une est située en arrière, la *portion mastoïdienne,* l'autre en avant et en haut, la *portion écailleuse.*

La portion mastoïdienne est remarquable par une apophyse conique dirigée un peu obliquement en bas et en avant : c'est l'*apo · physe mastoïde* (A P. M.), rugueuse, présentant à sa partie interne, la *rainure digastrique* pour l'insertion du muscle digastrique. Son volume augmente avec l'âge du sujet ; elle fait saillie en arrière du pavillon de l'oreille.

La portion écailleuse, située au-dessus et en avant de la précédente, comparable à une écaille d'huître, a une face externe légèrement convexe, et une circonférence taillée en biseau pour s'articuler avec le bord inférieur du pariétal. De sa partie inférieure se détache l'*apophyse zygomatique* (A P. Z.) qui se dirige en avant et s'articule avec l'angle postérieur de l'*os malaire* ; cette apophyse naît par deux racines : l'une, antéro-postérieure, se confond en arrière avec la ligne courbe temporale ; l'autre, dirigée en dedans, et nommée *racine transverse,* est articulaire et se termine en dehors par une saillie, *tubercule zygomatique,* donnant insertion au ligament externe de l'articulation temporo-maxillaire. Dans l'espace limité par ces deux racines, se trouve la *cavité glénoïde* (C. G. fig. 10), articulaire, recevant le condyle du maxillaire inférieur.

Entre la cavité glénoïde et l'apophyse mastoïde est creusée une cavité pénétrant dans la portion pierreuse, c'est le *conduit auditif externe* (C.A.), correspondant en dehors avec la cavité située au centre du pavillon de l'oreille. Au-dessous de ce conduit se détache l'*apophyse styloïde,* longue et mince, oblique en bas et en avant.

FORME GÉNÉRALE ET SUTURES DU CRANE

Les os que nous venons d'étudier séparément sont réunis par des sutures, et constituent une sorte de boîte ovoïde à grand diamètre antéro-postérieur, et à grosse extrémité dirigée en bas et en arrière.

Le diamètre antéro-postérieur est mesuré du frontal à l'occipital, et le diamètre transverse correspond au maximum d'écartement des parties latérales du crâne. Le rapport entre ces deux diamètres varie suivant les races. Ce rapport est indiqué par l'*indice cé-*

phalique[1] dans lequel le diamètre antéro-postérieur est représenté par 100. Ceci permet de classer les crânes :

En *dolichocéphales* (têtes longues), dont le diamètre transverse
beaucoup plus petit que l'antéro-postérieur, est représenté par 75 ;
(Australiens, Cafres, Hottentots.)

En *brachycéphales* (têtes courtes), où au contraire il s'en rapproche assez et est représenté par 83 ou 84 ; (Javanais, Indo-Chi-
nois).

En *mésaticéphales*, intermédiaires aux précédents et dont
l'indice est représenté par 77 ; (Hollandais, Parisiens) [2].

Les sutures réunissant les os du crâne sont importantes à connaître pour compléter la véritable physionomie de cette région.

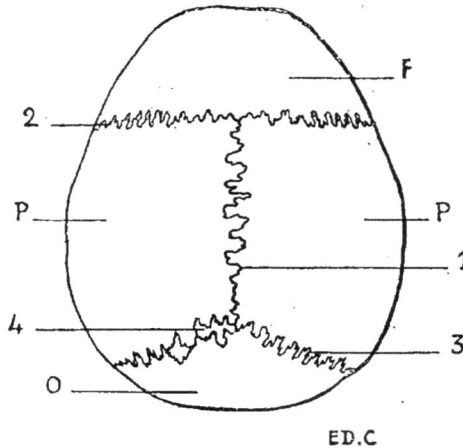

FIG. 9. — *Crâne vu par la face supérieure.*

. F. Frontal. — P. P. Pariétaux. — O. Occipital. —
1. Suture bi-pariétale. — 2. Suture fronto-pariétale.
— 3. Suture occipito-pariétale. — 4. Os wormien.

En regardant le crâne
par la partie supérieure
ou *vertex* (fig. 9) on
trouve les sutures sui-
vantes : en avant, une
suture dirigée transver-
salement, et réunissant
le frontal aux pariétaux,
suture *fronto-parié-
tale* (2); en arrière, celle
qui unit l'occipital aux
pariétaux, suture *occi-
pito-pariétale* (3), de
forme anguleuse, à ou-
verture dirigée en bas;
entre ces deux sutures
s'en trouve une troi-
sième, dirigée d'avant en arrière, et occupant la ligne médiane;
elle réunit les deux pariétaux, c'est la suture *bi-pariétale* (1);

La suture bi-pariétale est encore désignée sous le nom de sagittale (*sagitta*, flèche), car elle a été comparée, à cause de ses rap-

[1] On appelle *indice*, le rapport qui existe entre deux longueurs, dont l'une
est représentée par un chiffre fixe (100). Pour le crâne, le diamètre transverse est alors converti en centièmes du diamètre antéro-postérieur.

[2] Topinard (*L'anthropologie*. Paris, 1877).

ports avec la suture transversale du frontal, à une flèche placée
sur un arc. Le nom de coronale a été donné à la fronto-pariétale,
du nom que l'on donne quelquefois à l'os frontal, *os coronal*. Enfin
la suture occipito-pariétale et la partie postérieure de la sagittale
donnant une figure rappelant la lettre λ (lambda grec), cet ensemble
a été nommé *suture lambdoïde*. Le frontal est quelquefois séparé
en deux moitiés latérales par une suture verticale, c'est la *suture
métopique*, résultant de ce que les deux portions par lesquelles
se développe cet os ne se sont pas soudées sur la ligne médiane.

On trouve sur certains crânes de petits os surnuméraires varia-
bles comme nombre et comme situation; on les rencontre, le plus
souvent, dans la suture occipito-pariétale : ce sont les *os Wor-
miens (4*, fig. 9), décrits par Olaüs Wormius en 1611. Leur présence rend plus irrégulier et plus compliqué le tracé de la suture
dans laquelle ils sont interposés.

Vu par ses parties latérales (fig. 8), le crâne présente la fosse
temporale dans laquelle s'insère le muscle du même nom. L'é-
tendue et la profondeur de cette fosse sont bien plus accentuées
chez les carnassiers que chez l'homme, car ses dimensions sont
en rapport avec le développement du muscle temporal destiné à
mouvoir la mâchoire inférieure. Elle est limitée par le bord postérieur de l'apophyse orbitaire externe du frontal, par la ligne
courbe temporale du pariétal, et se termine en arrière sur la racine
antéro-postérieure de l'apophyse zygomatique. Elle rejoint la
ligne médiane chez les carnassiers et même s'y élève par une sorte
de crête qui en augmente la profondeur. Les sutures situées dans
cette région sont la partie inférieure de la suture occipito-pariétale en arrière, et de la fronto-pariétale en avant. La première,
rejoignant la région mastoïdienne du temporal, se bifurque pour
former en bas la suture *occipito-temporale*, et en avant la
temporo-pariétale.

Il faut remarquer que le frontal ne s'articule pas avec le temporal ; il en est séparé par une lamelle osseuse dépendant d'un os
situé à la base du crane, le *sphénoïde*, dont la forme, comparable à
une chauve-souris dont les ailes seraient étendues, a fait donner à
la lame indiquée plus haut le nom de *grande aile du sphénoïde*.
La partie inférieure de la suture fronto-pariétale est continuée

par la réunion du sphénoïde avec le frontal, suture *sphéno-fron-tale;* au point de jonction de ces deux sutures s'en détache une dirigée en arrière, *sphéno-pariétale,* qui se bifurque plus loin, et se continue alors par la *sphéno-temporale* et la *temporo-pariétale.* Cet ensemble forme un H, dont la branche horizontale correspond à la suture *sphéno-pariétale.*

FACE

La *face,* située à la partie inférieure et antérieure du crâne, est formée de quatorze os dont deux seulement sont impairs ; ces os limitent pour la plupart des cavités destinées à contenir les organes des sens et sont immobiles, étant réunis par des sutures, à l'exception du max llaire inférieur qui est doué d'une assez grande mobilité.

OS DE LA FACE

De ces os, nous n'avons à étudier que le *maxillaire supérieur,* l'*os malaire,* les *os propres du nez* et le *maxillaire inférieur ;* les autres, ne prenant pas part aux formes, ne peuvent nous inté-resser.

Maxillaire supérieur (6, Pl. I et MS. fig.8). — C'est un os pair, situé au centre de la face, réuni en bas, et sur la ligne médiane, à celui du côté opposé ; mais s'en écartant plus haut pour former l'orifice an-térieur des fosses nasales (F.N). Sa face antérieure est légèrement excavée, c'est la *fosse canine,*présentant à sa partie supérieure le *trou sous-orbitaire* (T.S.O). Deux apophyses se détachent de cet os, l'une dirigée en dehors va à la rencontre de l'os malaire, l'autre interne et supérieure, nommée *apophyse montante,* se dirige ver-ticalement en haut où elle se trouve située entre les os du nez (O.N) et la cavité orbitaire. A la partie inférieure des fosses nasales, les deux maxillaires en se rejoignant déterminent une petite apophyse aiguë nommée *épine nasale antérieure et infé-rieure* (E.N) utile à signaler, parce qu'on s'en sert pour la déter-mination de l'angle facial suivant la méthode de Camper. Son bord inférieur est creusé d'alvéoles qui logent les racines des dents de la mâchoire supérieure (voir, pour les dents, page 30); sa partie supérieure contribue à former le plancher de la cavité orbitaire.

Os malaire ou de la pommette (5, Pl. III et OM. fig.8). — Occupant les parties latérales de la face, il détermine la saillie de la pommette ; sa face externe est convexe et il présente quatre apophyses reliées entre elles par quatre bords ; le bord *antéro-supérieur* limite la cavité orbitaire en dehors ; l'*antéro-inférieur* s'articule avec le maxillaire supérieur ; le *postéro-supérieur* fait partie de la fosse temporale, et le *postéro-inférieur* continue en avant l'arcade zygomatique. Les apophyses sont situées à la rencontre de ces bords : la *supérieure*, s'articule avec l'apophyse orbitaire externe du frontal (A.O.E), la postérieure avec l'arcade zygomatique du temporal (A.P.Z) et les deux autres s'unissent au maxillaire supérieur.

Chez un sujet à face amaigrie, le modelé de l'os malaire est d'autant plus caractéristique que la peau qui fait relief à son niveau se déprime plus bas sur le maxillaire supérieur (voir le masque de Géricault sur lequel on lit si facilement le modelé résultant des saillies osseuses).

Os propres du nez (ON. fig. 8). — Ils forment la racine du nez, sont adossés l'un à l'autre sur la ligne médiane, s'articulent en haut avec le frontal, et en dehors avec l'apophyse montante du maxillaire supérieur. Ils surplombent l'ouverture des fosses nasales. Leur face antérieure est concave en avant à la partie supérieure, et convexe dans le même sens à la partie inférieure.

Après avoir étudié ces trois os, nous pouvons, en laissant momentanément le maxillaire inférieur, observer quelles sont les cavités qu'ils circonscrivent : ce sont les *cavités orbitaires* et la *cavité des fosses nasales*.

Cavités orbitaires (C.O. fig. 8). — Ces cavités ont une forme pyramidale à sommet dirigé en arrière et un peu en dedans ; la base tournée en avant en forme l'ouverture, et est limitée par quatre bords dont l'interne et l'externe sont presque verticaux, tandis que le supérieur et l'inférieur sont obliques en bas et en dehors. Cette ouverture est limitée en haut par le frontal, en dehors par l'apophyse orbitaire externe du même os et par l'os malaire, qui, à son tour, avec le maxillaire supérieur, limite la cavité en bas ; le bord interne est formé par l'apophyse montante du maxillaire et l'apophyse interne du frontal. De ces quatre bords l'interne est mousse ét arrondi, les autres sont tranchants et anguleux. Dans le fond de la cavité orbitaire, on aperçoit un trou circulaire, *trou optique*, par lequel passe le nerf optique ; en dehors, et se dirigeant en haut, la *fente sphénoïdale*, en forme de larme ou de virgule renversée ; une autre fente moins large que la précédente se dirige en bas et en avant, c'est la *fente sphéno-maxillaire*. Un autre orifice est situé dans l'angle interne et inférieur, c'est l'*orifice supérieur du canal nasal*.

Cavité des fosses nasales (F. N. fig. 8). — Elle est située sur la ligne médiane ; son orifice antérieur a la forme d'un cœur de carte à jouer renversé, et est limité, en bas et sur les côtés par le maxillaire supérieur, en haut par les os propres du nez. Dans le fond de cette cavité, on aperçoit une cloison médiane, verticale, quelquefois déviée à droite ou à gauche, et formée par l'*ethmoïde* et le *vomer*. Sur les parois externes, on voit des lamelles osseuses recourbées de haut en bas : ce sont les *cornets*, au nombre de trois de chaque côté. Au-dessous du cornet inférieur, vient s'ouvrir le canal nasal dont nous avons vu l'orifice supérieur dans l'angle interne des cavités orbitaires.

Maxillaire inférieur (M. I. fig. 8 et fig. 10). — C'est le seul os mobile de la tête ; il est courbé de telle sorte que sa face antérieure est convexe, et sa face postérieure concave. Cette portion nommée *corps* (C), dirigée presque horizontalement, se continue en arrière par deux lames verticales désignées sous le nom de *branches* (B) ; cette différence de direction forme l'angle de la mâchoire (A). *Corps.* — La face antérieure présente, sur sa partie médiane, une saillie, *tubercule mentonnier* (T B) ; et comme c'est à ce niveau que se trouve le point de soudure des deux moitiés formant primitivement l'os, on donne à cette région le nom de *symphyse du menton* (S. M). En dehors se voit le *trou mentonnier* (T. M), au niveau duquel commence la *ligne oblique externe*, se dirigeant en dehors et en haut, pour aller se continuer avec le bord antérieur de la branche correspondante.

La *face postérieure* concave est parcourue de chaque côté par une ligne oblique en haut et en dehors, *ligne oblique interne* ou *myloïdienne*, sur laquelle s'insère le muscle mylo-hyoïdien, formant le plancher de la bouche.

Le *bord inférieur* est épais, un peu oblique en bas et en avant. Sur lui se moule, en s'y réfléchissant, la peau qui, de la partie inférieure de la face, va tapisser la partie inférieure du menton.

Le *bord supérieur* est creusé d'alvéoles dans lesquels sont implantées les dents.

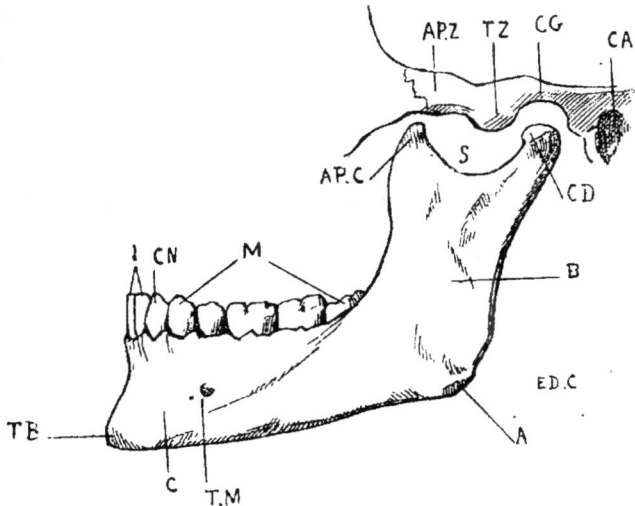

FIG. 10. — *Maxillaire inférieur et portion du temporal, face latérale gauche.*

A. Angle. — AP. C. Apophyse coronoïde. — AP. Z. Apophyse zygomatique du temporal. — B. Branche. — C. Corps. — C. A. Conduit auditif externe. — CD. Condyle. — C. G. Cavité glénoïde. — CN. Canine. — I. Incisives. — M. Molaires. — S. Échancrure sigmoïde. — TB. Tubercule mentonnier. — T. M Trou mentonnier. — T. Z. Tubercule zygomatique.

Branches. — Elles sont situées à la partie postérieure de l'os et s'élèvent verticalement; elles présentent une *face externe,* rugueuse, pour les insertions du masséter, et chacune d'elles se termine en haut par deux apophyses saillantes, séparées par une échancrure demi-circulaire, désignée sous le nom d'*échancrure sigmoïde* (S). L'*apophyse coronoïde* (A P. C), qui est en avant, a la forme d'un crochet, et est aplatie latéralement; celle qui est en arrière présente une face supérieure convexe, articulaire, c'est le *condyle* (C D), dont le grand axe se dirige en dedans et en arrière. Ce condyle est supporté par une portion rétrécie, nommée *col.*

L'*angle de la mâchoire,* formé par la rencontre du bord inférieur du corps de l'os avec le bord postérieur des branches, ne présente pas la même ouverture à tous les âges : chez l'adulte il est en moyenne de 130 à 135° ; chez l'enfant et le vieillard il est plus ouvert. Chez l'enfant les branches continuent, sans angle très marqué, la direction du corps. Chez le vieillard, par suite de la chute des dents, les rebords alvéolaires se rapprochent, et ils ne peuvent être en contact que par une ouverture plus considérable de l'angle. De là une projection en avant du tubercule du menton, tandis que les lèvres semblent rentrer dans l'orifice buccal.

Dents. — Nous avons vu plus haut que les maxillaires sont creusés d'alvéoles dans lesquels les dents sont fixées. Quelques notions sur ces organes ne seront pas inutiles pour compléter l'étude des mâchoires.

Prise isolément (fig. 11), une dent présente les parties suivantes : 1° Une portion enchâssée dans l'alvéole, c'est la *racine* (R) ; 2° une partie libre, la *couronne* (C R), revêtue d'une substance dure et blanchâtre, l'émail ; 3° un rétrécissement séparant ces deux parties, et nommé *collet de la dent* (C). Les dents présentent un aspect qui diffère dans chacune des catégories que nous décrirons plus loin. Mais de ces différences, nous n'étudierons que celles qui caractérisent les régions visibles, c'est-à-dire la couronne. Lorsque, vers vingt-cinq ans environ, la dentition est achevée par la sortie des dents, dites *de sagesse*, le nombre des dents est de trente-deux, seize à chaque mâchoire, huit à chaque demi-mâchoire, où on les trouve distribuées en allant de dedans en dehors : deux *incisives* (I), une *canine* (C N), deux *petites molaires* et trois *grosses molaires* (M fig. 10).

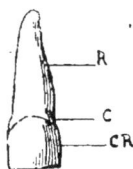

Fig. 11. — *Dent incisive supérieure, face antérieure.*

C. Collet. — CR. Couronne. — R. Racine.

Les incisives ont leur couronne aplatie d'avant en arrière et taillée en forme de bec de flûte ou de ciseau à bord tranchant ; elles servent à couper, à *inciser*. Les canines, se terminant en pointe, servent à déchirer. Elles sont remarquables par leur développement chez les carnassiers. Les molaires, dont la couronne large présente des tubercules, remplissent l'office de meules, et servent à broyer les aliments.

Lorsque les lèvres sont écartées, les dents visibles sont surtout les incisives dont la largeur n'est pas égale pour toutes. En considérant une moitié latérale de la mâchoire supérieure, et la moitié correspondante de la mâchoire inférieure, on voit que l'incisive la plus large est celle qui est située en haut et vers la ligne médiane (incisive médiane supérieure) ; celle qui est en dehors (latérale supérieure) est un peu plus étroite ; puis la décroissance continue quand on va de la latérale inférieure à la médiane inférieure, qui est alors la plus étroite de toutes.

ARTICULATION TEMPORO-MAXILLAIRE

(Fig. 3 de la Pl. IV et fig. 10 du texte)

Cette articulation a lieu entre le temporal et le maxillaire inférieur ; c'est la seule articulation mobile qu'on rencontre entre les os de la tête.

Surfaces articulaires. — Du côté du temporal, c'est la *cavité glénoïde* (C. G), et en avant de celle-ci la *racine transverse* de l'apophyse zygomatique ; pour le maxillaire inférieur, c'est le *condyle* (C D). Entre les deux surfaces est situé un fibro-cartilage établissant leur concordance.

Ligaments. — La *capsule* est renforcée par un *ligament latéral externe* qui, s'insérant au tubercule zygomatique (T. Z), se dirige en bas et en arrière pour aller s'attacher au col qui supporte le condyle de la mâchoire inférieure.

Mouvements. — Ce sont d'abord *l'abaissement* et *l'élévation.*

Lorsque la mâchoire s'abaisse, le condyle roule d'abord dans la cavité glénoïde ; le ligament externe devenu très oblique se tend ; la bouche est peu ouverte. Pour que l'écartement entre les mâchoires soit plus considérable, il faut que ce ligament se relâche ; c'est alors que le condyle, sortant de la cavité, vient se placer au-dessous de la racine transverse ; le ligament est moins tendu, puisqu'il devient vertical, et alors la bouche peut s'ouvrir davantage. Dans l'élévation, les phénomènes ont lieu en ordre inverse.

Sur un sujet maigre ces déplacements se voient très bien au-dessous de la peau, et se traduisent par le changement de position d'une saillie située en avant du pavillon de l'oreille, changement qui a lieu lorsque l'écartement des mâchoires se produit.

La mâchoire peut aussi exécuter des mouvements en avant et en arrière, ainsi que de latéralité; mais ces mouvements sont moins habituels que les précédents, inutile d'y insister.

ANGLE FACIAL

Nous avons vu précédemment que la tête est formée de deux parties : le crâne en haut et en arrière, la face en bas et en avant ; ces deux régions présentent, dans l'échelle des êtres, un développement inverse : chez l'homme, le crâne est vaste, la face est petite ; chez les quadrupèdes, la face prend un développement considérable, et le crâne, devenant plus restreint, est repoussé en arrière. Nous allons voir que l'*angle facial* sert à traduire cette disposition, et nous constaterons qu'il varie selon les races. Voici, d'après Camper [1], comment on doit le déterminer.

Sur une tête, vue de profil, on trace une ligne passant par l'épine nasale et le conduit auditif externe (C D, fig. 12), puis une autre ligne tangente au front et à la partie antérieure des incisives (A B). L'angle facial est limité par ces deux lignes, et il est facile de constater qu'il sera de plus en plus fermé, au fur et à mesure que les mâchoires feront une saillie plus accentuée.

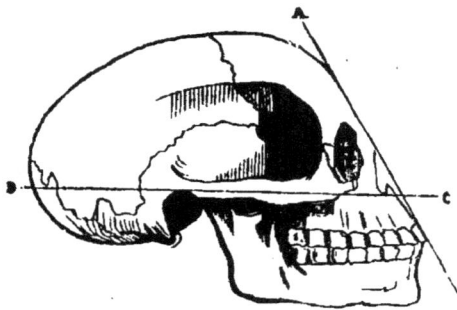

FIG. 12 — *Détermination de l'angle facial d'après la méthode de Camper.*

Cet angle n'atteint jamais 90°, mais il s'en rapproche dans la race caucasique, où il mesure 80°; pour la race mongole il est de 75°, et s'abaisse dans la race nègre à 70° (fig. 12). Si la même opération est faite pour les singes, on constate que l'angle se ferme encore plus, et que

[1] Pierre Camper. *Dissertation sur les différences réelles que présentent les traits du visage chez les hommes de différents pays et de différents âges (Œuvres posthumes.* Paris, 1786).

pour les quadrupèdes il descend à 25° chez le chien, à 11° chez le cheval; pour ce dernier, en effet, la cavité crânienne est très réduite, tandis que la face a pris un développement considérable.

MEMBRES SUPÉRIEURS OU THORACIQUES

ÉPAULE, BRAS, AVANT-BRAS, MAIN

OS DE L'ÉPAULE

Le squelette de l'épaule est formé de deux os situés comme une demi-ceinture osseuse à la partie supérieure et latérale du thorax dont elle élargit les dimensions transversales. De ces deux os, l'un est en avant c'est la *clavicule*, et l'autre en arrière c'est l'*omoplate*.

Clavicule (10, Pl. 1 et fig. 13). — C'est un os long, dirigé obliquement de dedans en dehors et d'avant en arrière.

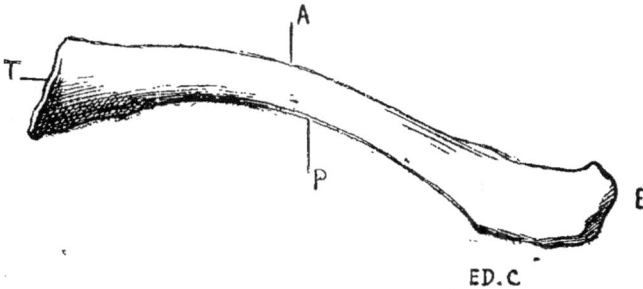

FIG. 13. — *Clavicule droite, face supérieure.*

A. Bord antérieur. — E. Extrémité externe. — P. Bord postérieur. — T. Extrémité interne ou tête de la clavicule.

Corps. — Courbé en forme d'S, de telle sorte que son *bord antérieur* (A) est convexe en avant dans ses deux tiers internes, et concave dans le même sens pour son tiers externe; son *bord postérieur* est courbé inversement; sa *face supérieure* est lisse et sous-cutanée, et sa *face inférieure* présente, en dedans et en dehors, des rugosités pour les insertions des ligaments qui relient la clavicule à la première côte et à l'apophyse coracoïde de l'omoplate.

ANAT. ART.   3

La forme en S de la clavicule est à bien observer, car elle se révèle au-dessous de la peau ; les muscles qui s'attachent sur ses bords en modifient peu les contours.

Extrémité interne ou *tête* de la clavicule. — Elle est grosse, s'articule avec les facettes de l'extrémité supérieure du sternum. Elle déborde ces facettes de tous côtés, et augmente par conséquent la concavité de la fourchette sternale.

Extrémité externe. — Elle est aplatie de haut en bas et se met ne rapport avec l'acromion de l'omoplate par une petite surface articulaire. Cette extrémité détermine quelquefois un modelé un peu saillant, s'élevant au-dessus de l'acromion.

Omoplate ou scapulum (16, Pl. II et fig. 14). — Os plat, triangulaire, situé à la partie supérieure et postérieure du thorax ; il est appliqué sur les côtes, atteignant en haut le niveau de la seconde, il correspond par sa partie inférieure à la septième ou à la huitième.

On le divise en deux faces, trois bords et trois angles.

Face antérieure. — Nommée encore *fosse sous-scapulaire ;* elle est excavée et n'est pas importante pour les formes, étant tournée vers l'intérieur du thorax.

Face postérieure. — Celle-ci au contraire est d'une étude très importante. Elle est divisée en deux parties inégales par une apophyse saillante située à l'union de son quart supérieur et de ses trois quarts inférieurs. Cette apophyse se nomme l'*épine de l'omoplate* (E P). Elle naît en dedans par une petite surface triangulaire (S.T) ; son bord postérieur ou *crête* est épais. Elle se dirige en haut et en dehors pour se terminer en se recourbant et former l'*apophyse acromion* (A P.A), à la partie antérieure de laquelle se trouve une petite facette se mettant en rapport avec la clavicule. La crête et la face supérieure de l'acromion sont située au-dessous de la peau et déterminent une gouttière quand les muscles voisins sont bien développés.

Des deux fosses que cette épine sépare, l'une est supérieure, c'est la *fosse sus-épineuse* (SU E(l'autres inférieure et beaucoup plus étendue, c'est la *fosse sous-épineuse* (SO. E). Entre celle-ci et le bord externe de l'os, on voit une surface allongée, rugueuse, divisée en deux portions par une petite crête oblique (C). La partie de la surface située au-dessus de cette crête donne

attache au muscle petit rond; celle qui est au-dessous donne insertion au muscle grand rond.

Bord interne (S). — Étant le plus rapproché de la crête épinière, il est nommé *bord spinal;* il est mince et forme un angle
au niveau de l'épine de l'omoplate. Lorsque les bras sont pendants,
ce bord interne se dirige verticalement et est écarté de la ligne
médiane (apophyses épineuses des vertèbres dorsales) d'une distance égale à la moitié de sa longueur.

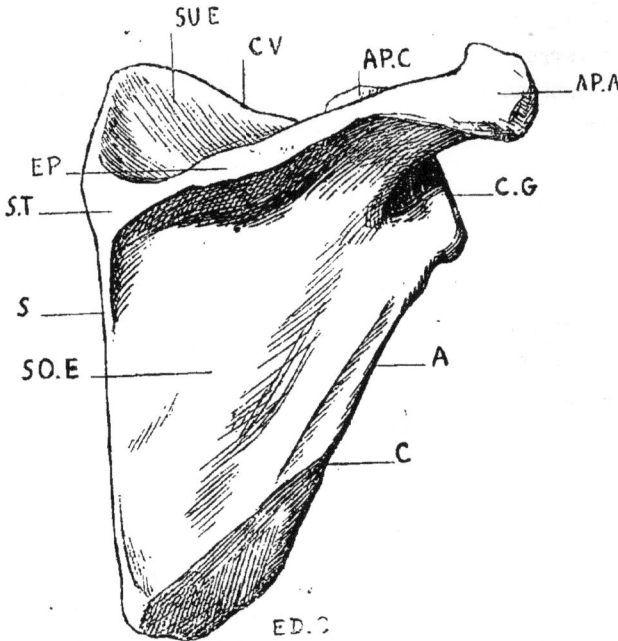

Fig. 14. — *Omoplate droite, face postérieure.*

A. Bord axillaire. — AP. A. Apophyse acromion. — AP. C. Apophyse coracoïde. —
C. Crête séparant les insertions du grand rond et du petit rond. — C. G. Cavité glé-
noïde. — CV. Bord cervical. — EP. Épine de l'omoplate. — S. Bord spinal. — S. T.
Surface triangulaire. — SO. E. Fosse sous-épineuse. — SU. E. Fosse sus-épineuse.

Bord supérieur. — Nommé encore *cervical* (C V) parce qu'il
est plus près du cou, Il est mince et concave, présente en dehors
une apophyse en forme de doigt recourbé dirigé en avant et en
dehors : c'est l'*apophyse coracoïde* (A P.C). Entre celle-ci et
le bord cervical se voit l'*échancrure coracoïdienne.*

Bord externe. — Celui-ci (A), correspondant au creux de

l'aisselle, est encore désigné sous le nom de *bord axillaire*. Il est épais, dirigé en bas et en dedans ; à sa partie supérieure s'attache la longue portion du triceps brachial.

Angles supéro-interne et inférieur. — Ne présentent rien de remarquable ; le second est arrondi et plus épais que le premier.

Angle externe. — Épais, présente une surface articulaire, ovoïde, à grand diamètre vertical, à grosse extrémité dirigée en bas ; c'est la *cavité glénoïde* (C. G). Cette cavité regarde en dehors et un peu en haut ; c'est avec elle que s'articule la tête de l'humérus. Nous verrons plus loin que l'omoplate se déplace dans certaines circonstances, ce qui est important à étudier, car sa forme apparaît très nettement dans le modelé extérieur.

OS DU BRAS

Humérus (21, Pl. I et fig. 15). — Os long, dirigé un peu obliquement en bas et en dedans. Lorsqu'il est recouvert des parties molles, cette obliquité est effacée. En effet, les muscles qui se trouvent en haut et en dedans et ceux qui sont en bas et en dehors, comblent les angles que l'humérus forme avec la verticale. Il en résulte que le bras se dirige verticalement.

Corps. — Il a trois faces et trois bords dont l'antérieur est assez marqué dans toute son étendue, tandis que l'interne et l'externe ne le sont qu'à leur partie inférieure.

Il est tordu sur lui-même, d'où résulte une *gouttière*, dite *de torsion* (G), croisant sa face externe. Au-dessus de cette gouttière se trouve une surface rugueuse en forme de V, donnant attache au muscle deltoïde, et nommée pour cette raison *V deltoïdien* ou *empreinte deltoïdienne* (V).

Extrémité supérieure. — Arrondie ; en dedans elle présente une surface convexe articulaire, *tête de l'humérus* (T.H), entourée d'un léger rétrécissement, le *col anatomique* (C.A) qui se confond en dedans avec la partie supérieure du corps de l'os, désignée sous le nom de *col chirurgical* (C.G), tandis qu'en dehors, il en est séparé par un espace dans lequel se trouvent des tubérosités. L'une externe, la *grosse tubérosité* (G.T), présente trois facettes pour les insertions de muscles venant de l'omoplate ;

l'autre située en avant, la *petite tubérosité* (P.T), est séparée de la précédente par une gouttière verticale, nommée *coulisse bicipitale* (C.B), car elle loge un tendon du biceps. Cette coulisse est limitée par deux bords ou lèvres, l'une interne assez courte, l'autre externe plus marquée, plus longue et se confondant avec le bord antérieur de l'os.

Cette extrémité fait saillie en avant du moignon de l'épaule et augmente à ce niveau la forme bombée du muscle deltoïde qui recouvre cette région.

Extrémité inférieure. — Aplatie d'arrière en avant, elle s'épaissit en bas et forme trois saillies articulaires, disposées transversalement. Les deux saillies internes, séparées par une dépression, constituent une sorte de poulie ou *trochlée* (T) dont le bord interne descend plus bas que l'externe. La saillie externe, arrondie, porte le nom de *condyle* (C). Au-dessus et en dehors de ce condyle se voit une tubérosité peu accentuée, c'est l'*épicondyle* (E C) Au dessus et en dedans de la trochlée, existe une tubérosité très saillante, l'*épitrochlée* (E T) ; qui, recouverte seulement par la peau, détermine à la partie interne du coude une saillie très nette, tandis que l'épicondyle ne se voit pas, étant recouverte par les muscles externes de l'avant-bras.

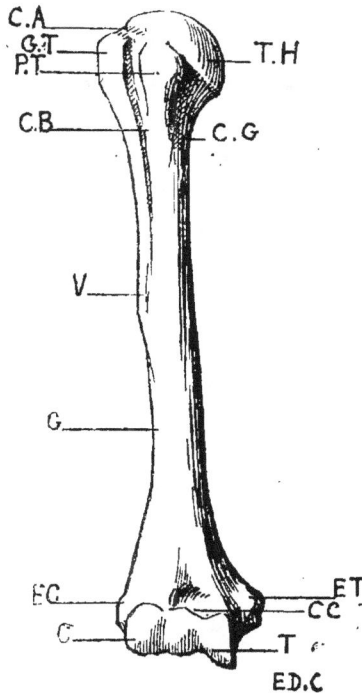

Fig. 15. — *Humérus droit, face antérieure.*

C. Condyle. — C C. Cavité coronoïdienne. — C. A. Col anatomique. — C. B Coulisse bicipitale. — C. G, Col chirurgical. — EC. Epicondyle — ET. Epitrochlée. — G. Gouttière de torsion. — G. T. Grosse tubérosité. — P. T. Petite tubérosité. — T. Trochlée. — T. H. Tête humérale. — V. V Deltoïdien.

La trochlée est surmontée en avant, d'une cavité dite *coronoïdienne* (C.C), destinée à recevoir l'apophyse coronoïde du cubitus dans la flexion de l'avant-bras, et en arrière, d'une autre cavité plus large et plus profonde, *cavité olécrânienne*, logeant l'olécrâne du cubitus dans les mouvements d'extension de l'avant-bras.

OS DE L'AVANT-BRAS

Ce sont deux os longs situés, l'un en dedans, le *cubitus;* l'autre en dehors, le *radius*. Ils se dirigent obliquement en bas et en dehors, et sont placés parallèlement quand la paume de la main regarde en avant. De cette disposition il résulte que l'avant-bras est aplati d'avant en arrière.

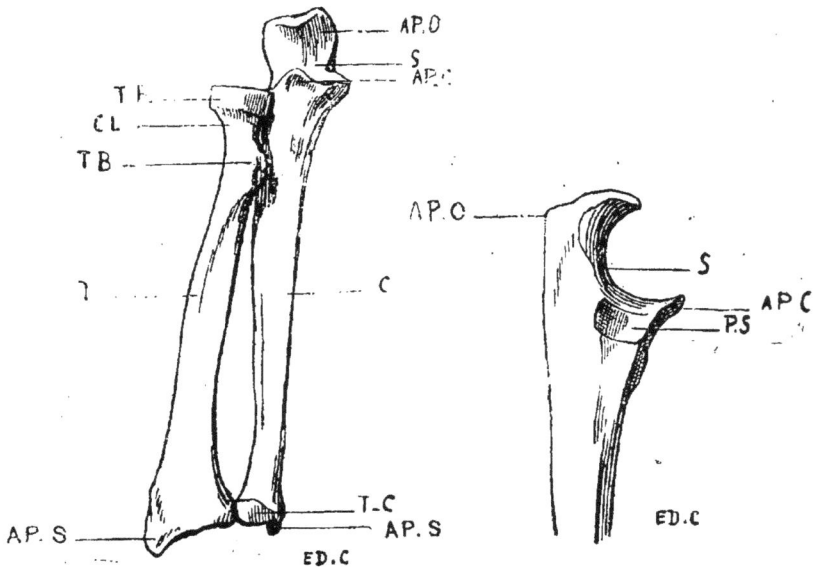

Fig. 16   Fig. 17

FIG. 16. — *Os de l'avant-bras droit, face antérieure.*

AP. C. Apophyse coronoïde. — AP. O. Apophyse olécrâne. — AP. S. Apophyses styloïdes. — C. Cubitus. — C. L. Col du radius. — R. Radius. — S. Grande cavité sigmoïde. — T. B. Tubérosité bicipitale. — T. C. Tête du cubitus. — T. R. Tête du radius.

FIG. 17. — *Extrémité supérieure du cubitus droit, face externe.*

AP. C. Apophyse coronoïde. — AP. O. Apophyse olécrâne. — S. Grande cavité sigmoïde. — P. S. Petite cavité sigmoïde.

Ces os présentent des caractères inverses ; le cubitus a une grosse extrémité supérieure, l'inférieure est petite; le radius est plus gros à son extrémité inférieure qu'à son extrémité supérieure. Le cubitus qui, en haut, dépasse le radius, est dépassé en bas par ce dernier.

Cubitus (22, Pl. I et C. fig. 16 et 17). — *Corps.* — Présente trois faces et trois bords. Le bord postérieur, ou *crête du cubitus*, est sous-cutané.

Extrémité supérieure. — Elle est grosse, échancrée en avant par la *grande cavité sigmoïde* (S) qui s'articule avec la trochlée de l'humérus. Deux apophyses limitent cette échancrure : l'une en arrière, verticale, visible sous la peau forme la pointe du coude, c'est l'*olécrâne* (A P.O), l'autre en avant, c'est l'*apophyse coronoïde* (A P. C). Cette dernière présente en dehors la *petite cavité sigmoïde* (P. S), dans laquelle se place l'extrémité supérieure du radius.

Extrémité inférieure. — Le corps, après avoir diminué de volume se renfle un peu pour former la *tête du cubitus* (T. C) qui est articulaire et se met en rapport avec une petite cavité creusée en dedans de l'extrémité inférieure du radius. En dedans et en arrière se détache une petite apophyse verticale, nommée *apophyse styloïde* (A P. S), séparée de la tête par une gouttière verticale dans laquelle passe le muscle cubital postérieur (fig. 18). Cette extrémité est sous-cutanée et forme une saillie plus ou moins accentuée à la partie interne et un peu postérieure du poignet.

Radius (23, Pl. I et R. fig. 16 et 18). — *Corps.* — Légèrement convexe en dehors, il présente trois faces et trois bords; sur la partie moyenne de la face externe se voit l'*empreinte du rond pronateur*, pour l'insertion d'un muscle de l'avant-bras désigné sous ce nom.

Extrémité supérieure. — Petite, formée par un renflement arrondi, *tête du radius* (T. R.), dont la face supérieure est déprimée en *cupule* pour s'articuler avec le condyle de l'humérus, tandis que son pourtour vertical, également articulaire, se met en rapport avec la petite cavité sigmoïde du cubitus. Cette tête est supportée par un *col* (CL) dont la direction, inverse de celle du corps de l'os, forme avec lui un angle au sommet duquel se trouve une saillie rugueuse pour l'insertion du biceps, c'est la *tubérosité bicipitale* (T. B.).

Extrémité inférieure. — Plus volumineuse que la supérieure, elle se prolonge en dehors par *l'apophyse styloïde* (AP. S.), à la partie externe de laquelle se voit une gouttière où passent les ten-

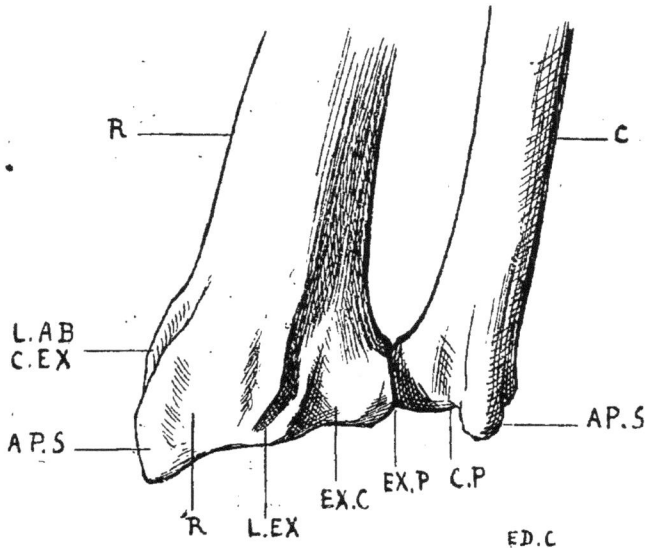

FIG. 18. — *Extrémité inférieure des os de l'avant-bras gauche, face postérieure*

AP. S. Apophyses styloïdes. — C. Cubitus. — R. Radius. — Gouttières désignées de dehors en dedans : L. AB. et C. EX. Long abducteur et court extenseur du pouce — R. Radiaux. — L. EX. Long extenseur du pouce. — EX. C. Extenseur commun des doigts. — EX. P. Extenseur propre du petit doigt. — C. P. Cubital postérieur

dons du long abducteur et du court extenseur du pouce ; sa face inférieure s'articule avec le carpe ; sa face interne est creusée d'une *petite cavité sigmoïde* pour recevoir la tête du cubitus ; sa *face postérieure* est sillonnée de gouttières dans lesquelles passent les tendons de certains muscles de l'avant-bras qui se rendent à la main. En allant de dehors en dedans on trouve : la gouttière pour les muscles radiaux ; celle pour le long extenseur du pouce, étroite et dirigée en bas et en dehors, vers le pouce ; une troisième gouttière verticale pour l'extenseur commun des doigts (voir ces tendons, fig. 4, Planche XI).

OS DE LA MAIN

La main se compose de trois parties qui sont, de haut en bas :
le *carpe*, le *métacarpe*, les *doigts*.

Carpe (24, Pl. I et fig. 19). — Le *carpe* constitue le squelette du
poignet ; il se compose de huit os courts, disposés en deux rangées
transversales de quatre os chacune, qui sont, en les comptant
de dehors en dedans : pour la rangée supérieure ou antibrachiale :
le *scaphoïde* (S), le *semi-lunaire* (S. L.), le *pyramidal* (PY),
le *pisiforme* (P). Pour la rangée inférieure ou métacarpienne : le
trapèze (T), le *trapézoïde* (TZ), le *grand os* (G. O.), l'*os crochu*
(O. C). Ces os sont juxtaposés, excepté le pisiforme qui est placé
en avant du pyramidal.

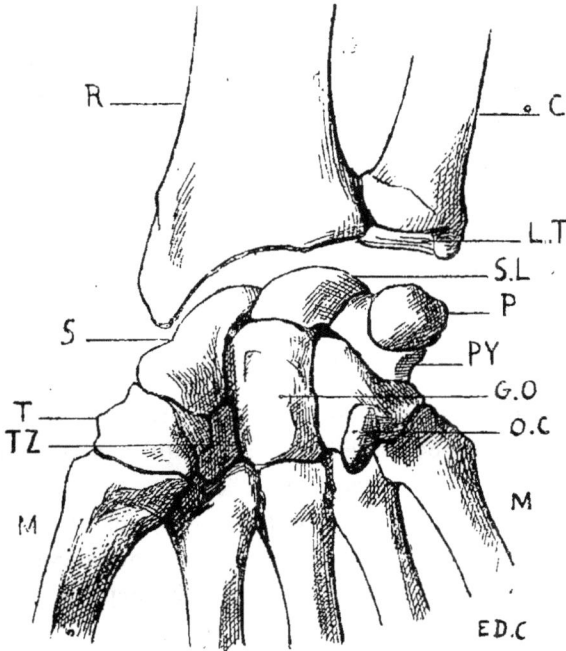

Fig. 19. — *Os du carpe droit, face antérieure.*

C. Cubitus. — G. O. Grand os. — L. T. Ligament triangulaire.— M. Métacarpiens.
— O. C. Os crochu. — P. Pisiforme. — PY. Pyramidal. — R. Radius. — S. Scaphoïde.
— S. L. Semi-lunaire. — T. Trapèze. — TZ. Trapézoïde.

Les deux rangées ne sont pas exactement superposées ; la

supérieure déborde en dedans, et l'inférieure dépasse un peu en dehors.

La *face antérieure* du carpe est concave et forme une gouttière convertie en canal par une bandelette ligamenteuse étendue des os internes (pisiforme et os crochu) aux os externes (scaphoïde et trapèze); c'est le *ligament annulaire antérieur du carpe*. Dans ce canal passent les tendons des muscles fléchisseurs des doigts qui, venant de l'avant-bras, disparaissent alors et ne donnent lieu à ce niveau à aucun modelé extérieur.

La *face postérieure* est convexe. Le *bord supérieur*, articulaire, convexe, se met en rapport avec la face inférieure du radius et du *ligament triangulaire* (L. T.), étendu entre les deux os de l'avant-bras.

Des os du carpe, les plus remarquables sont : le pisiforme, comparé à un pois; le trapèze, dont la face inférieure, concave transversalement, et convexe d'avant en arrière (en forme de selle), s'articule avec le métacarpien du pouce; l'os crochu, muni en avant d'une apophyse en forme de crochet.

Métacarpe (25, Pl. I et II. fig. 19 et 20). — Il forme le squelette de la paume de la main et est composé de cinq os longs nommés *métacarpiens;* on les énumère du pouce vers le petit doigt.

CARACTÈRES GÉNÉRAUX DES MÉTACARPIENS

Ce sont de petits os longs dont le *corps*, prismatique et triangulaire, est légèrement concave en avant, ce qui contribue à donner à la paume de la main sa forme excavée.

Extrémité supérieure ou *base* (B). — De forme cubique, elle a une face supérieure en rapport avec la seconde rangée du carpe; des faces latérales s'articulant avec les métacarpiens voisins; des faces antérieure et postérieure, rugueuses, faisant partie de la paume et du dos de la main. A cette dernière région, et sur une main un peu maigre, on voit quelquefois une saillie produite par les bases des métacarpiens; ce détail est bien visible, surtout lorsque la main est fortement fléchie.

Extrémité inférieure ou *tête* (T). — Arrondie, articulaire. Sur la partie postérieure des faces latérales de cette extrémité se voit un tubercule donnant insertion aux ligaments latéraux qui unissent les métacarpiens aux premières pha-langes.

Les métacarpiens diffèrent par leur longueur et par certains détails de leur extrémité supérieure.

Le premier, qui correspond au pouce, est court, épais ; son extrémité supérieure, moulée sur la face inférieure du trapèze avec laquelle il s'articule, est configurée en selle. Le second est long ; son extrémité supérieure présente une encoche qui reçoit le trapézoïde. Le troisième, un peu plus court, est muni en haut et en arrière d'une *apophyse pyramidale* ou *styloïde*, située à la partie externe. Le quatrième est plus court que le précédent. Le cinquième encore plus court, mais moins que le premier, est légèrement saillant à la partie interne de son extrémité supérieure, sur laquelle s'attache le muscle cubital postérieur.

Doigts (26, Pl. I et fig. 20). — Les doigts se composent de trois petits os longs, nommés *phalanges*, énumérées en première, seconde et troisième phalange, en allant de la paume de la main vers l'extrémité des doigts ; on les désigne encore en suivant le même ordre par les noms de *phalange* (1re P.), *phalangine* (2e P.), et *phalangette* ou phalange *unguéale* (3e P.) ; celle-ci supporte l'ongle à sa partie postérieure. Le pouce n'a que deux phalanges.

Outre leurs différences de longueur, qui diminue à chaque doigt de la première à la

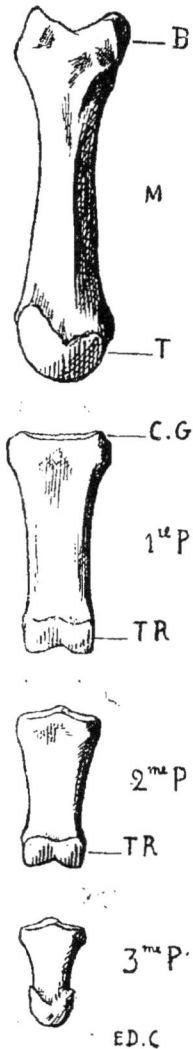

Fig. 20. — *Métacarpien et phalanges du doigt médius, face antérieure.*

M. Métacarpien. — B. Base. — T. Tête. — 1re P. Phalange. — C. G. Cavité glénoïde.— T R. Trochlée. — 2e P. Phalangine — T. R. Trochlée. — 3e P. Phalangette.

troisième, les phalanges présentent des caractères particuliers pour chacune de leurs extrémités.

La première a son extrémité supérieure creusée d'une *cavité glénoïde* (C. G.) recevant la tête du métacarpien correspondant; son extrémité inférieure, ainsi que celle de la seconde phalange, est configurée en trochlée (TR); l'extrémité supérieure de la seconde est une surface moulée sur la trochlée de l'extrémité inférieure de la première; de même pour la troisième. Mais l'extrémité inférieure de celle-ci s'élargit en spatule, sur laquelle est appliquée la pulpe du doigt en avant et l'ongle à la partie postérieure.

ARTICULATIONS DU MEMBRE SUPÉRIEUR

ARTICULATION STERNO-CLAVICULAIRE
(Fig. 21)

Surfaces articulaires. — Du côté du sternum, la surface articulaire est une facette concave oblique en bas et en dehors; pour la clavicule, c'est l'extrémité interne de cet os, désignée encore sous le nom de *tête*. Cette extrémité interne est plus grosse que la facette sternale n'est profonde, elle la déborde en haut, en avant et en arrière et augmentant ainsi la concavité de la fourchette du sternum, détermine à la partie inférieure du cou une fossette assez accentuée.

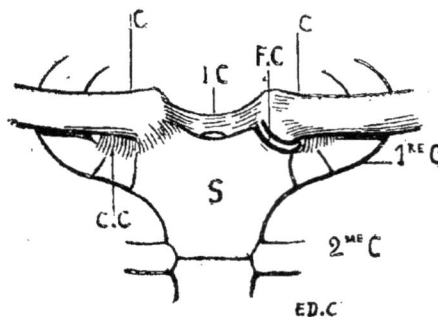

Fig. 21 — *Articulation sterno-claviculaire.*

C. Clavicule. — 1ʳᵉ C. Première côte. — 2ᵉ C. Deuxième côte. — C. C. Ligament costo-claviculaire. — F. C. Fibro-cartilage interarticulaire. — IC. Ligament interclaviculaire. — S. Sternum.

Les surfaces articulaires ne se correspondent pas exactement comme formes; un fibro-cartilage interarticulaire situé entre elles, rétablit leur concordance (sur le côté gauche de la fig. 21, la capsule ayant été enlevée, laisse apercevoir ce fibro-cartilage, F.C).

Ligaments. — Cette articulation est entourée d'une *capsule*, renforcée par deux ligaments : le *ligament interclaviculaire* (I.C) étendu entre les deux clavicules, le ligament *costo-claviculaire*, inséré à la partie interne de la face inférieure de la clavicule et au premier cartilage costal.

Mouvements. — Les mouvements de la clavicule se traduisent par des déplacements de son extrémité externe ; celle-ci entraîne l'omoplate qui, ainsi que nous le verrons plus loin, y est attachée.

La clavicule peut se porter en haut, en bas, en arrière et en avant. Lorsque la clavicule s'élève, l'omoplate s'élève verticalement (haussement d'épaules, action de soutenir un fardeau sur cette région). Quand la clavicule se porte en arrière (effacement des épaules), l'omoplate se porte vers la ligne médiane ; au contraire, elle s'en éloigne, quand la clavicule se porte en avant (action d'arrondir le dos). (Pour l'épaule portée en arrière, voir au musée du Luxembourg : l'omoplate gauche du *David* de MERCIÉ ; l'omoplate droite du *Passant et la Colombe*, de GASTON-GUITTON).

ARTICULATION ACROMIO-CLAVICULAIRE
(Fig. 1 et 2, Pl. V)

Surfaces articulaires. — L'extrémité externe de la clavicule présente une petite surface ovale avec laquelle se trouve en contact une facette de même forme située au sommet de l'acromion.

Ligaments. — Une petite *capsule* (4, fig. 1) entoure cette région ; de plus, l'omoplate est reliée à la clavicule par un ligament qui, s'insérant en haut à la partie externe de la face inférieure de la clavicule, se termine en bas sur l'apophyse coracoïde, c'est le *ligament coraco-claviculaire* (2).

Mouvements. — L'omoplate peut se balancer à l'extrémité externe de la clavicule, de sorte que son angle inférieur se porte en dehors ou en dedans.

ARTICULATION SCAPULO-HUMÉRALE
(Fig. 1 et 2, Pl. IV)

Surfaces articulaires. — Du côté de l'omoplate, c'est la *cavité glénoïde ;* en rapport avec cette cavité se trouve la *tête de l'humérus.* Sur le pourtour de la cavité glénoïde est attaché un *bourrelet fibreux* destiné à en augmenter la concavité, afin que celle-ci soit en rapport avec la convexité de la tête humérale.

Ligaments. — Une *capsule* lâche entoure cette articulation. Insérée sur le rebord de la cavité glénoïde, cette capsule va s'attacher sur le col anatomique de l'humérus et aux parties voisines des tubérosités. La laxité de la capsule permet aux mouvements d'être très étendus. En haut elle est renforcée par le *ligament coraco-huméral* (6), étendu de l'apophyse coracoïde à la partie externe de la capsule avec laquelle il se confond.

Mouvements. — Tous les mouvements sont possibles dans cette articulation. L'humérus se porte *en avant, en arrière ;* dans l'*adduction,* il se rapproche du tronc ; dans l'*abduction,* il s'en éloigne ; il peut tourner sur son axe, dans les mouvements de *rotation.* Au point de vue des changements importants dans la forme de cette région, il faut analyser le mouvement d'abduction : lorsque le bras se porte en haut, il ne peut s'élever par lui-même que jusque vers la direction horizontale ; à ce moment la grosse tubérosité et la partie supérieure du col chirurgical viennent buter contre une voûte ostéo-fibreuse surplombant l'articulation. Cette voûte est formée par l'apophyse acromion, l'apophyse coracoïde et un ligament les reliant l'une à l'autre, *ligament acromio-coracoïdien* (3, fig. 1). Pour que l'humérus, arrivé à cette position, puisse s'élever davantage, l'omoplate se déplace, elle bascule sur l'extrémité externe de la clavicule ; son angle inférieur se porte en dehors et alors son bord interne qui est vertical lorsque le bras est pendant, devient oblique en bas et en dehors. Si le mouvement d'élévation de l'humérus continue jusqu'à ce que celui-ci devienne vertical, c'est alors la clavicule qui se déplace et vient s'appliquer sur les côtés du cou en se dirigeant en arrière et en dedans. Dans l'élévation extrême du bras, l'angle inférieur de l'omoplate fait saillie sous la peau de la paroi postérieure du creux de l'aisselle. (Voir au musée du Luxembourg : l'omoplate droite du *Saint Jean* de **PAUL DUBOIS** et du *David* de **MERCIÉ**; l'omoplate gauche du *Vainqueur au combat de coqs*, de **FALGUIÈRE**. Pour la saillie de l'angle inférieur de l'omoplate: *Ismaël*, de **BECQUET**).

ARTICULATION DU COUDE OU HUMÉRO-CUBITALE
(Fig. 7 et 8, Pl. IV).

Surfaces articulaires. — Du côté de l'humérus, ce sont : la *trochlée* en dedans, le *condyle* en dehors ; du côté du l'avant-bras: la *grande cavité sigmoïde* du cubitus en rapport avec la trochlée ; la *cupule* du radius en contact avec le condyle.

Ligaments. — Une *capsule* relie les os, en s'insérant autour des surfaces articulaires ; en avant et en arrière, elle est lâche et s'insère au-dessus des cavités coronoïdienne et olécrânienne (1, fig. 7 et 8). Sur les côtés cette capsule est serrée et renforcée par des ligaments latéraux : le *ligament latéral interne* (2) inséré sur l'épitrochlée se termine en bas sur le cubitus ; le *ligament latéral externe* (3) fixé sur l'épicondyle, s'arrête en bas, non pas sur le radius, mais sur un ligament annulaire qui entoure la tête de cet os et que nous étudierons plus loin.

Mouvements. — D'après la disposition en charnière des surfaces articulaires (trochlée et cavité sigmoïde du cubitus) et le peu d'étendue des ligaments latéraux, il est facile de prévoir que les mouvements de latéralité sont impossibles dans cette articulation.

On n'y trouve en effet que la *flexion* et *l'extension*. Dans la flexion, la face antérieure de l'avant-bras se rapproche de la face antérieure du bras ; ce mouvement est limité par la rencontre des parties charnues, ou, sur le squelette, par la rencontre de l'apophyse coronoïde du cubitus avec le fond de la cavité coronoïdienne de l'humérus. L'extension est arrêtée lorsque l'avant-bras est sur le prolongement du bras ; à ce moment l'apophyse olécrâne rencontrant le fond de la cavité olécrânienne limite le mouvement.

Comme formes résultant de cette articulation, il y a deux points osseux visibles sous la peau : l'épitrochlée et l'apophyse olécrâne ; cette dernière donne lieu à la saillie de la pointe du coude. Dans l'extension il faut remarquer que l'olécrâne est situé au niveaü de l'épitrochlée, mais que lors de la flexion il se déplace et vient se mettre au dessous de cette tubérosité.

Il est à remarquer aussi qu'une dépression sépare ces deux saillies ; la peau se déprime à ce niveau dans une gouttière osseuse que les parties molles ne peuvent combler. A la partie externe de cette face postérieure du coude se trouve une autre fossette, mais celle-ci étant due à la disposition des muscles, sera étudiée plus loin. (Pour les détails de forme du coude, voir au musée du Luxembourg : *Anacréon* de GUILLAUME ; *Génie gardant le secret de la tombe*, de SAINT-MARCEAUX ; au Panthéon : *Mort de sainte Geneviève* de J.-P. LAURENS, coude droit fléchi d'un homme agenouillé ; panneau à droite du motif central).

Les os de l'avant-bras sont réunis par leurs extrémités ; ce qui donne lieu aux articulations radio-cubitales supérieure et inférieure.

ARTICULATION RADIO-CUBITALE SUPÉRIEURE
(Fig. 7 et 8, Pl. IV, et fig. 22)

Surfaces articulaires. — Du côté du cubitus, c'est la *petite cavité sigmoïde* dans laquelle est reçue la surface articulaire verticale entourant la *tête du radius*.

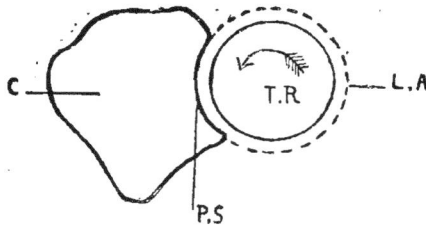

FIG. 22. — *Extrémités supérieures des os de l'avant-bras droit ; face supérieure.*

C. Cubitus. — L. A. Ligament annulaire du radius. — P. S. Petite cavité sigmoïde. — T. R. Tête du radius.

Ligaments. — Un ligament inséré à la partie antérieure de la petite cavité sigmoïde du cubitus (P.S) s'attache, après avoir entouré la tête du radius (T.R), à la partie postérieure de cette cavité. Il maintient donc le radius comme dans un véritable anneau d'où son nom de *ligament annulaire* (L.A fig. 22 et 4, fig. 8 Pl. IV).

Mouvements. — De même que le cou tourne dans l'intérieur

d'une cravate, la tête du radius peut tourner sur son axe dans l'intérieur de l'anneau formé par la petite cavité sigmoïde et le ligament annulaire. La fig. 22 représente cette articulation vue par la face supérieure, la flèche tracée sur la tête du radius (T.R), indique que celle-ci tourne de telle sorte que sa partie externe vient se placer en contact avec le cubitus. Nous verrons plus loin ce que ce mouvement produit.

ARTICULATION RADIO-CUBITALE INFÉRIEURE
(Fig. 7 et 8, Pl. IV et fig. 23)

Surfaces articulaires. — Dans cette articulation la disposition des surfaces articulaires est inverse de celle que nous venons de constater pour l'articulation radio-cubitale supérieure. C'est sur le radius que se trouve située une *cavité sigmoïde* (C. S.) dans laquelle est reçue la *tête du cubitus* (T. C.).

Ligaments. — Une *capsule* (6, fig. 7 et 8) entoure l'articulation; de plus, les os sont réunis par le *ligament triangulaire* (L. T.). Ce ligament, inséré en dedans par son sommet à l'apophyse styloïde du cubitus, se dirige en dehors pour s'attacher par sa base au radius, sur le bord qui sépare la face inférieure de cet os de la cavité sigmoïde. L'épaisseur de ce ligament rachète la différence de niveau qui existe entre les extrémités inférieures des os de l'avant-bras, le cubitus descendant moins que le radius; nous verrons bientôt que c'est avec le radius et le ligament triangulaire que la main s'articule.

Mouvements. — Le cubitus reste immobile, et c'est autour de sa tête que l'extrémité inférieure du radius peut tourner. Celle-ci se déplace dans le sens indiqué par la flèche (fig. 23); il en résulte que le radius peut venir se placer en dedans du cubitus.

De la réunion des mouvements que nous venons de signaler dans les articulations supérieure et inférieure des os de l'avant-bras, résultent des déplacements donnant lieu aux attitudes que nous allons décrire maintenant :

Lorsque le membre supérieur pend verticalement et que le dos de la main regarde en arrière, c'est le mouvement de *supination (supinus,* couché sur le dos); le radius et le cubitus sont parallèles. Voir l'avant-bras gauche du squelette représenté Pl. I. Lorsque le bras étant toujours vertical, la paume de la main regarde en arrière; c'est le mouvement de pronation (*pronus*, couché sur le ventre); le radius croise le cubitus. Voir l'avant-bras droit du squelette Pl. I.

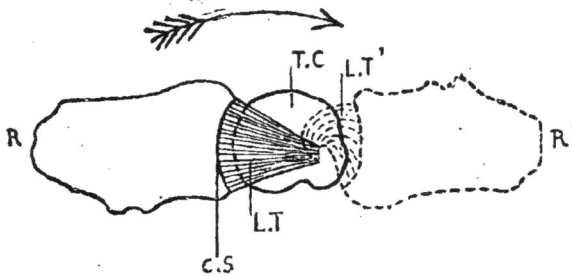

Fɪɢ. 23. — *Extrémités inférieures des os de l'avant-bras droit, face inférieure.*

C. S. Cavité sigmoïde du radius. — L. T. Ligament triangulaire lors de la supination. — L', T'. Ligament triangulaire dans la pronation. — T. C. Tête du cubitus. — R. Radius dans la supination. — R'. Radius dans la pronation.

Lorsque l'avant-bras passe de la supination à la pronation, c'est le radius qui se déplace, le cubitus reste immobile. La tête du radius tourne sur son axe *dans* la petite cavité sigmoïde du cubitus. A l'articulation inférieure, le radius tourne *autour* de la tête du cubitus en entraînant le ligament triangulaire et la main qui y est attachée.

Dans la supination, l'avant-bras est aplati d'avant en arrière, cela résulte du parallélisme des os ; dans la pronation le radius croise le cubitus dans sa partie moyenne, l'avant-bras dans cette région est alors cylindrique ; il reste aplati au coude et au poignet. Il y a aussi un changement de direction : l'avant-bras dans la supination est oblique en bas et en dehors, la main oblique en bas et en dedans; dans la pronation, ces deux segments se mettent sur le prolongement de l'humérus avec lequel dans la supination ils formaient des angles assez marqués.

Les articulations de la partie supérieure de la main sont disposées sur trois interlignes transversaux correspondant, en allant de haut en bas, aux articulations *radio-carpienne*, *médio-car-*

pienne, carpo-métacarpienne. Ces trois articulations sont entourées d'une capsule générale superficielle attachée en haut à l'avan'-bras, en bas aux bases des métacarpiens ; des faisceaux profonds adhèrent aux os que recouvre cette capsule.

ARTICULATION RADIO-CARPIENNE

(Fig. 7 et 8, Pl. IV)

Surfaces articulaires. — Du côté de l'avant-bras, on trouve une *cavité* constituée par la face inférieure du radius et du ligament triangulaire ; du côté du carpe ce sont les trois premiers os de la première rangée, disposés de telle sorte qu'ils représentent une sorte de condyle (voir fig. 19, page 41).

Ligaments. — La capsule que nous signalons plus haut est renforcée sur les côtés par des ligaments latéraux. Le *ligament externe* (8, fig. 7) est étendu de l'apophyse styloïde du radius aux os externes du carpe; le *ligament interne* (9, fig. 7), d'une disposition analogue, va de l'apophyse styloïde du cubitus aux os internes du carpe.

Mouvements. — Des mouvements de cette articulation, il résulte que la main peut se fléchir, s'étendre, s'incliner latéralement en se portant alors dans l'adduction et l'abduction ; ces deux derniers mouvements sont moins étendus que les premiers. Dans la flexion la face palmaire de la main se rapproche de la face antérieure de l'avant-bras.

ARTICULATION MÉDIO-CARPIENNE

Cette articulation a lieu entre les deux rangées du carpe, sur une ligne sinueuse résultant de ce que ces deux rangées se pénètrent mutuellement (fig. 19). La rangée inférieure peut se mouvoir sous la supérieure et alors elle se fléchit et s'étend. Les mouvements de latéralité ne sont pas possibles. Si nous parlons de cette articulation c'est pour expliquer la forme arrondie de haut en bas que présente la face postérieure du poignet lorsque la main est dans la flexion. Ce mouvement ayant lieu dans deux articulations superposées, se traduit par deux angles dont l'ensemble détermine une ligne courbe.

On peut diviser en deux séries les articulations qui réunissent le carpe aux métacarpiens : 1° articulation du premier métacarpien avec le trapèze ; 2° articulation des quatre derniers métacarpiens avec les autres os de la seconde rangée du carpe.

ARTICULATION TRAPÉZO-MÉTACARPIENNE
(Fig. 7, Pl. IV).

Surfaces articulaires. — La face inférieure du trapèze est concave transversalement, convexe d'avant en arrière ; l'extrémité supérieure du premier métacarpien, moulée sur cette surface, est ondulée inversement. On a comparé cette disposition des deux courbures combinées à la forme d'une selle de cheval ; de là le nom d'*articulation en selle.*

Ligaments. — Une *capsule* maintient ces deux os en rapport (11) ; elle est assez lâche et permet au pouce des mouvements assez étendus.

Mouvements. — Le pouce se fléchit, s'étend, se porte dans l'abduction et dans l'adduction lorsqu'il s'éloigne ou se rapproche de l'index. La combinaison de la flexion et de l'adduction produit le mouvement d'*opposition*, par lequel le pouce vient appliquer sa face antérieure sur la face palmaire de la main et des quatre derniers doigts.

ARTICULATIONS CARPO-MÉTACARPIENNES DES QUATRE DERNIERS DOIGTS.

Surfaces articulaires. — Elles sont disposées sur une ligne brisée correspondant à la réunion des bases des métacarpiens avec la seconde rangée du carpe. Cette ligne n'est pas droite, car le second métacarpien a une encoche recevant le trapézoïde, et le troisième a une apophyse externe pénétrant entre les os du carpe.

Mouvements. — Ici on trouve surtout des mouvements de glissement donnant de l'élasticité à la région ; cependant le quatrième et le cinquième métacarpiens, dont les surfaces articulaires sont plus simples que celles des deux précédents, peuvent osciller légèrement d'avant en arrière et produire des mouvements de flexion et d'extension. Ces mouvements sont peu étendus, il est vrai, cependant ils sont suffisants pour changer le contour de la ligne qui correspond à l'union des têtes des métacarpiens avec les premières phalanges. On peut observer ceci en fléchissant fortement les deux derniers doigts, tandis que l'index et le médius sont dans l'extension.

ARTICULATIONS MÉTACARPO-PHALANGIENNES
(Fig. 24 et 25)

Surfaces articulaires. — Les métacarpiens (fig. 20, page 43), présentent une *tête* (T) dont la surface articulaire est surtout saillante en avant, vers la paume de la main; pour les premières phalanges. c'est une *cavité glénoïde* (C. G).

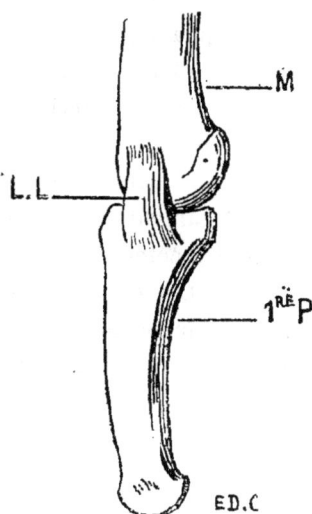

Ligaments. — L'articulation est entourée d'une *capsule* dont la partie antérieure est épaisse, tandis que la partie postérieure est mince. Sur les

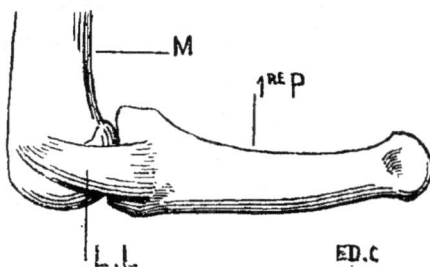

Fig. 24.

Fig. 25.

Fig. 24. — *Articulation métacarpo-phalangienne dans l'extension ; face latérale.*
L. L. Ligament latéral. — M. Métacarpien. — 1ʳᵉ P. Première phalange.

Fig. 25. — *Articulation métacarpo-phalangienne dans la flexion ; face latérale.*
L. L. Ligament latéral. — M. Métacarpien. — 1ʳᵉ P. Première phalange.

côtés, cette capsule est serrée et renforcée par des ligaments latéraux : le *ligament latéral externe* (L. L) qui s'insère sur un tubercule situé en arrière de la face latérale de la tête métacarpienne, et de là se rend sur le côté de la première phalange ; le *ligament latéral interne* qui est disposé de la même façon.

Mouvements. — Dans cette articulation, on trouve : la *flexion*, l'*extension*, l'*abduction* et l'*adduction*. Dans la flexion (fig. 25), la face antérieure du doigt se rapproche de la paume de la main ; ce mouvement est limité au point où la première phalange forme un angle droit avec le métacarpien. Il faut, pour comprendre cet arrêt, remarquer que les insertions supérieures des ligaments latéraux sont situées très en arrière de la tête métacarpienne, et que celle-ci est épaisse dans le sens antéro-postérieur. Lors de la flexion, les extrémités de ces ligaments s'éloignent l'une de l'autre ; il en résulte une tension qui arrête le mouvement à la position indiquée plus haut. L'extension est limitée par la tension de la partie antérieure de la capsule. La limite n'est pas la même chez tous les sujets : chez les uns, la première phalange ne peut dépasser le point où elle est sur le prolongement du métacarpien ; chez les autres, elle se renverse plus ou moins en arrière. Les mouvements d'abduction et d'adduction par lesquels les doigts s'écartent ou se rapprochent les uns des autres ne peuvent avoir lieu que dans l'extension ; dans la flexion les ligaments latéraux étant tendus immobilisent les articulations sur les côtés et empêchent les doigts de s'incliner dans le sens latéral. Lorsque les premières phalanges sont fléchies les têtes des métacarpiens font saillie sous la peau et sont disposées sur une ligne convexe terminant en bas la région dorsale de la main ; ceci devient très visible lorsque le poing est fermé.

ARTICULATIONS DES PHALANGES

(Fig, 20, page 43)

Surfaces articulaires. — Les extrémités inférieures des première et seconde phalanges sont configurées en *trochlées* (TR) ; les extrémités supérieures des seconde et troisième phalanges sont des surfaces moulées sur ces trochlées.

Ligaments. — Ils présentent la même disposition que pour les articulations métacarpo-phalangiennes.

Mouvements. — Dans ces articulations, on ne trouve que la

flexion et l'*extension*. La forme des surfaces articulaires s'oppose aux mouvements de latéralité.

MEMBRES INFÉRIEURS OU ABDOMINAUX

BASSIN, CUISSE, JAMBE, PIED.

OS DU BASSIN

Le bassin est formé de quatre os : deux sont situés à sa partie postérieure : le *sacrum* et le *coccyx ;* les deux autres, situés sur les parties latérales, se rejoignent en avant, ce sont les *os iliaques*.

Sacrum. (18. Pl. I et S. fig. 26). — Cet os impair, médian, symétrique est formé de cinq vertèbres soudées (par opposition aux *vraies vertèbres* qui constituent la colonne vertébrale, on les désigne sous le nom de *fausses vertèbres*). Il termine par en bas la colonne vertébrale, se dirige obliquement en bas et en arrière (12, Pl. III) et a une forme triangulaire. Il présente une face antérieure, une face postérieure, une base tournée en haut, un sommet dirigé en bas et des bords latéraux.

Face antérieure. — Cette face regarde aussi en bas, par suite de l'inclinaison de l'os ; elle est concave et présente sur la ligne médiane les corps des cinq vertèbres qui forment l'os. En dehors de la ligne médiane se voient les *trous sacrés antérieurs*, au nombre de quatre de chaque côté.

Face postérieure. — Cette face regarde aussi en haut ; elle est convexe et sur sa ligne médiane se voit la *crête sacrée* résultant de la soudure des apophyses épineuses des vertèbres sacrées. De chaque côté de cette crête se trouve une gouttière qui continue les gouttières vertébrales, et, plus en dehors, quatre trous, les *trous sacrés postérieurs*.

Base. — On y trouve la face supérieure du corps de la première vertèbre sacrée (F) destinée à se mettre en rapport avec la face inférieure de la cinquième vertèbre lombaire ; puis de chaque côté, une surface triangulaire se dirigeant en dehors, et qui est séparée de la face antérieure de l'os par un bord faisant partie du détroit supérieur du bassin.

Sommet. — Il présente une petite surface elliptique destinée à se mettre en contact avec le coccyx.

Bords latéraux. — Ils sont larges en haut, minces en bas. A la partie supérieure de chacun de ces bords, on voit une facette rugueuse dont la forme, comparée à celle du pavillon de l'oreille, l'a fait désigner sous le nom de *surface auriculaire du sacrum;* elle est destinée à s'articuler avec une surface de même forme située à l'os iliaque.

De la forme convexe et de l'inclinaison du sacrum résultent, comme forme extérieure, une région arrondie située sur la ligne médiane de la partie inférieure du dos. Cette partie saillante est d'autant plus apparente qu'elle succède à une concavité correspondant à la région lombaire de la colonne vertébrale.

Coccyx. *(19, Pl. I et C. Fig. 26)*. — Ce petit os formé par la soudure de quatre ou cinq vertèbres absolument atrophiées, continue la courbure du sacrum. Chez les animaux, c'est lui qui, formé de vertèbres indépendantes, constitue le squelette de l'appendice caudal.

Os iliaque (20, Pl. I et fig. 26). — L'*os iliaque,* désigné encore sous le nom d'*os des îles, os coxal, os de la hanche,* est un os large d'une forme très irrégulière. Il présente deux faces, quatre bords et quatre angles. Avant son complet développement, il est formé de trois portions distinctes : une supérieure, qui prend le nom d'*ilion* (I L); une inférieure, celui d'*ischion* (I); une antérieure, celui de *pubis* (P). Ces trois portions se réunissent vers une cavité creusée sur la face externe de l'os *(cavité cotyloïde).* Vers quinze ou seize ans, elles se soudent les unes aux autres.

Ces détails sont utiles à connaître, parce que, dans la description de l'os arrivé à son complet développement, on emploie pour désigner les détails de chacune de ces trois parties, des noms rappelant ceux que nous venons d'indiquer.

Face externe. — Au centre de cette région se voit une cavité articulaire, dite *cavité cotyloïde* (C. C), dans laquelle est reçue la tête du fémur; le pourtour de cette cavité présente une échancrure profonde qui doit être dirigée en bas pour que le bassin ait sa véritable inclinaison.

L'os iliaque est tordu de telle sorte que la partie de la face externe qui est située au-dessus de cette cavité regarde en bas et en arrière, tandis que celle qui est au-dessous regarde en bas et en avant.

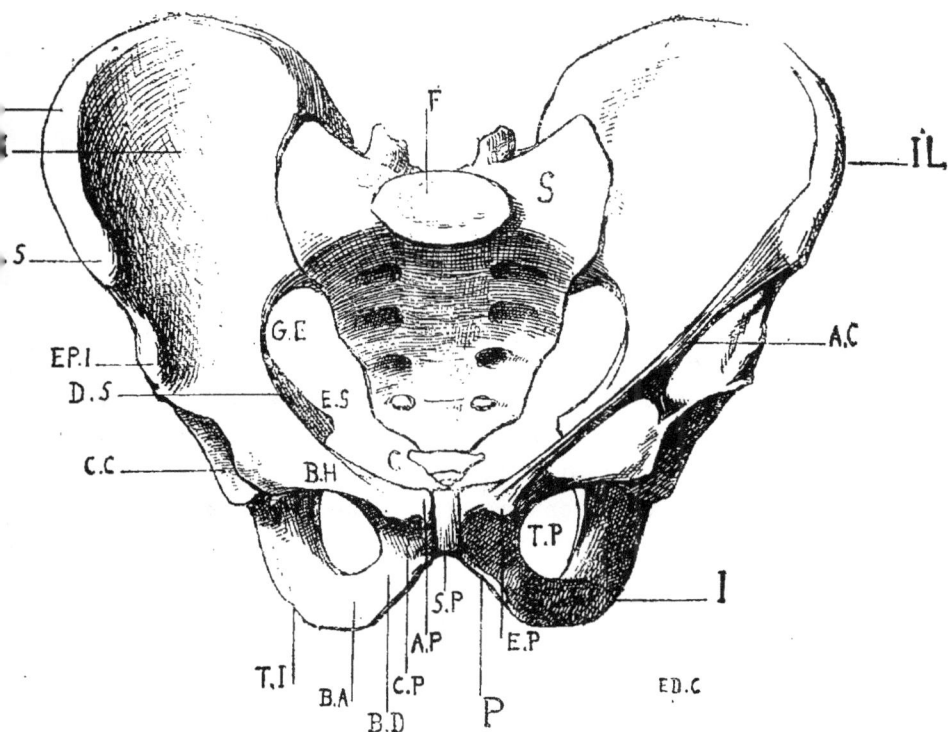

Fig. 26. — *Bassin, face antérieure.*

A. C. Arcade crurale ou ligament de Fallope. — A. P. Angle du pubis. — B. A. Branche ascendante de l'ischion. — B. D. Branche descendante du pubis. — B. H. Branche horizontale du pubis. — C. Coccyx. — C. C. Cavité cotyloïde. — C. I. Crête iliaque. — C. P. Corps du pubis. — D. S. Détroit supérieur. — E. P. Épine du pubis. — EP. I. Épine iliaque antéro-inférieure. — EP. S. Épine iliaque antéro-supérieure. — E. S. Épine sciatique. — F. Face supérieure de la 1ʳᵉ vertèbre sacrée. — F. I. Fosse iliaque interne. — G. E. Grande échancrure sciatique. — I. Ischion. — IL. Ilion. — P. Pubis. — S. Sacrum. — S. P. Symphyse du pubis. — T. I. Tubérosité de l'ischion. — T. P. Trou sous-pubien.

La partie située au-dessus de la cavité cotyloïde ou *fosse ilia-que externe* (voir Pl. III), est parcourue par deux lignes courbes limitant des espaces dans lesquels s'insèrent les muscles fessiers ; ce sont les lignes *demi-circulaire postérieure* et *demi-circulaire antérieure.*

La partie située au dessous de la cavité cotyloïde est percée d'un orifice ovalaire, *trou obturateur, trou ovale* ou mieux *trou sous-pubien* (T. P.), dont les limites sont, en commençant par la partie supérieure pour se diriger en dedans, puis en bas : la *branche horizontale du pubis* (B. H), le *corps du pubis* (C. P), la *branche descendante du pubis* (B. D), la *branche ascendante de l'ischion* (B. A), et la *tubérosité de l'ischion* (T. I) qui nous ramène à la cavité cotyloïde.

Face interne. — De même que la face externe, cette région se compose de deux parties, l'une supérieure qui regarde en haut et en avant, l'autre inférieure dirigée en haut et en arrière. Ces deux régions sont séparées par une crête oblique contribuant à former le *détroit supérieur* (D. S).

La partie supérieure ou *fosse iliaque interne* (F. I) est concave dans ses deux tiers antérieurs ; son tiers postérieur présente une facette articulaire dont la forme, rappelant celle du pavillon de l'oreille, lui a fait donner le nom de *surface auriculaire ;* le sacrum s'articule avec cette surface.

Bord supérieur ou *crête iliaque* (C. I). — Il est contourné en S ; sa moitié antérieure étant courbe à convexité externe, et sa moitié postérieure à convexité interne ; il présente en avant l'*épine iliaque antéro-supérieure* (E P. S) ; il est épais, et sa largeur le fait diviser en une lèvre externe, une lèvre interne et un interstice, sur lesquels s'insèrent des muscles formant les parois latérales de l'abdomen. La crête iliaque est sous-cutanée ; c'est elle qui détermine la ligne des hanches, se traduisant par une gouttière quand les muscles voisins sont bien développés ; chez les sujets maigres, au contraire, elle détermine une saillie linéaire très caractéristique.

Bord antérieur. — Oblique en bas et en dedans, ce bord présente des détails qui sont, en allant de la crête iliaque vers la symphyse du pubis : l'*épine iliaque antéro-supérieure* (EP. S), l'*épine iliaque antéro-inférieure* (EP. I), puis sur la branche horizontale du pubis, la *surface pectinéale*, aboutissant en dedans à l'*épine du pubis* (EP). En dedans de l'épine du pubis, se trouve l'*angle du pubis* (A. P).

Bord inférieur. — Étendu du corps du pubis à la tubérosité de

l'ischion, il est oblique en bas, en dehors et en arrière, et présente
en haut une surface ovalaire, formant avec celle du côté opposé la
symphyse du pubis (S. P) ; dans le reste de son étendue, il est
formé par la *branche descendante du pubis* (B. D) et la
branche ascendante de l'ischion (B. A); il limite, avec le bord
du côté opposé, l'*arcade ischio-pubienne*.

Bord postérieur. — A sa partie supérieure se voient *l'épine
iliaque postérieure*, puis au-dessous une échancrure profonde,
grande échancrure sciatique (G. E), et plus bas, la *petite
échancrure sciatique*, séparée de la précédente par une saillie
aiguë, *épine sciatique* (E. S). Inférieurement ce bord se termine à la tubérosité de l'ischion (T. I).

FORME GÉNÉRALE DU BASSIN ; SA DIRECTION ; DIFFÉRENCES DU BASSIN DE L'HOMME ET DU BASSIN DE LA FEMME

Le bassin a la forme d'un cône tronqué à base tournée en haut ;
il est divisé dans son intérieur en deux régions par un étrangle-
ment circulaire désigné sous le nom de *détroit supérieur* (D. S).
La partie évasée qui est au-dessus, ou *grand bassin*, est limitée
par les fosses iliaques internes ; la partie située au-dessous, ou
petit bassin, est beaucoup plus rétrécie et limitée en bas par le
détroit inférieur circonscrit par trois angles saillants : ischions
et coccyx et trois angles rentrants : arcade ischio-pubienne et
échancrures sciatiques.

Le bassin est incliné de telle sorte que son ouverture supérieure
regarde non seulement en haut, mais encore en avant; son axe est
donc oblique en bas et en arrière. Pour réaliser cette inclinaison,
il faut diriger verticalement en bas la grande échancrure creusée
sur le bord des cavités cotyloïdes; alors la symphyse du pubis se
trouve située au niveau du sommet du sacrum.

Les différences qui existent entre le bassin de l'homme et celui
de la femme reposent sur une épaisseur relativement plus considérable des parois, et sur des empreintes et crêtes plus marquées pour le premier que pour le second. Comme dimensions
générales et comme formes, il est à remarquer que le bassin de la

femme est large, que celui de l'homme est plus haut, les diamètres transversaux restant cependant chez l'un et l'autre plus
étendus que les diamètres verticaux.

D'après les mesures indiquées par M. le professeur Sappey, le
diamètre transversal d'une crête iliaque à l'autre, mesure chez
l'homme, de 25 à 32 centimètres (moyenne, 28) ; chez la femme
il est de 26 à 35 centimètres (moyenne, 30). Le diamètre vertical,
au contraire, est de 20 centimètres chez l'homme et de 18 chez la
femme.

Relativement à ces différences de dimensions, nous ne pouvons
mieux faire que d'emprunter à notre excellent maître, M. le professeur Mathias Duval, une définition qui les type d'une façon
frappante. En tenant compte de ce fait que le bassin a la forme
d'un cône tronqué, et supposant deux lignes tangentes à ses parties
latérales, il résultera, vu la largeur plus considérable du bassin de
la femme, que ces deux lignes prolongées se rencontreront plus
tard chez celle-ci que chez l'homme dont le bassin est plus étroit;
on obtient ainsi un cône à sommet inférieur dont le bassin est un
segment ; de là cette formule : « le bassin de l'homme représente
« un segment long d'un cône court, tandis que le bassin de la
« femme représente un segment court d'un cône long » [1]. Un caractère de configuration permet aussi de distinguer ces bassins : chez
la femme, où les ischions sont écartés, l'arcade ischio-pubienne
est large et en plein cintre; chez l'homme, les ischions sont plus
rapprochés, la même arcade est resserrée et rappelle la forme
d'une ogive.

ARTICULATIONS DU BASSIN
(Fig. 1 et 2, Pl. V).

Le sacrum s'articule avec les os iliaques, et ceux-ci se réunissent au niveau du pubis par des surfaces rugueuses reliées par de
forts ligaments. Entre ces surfaces, il ne se passe pas de mouvements appréciables, on n'y trouve que de l'élasticité; le bassin
peut donc être considéré comme un tout homogène qui se déplace

---

[1] MATHIAS DUVAL. — *Précis d'anatomie artistique. Bibliothèque de
l'enseignement des Beaux-Arts.* Paris, 1881.

en totalité et conserve toujours les mêmes rapports entre ses différents points. Ces sortes d'articulations semi-mobiles portent le nom de *symphyses*.

Entre le sacrum et les os iliaques, en contact par les surfaces dites *auriculaires*, *articulation sacro-iliaque*, se trouvent étendus de forts ligaments allant d'un os à l'autre, (ligament *sacro iliaque postérieur*, 1, fig. 2, Pl. V) et comblant les excavations produites à ce niveau par la saillie de l'os iliaque sur le sacrum.

L'articulation des deux pubis ou symphyse pubienne, se fait par deux surfaces de forme ovale, situées en dedans du corps des pubis ; entre ces deux surfaces se trouve un fibro-cartilage analogue aux disques intervertébraux ; une capsule entoure cette articulation (6, fig. 1, Pl. V).

Il y a au bassin d'autres ligaments étendus entre des régions éloignées les unes des autres ; ce sont les *ligaments sacro-sciatiques* et *l'arcade crurale*. Les ligaments sacro-sciatiques, divisés en *grand* et *petit*, s'insèrent : le premier sur la tubérosité de l'ischion, et le second à l'épine sciatique, pour aller tous deux s'attacher aux bords du sacrum et du coccyx ; ils servent à des insertions musculaires et transforment en trous les échancrures sciatiques que nous avons signalées sur le bord postérieur de l'os iliaque (4, fig. 1 et 2, fig. 2, Pl. V).

L'arcade crurale ou *ligament de Fallope* (A. C. fig. 26, page 57) est étendue entre l'épine iliaque antéro-supérieure et l'épine du pubis ; la peau y adhère et c'est ce ligament qui détermine le pli de l'aine, séparant la face antérieure de l'abdomen de la face correspondante de la cuisse. Il se traduit à l'extérieur par une gouttière à convexité dirigée en bas ; le sillon de l'aine est très profond et très convexe chez les sujets chargés d'embonpoint.

OS DE LA CUISSE

Fémur (27, Pl. I et fig. 27, 28). — Cet os, le plus long du corps, est dirigé obliquement en bas et en dedans ; cette obliquité est plus accentuée chez la femme que chez l'homme, car chez elle les diamètres transversaux du bassin sont plus considérables.

Afin de donner au fémur sa véritable direction oblique, il faut faire reposer sur un plan horizontal les deux renflements de son extrémité inférieure.

Corps. — Prismatique et triangulaire, il est courbé de telle sorte que sa convexité regarde en avant ; son bord postérieur seul est bien marqué, ce bord rugueux et saillant porte le nom de *ligne âpre* (voir Pl. II). Simple à sa partie moyenne, cette ligne se bifurque en haut et en bas : ses bifurcations vont en haut rejoindre en dehors le grand trochanter (G.T) et en dedans le petit trochanter (P.T) ; ses bifurcations inférieures se dirigent vers les condyles (C.E, C.I), en limitant un espace triangulaire désigné sous le nom de *surface poplitée*, partie profonde du creux du jarret ou *creux poplité*.

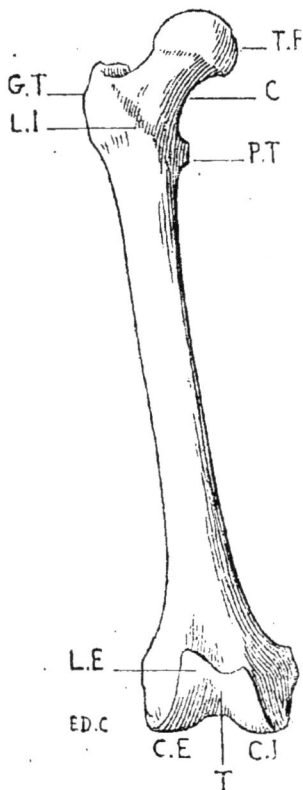

FIG. 27. — *Fémur droit, face antérieure.*

C. Col. — C. E. Condyle externe. — C. I. Condyle interne. — G. T. Grand trochanter — L. E. Lèvre externe de la trochlée. — L. I. Ligne intertrochantérienne antérieure — P. T. Petit trochanter. — T. Trochlée. — T. F. Tête du fémur.

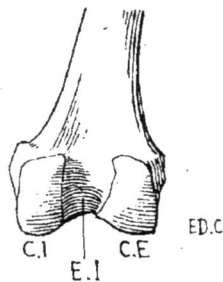

FIG. 28. — *Extrémité inférieure du fémur droit, face postérieure.*

C. E. Condyle externe. — C. I. Condyle interne. — E. I. Echancrure intercondylienne.

Extrémité supérieure. — Elle présente à sa partie interne et la plus élevée, la *tête du fémur* (T F) ; plus en dehors, le *col* (C) dirigé en bas et en dehors ; à l'union du col avec le corps du fémur, se voient deux apophyses : l'une externe, le *grand trochanter* (G.T), l'autre interne et inférieure, le *petit trochanter* (P.T). Le *col* forme avec le corps de l'os un angle dont l'ouverture diffère suivant les âges : chez l'adulte cet angle mesure en moyenne 130° ; chez l'enfant le col étant plus vertical, l'angle est plus ouvert ; chez le vieillard le col tendant à se rapprocher de l'horizontale, l'angle est plus fermé. La *tête*, arrondie et plus que demi-sphérique présente un peu au-dessous de son centre une fossette donnant attache à un ligament. Le *grand trochanter* fait saillie au-dessus du col, sa face externe est rugueuse car elle donne attache à des muscles. Le *petit trochanter* situé un peu en arrière de l'angle formé par le corps et le col a une forme conique. En avant, les deux trochanters sont réunis par une ligne rugueuse et en arrière par une crête plus saillante, ce sont les lignes intertrochantériennes antérieure et postérieure (L.I).

Le grand trochanter est sous-cutané ; sa saillie, considérable chez un sujet maigre, se trouve, au contraire, située au fond d'une dépression lorsque les muscles qui l'entourent sont bien développés.

Extrémité inférieure. — Elle est renflée, présente en avant une surface articulaire en forme de poulie, *trochlée fémorale* (T), qui en arrière se divise en deux parties nommées *condyles*, dont l'un est *externe* (C.E) et l'autre *interne* (C.I) ; ces deux condyles sont séparés par un intervalle, *échancrure intercondylienne* (E.I fig. 28).

La trochlée présente deux lèvres dont l'externe (L.E) remonte plus haut que l'interne et est plus saillante. Lorsque la jambe est fléchie sur la cuisse, cette portion de la trochlée fait saillie sous la peau.

Des deux condyles, l'interne est plus saillant que l'externe, et de cette différence de saillie, dépend l'inclinaison du fémur, car ils reposent sur un plan horizontal fourni par l'extrémité supérieure du tibia. Chez la femme, le fémur étant plus oblique, le condyle interne est encore plus saillant que chez l'homme.

En examinant la face externe du condyle externe et la face interne du condyle opposé, on voit sur chacune d'elles une *tubérosité* située très en arrière ; ces tubérosités servent à l'insertion des ligaments latéraux du genou. Ces insertions excentriques sont importantes à signaler, car elles expliquent certains détails du mécanisme de l'articulation.

Rotule (28, Pl. I). — Petit os triangulaire à sommet inférieur, situé en avant de l'extrémité inférieure du fémur, rattaché au tibia par un ligament.

La rotule est développée dans l'épaisseur du tendon du muscle triceps de la cuisse (voir Pl. XIII) ; ce mode de développement la fait ranger dans la série des os sésamoïdes (en forme de grain de sésame) qu'on rencontre aux articulations du pouce et du gros orteil ; la rotule est comme dimensions l'exemple le plus volumineux de cette catégorie d'os.

La *face antérieure* est convexe, elle est sous-cutanée.

La *face postérieure*, en rapport avec la trochlée fémorale, présente deux surfaces articulaires dont l'externe est plus large que l'interne.

Les *bords* sont minces et convergent en bas.

La *base* donne attache au tendon du triceps de la cuisse et le *sommet* donne insertion au ligament rotulien qui la relie au tibia.

Cet os, qui chez l'adulte donne lieu à une saillie bien importante de la face antérieure du genou, ne s'ossifie en général que vers trois ans ; avant cet âge le genou a donc une forme plus arrondie, due surtout aux extrémités des os de la cuisse et de la jambe.

OS DE LA JAMBE

Le squelette de la jambe est formé de deux os : l'un interne, gros, le *tibia ;* l'autre externe, plus grêle, le *péroné*.

Tibia (29, Pl. I et fig. 29, 30). — C'est un os long, dirigé verticalement, de sorte que la jambe forme avec la cuisse un angle dont le sommet occupe la partie interne de l'articulation du genou.

Corps. — Prismatique et triangulaire, il présente trois faces et trois bords. Il est légèrement tordu sur son axe, de sorte que la partie interne de l'extrémité inférieure se trouve un peu projetée en avant.

La *face externe* (E) légèrement excavée donne attache à des muscles. Sur la *face postérieure*, il n'y a à signaler qu'une ligne rugueuse dirigée en bas et en dedans, c'est la *ligne oblique du tibia* (voir Pl. II). La *face interne* (I) est plus large en haut qu'en bas; plane ou peu convexe, elle est recouverte directement par la peau dans toute son étendue, et se révèle par un long méplat occupant toute la hauteur de la face interne de la jambe (voir fig. 2, Pl. XIII et XVI).

Des trois bords, le plus important pour nous c'est le *bord antérieur* ou *crête du tibia* (C). Ce bord tranchant, surtout en haut, a une forme d'S allongée ; sa moitié supérieure est convexe en dedans, et sa moitié inférieure, convexe en dehors, se dévie en bas vers le bord interne du pied. Cette forme et cette direction sont celles du jambier antérieur qui est en rapport par son bord interne avec la crête du tibia (voir 1, fig. 2, Pl. XIII).

Extrémité supérieure. — Cette partie, la plus volumineuse de l'os, peut-être comparée à un chapiteau élargi transversalement, ce qui donne lieu à deux tubérosités, interne et externe. Sa *face supérieure* est creusée de deux surfaces articulaires, *cavités glénoïdes* ou *plateaux du tibia* (P.E. P.I.) sur lesquels reposent les condyles du fémur; ces cavités glénoïdes sont séparées par une saillie, *épine du tibia* (E.P.). La *tubérosité interne* (T. I) est volumineuse ; en arrière, elle est séparée de l'externe par une échancrure, et en avant par une surface triangulaire dont le sommet situé en bas correspond à la *tubérosité antérieure* (T.A) de laquelle part la crête du tibia. La *tubérosité externe* (T.E) présente en arrière une surface articulaire plane, pour la tête du péroné (fig. 30). Cette surface et la tubérosité antérieure, (T.A.) sont reliées par une ligne courbe à convexité supérieure sur la partie moyenne de laquelle on trouve le *tubercule du jambier antérieur* (T. J), où s'insère le muscle de ce nom.

La tubérosité interne prend part au modelé de la face interne du genou ; on voit également en avant de cette articulation la tubérosité antérieure à laquelle aboutit le ligament qui relie la rotule au tibia.

Extrémité inférieure. — Elle est moins volumineuse que la précédente ; élargie transversalement elle présente une *face infé-*

rieure articulaire se mettant en rapport avec l'*astragale* (un des os du pied) ; une *face antérieure* sur laquelle passent des tendons qui de la jambe se rendent au pied ; une *face postérieure* sur laquelle est creusée une gouttière où passe le tendon du jambier postérieur ; une *face externe* en rapport avec le péroné ; une *face interne* remarquable par une apophyse quadrilatère, sous-cutanée, formant la *malléole interne* (M.I).

Péroné (30, Pl. l et fig. 29, 30). — Cet os, long et grêle, est situé à la partie toute postérieure de la face externe du tibia, avec lequel il s'articule par ses deux extrémités.

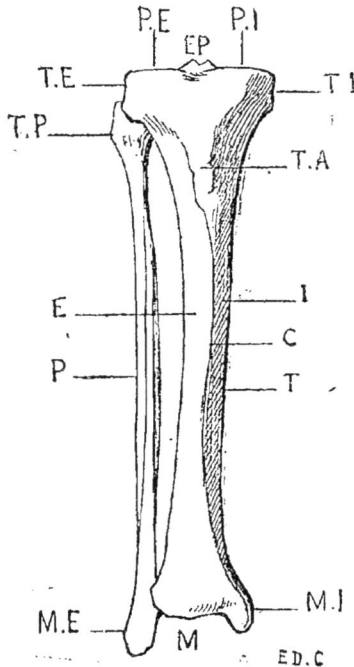

Fig. 29.

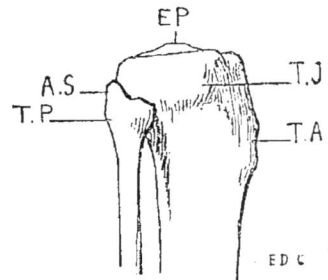

Fig. 30.

Fig. 29. — *Os de la jambe droite, face antérieure.*

C. Crête du tibia. — E. Face externe. — E. P. Épine du tibia. — I. Face interne. — M. Mortaise péronéo-tibiale. — M. E. Malléole externe. — M. I. Malléole interne. — P. Péroné. — P.E. P.I. Plateaux du tibia. — T. Tibia. — T. A. Tubérosité antérieure. — T. E. Tubérosité externe. — T. I. Tubérosité interne. — T. P. Tête du péroné.

Fig. 30. — *Extrémités supérieures des os de la jambe droite, face externe.*

A. S. Apophyse styloïde du péroné. — E. P. Épine du tibia. — T. A. Tubérosité antérieure. — T. J. Tubercule du jambier antérieur. — T. P. Tête du péroné.

Corps. — Il est prismatique, triangulaire et tordu sur son axe ; ses faces et ses bords sont déviés en dehors et en arrière, de sorte que, en bas, la face externe devient postérieure et le bord antérieur devient externe. Cette torsion correspond au trajet

suivi par lès muscles péroniers latéraux qui, attachés en haut
sur la face externe du péroné, s'enroulent autour de l'os, et en bas
vont se placer en arrière de son extrémité inférieure (voir ces
muscles, 4 et 5, fig 2, Pl. XVII).

Extrémité supérieure ou *tête du péroné* (T. P). — Elle est
arrondie et présente en dedans une facette aplatie qui se met en
rapport avec une facette semblable située en *arrière* de la tubérosité externe du tibia ; en dehors et en arrière, cette extrémité
se prolonge par une apophyse verticale, *apophyse styloïde* (A.
S). Il faut remarquer que la tête du péroné n'atteint pas le niveau
des plateaux du tibia.

Extrémité inférieure. — De forme triangulaire, elle produit
une saillie sous la peau, et est désignée sous le nom de *malléole
externe* (M. E) ; elle descend plus bas que la malléole interne, et
est située un peu plus en arrière que celle-ci. En dedans, cette
extrémité est articulaire, rugueuse en haut pour se mettre en
rapport avec le tibia, lisse en bas pour s'articuler avec l'astragale.
C'est en arrière de cette malléole externe que passent les tendons
des péroniers latéraux.

OS DU PIED

Le pied est formé de trois portions qui sont, en allant d'arrière
en avant : le *tarse*, le *métatarse*, les *orteils*. Il est très important
d'étudier le pied osseux, car les formes du pied revêtu des parties
molles, reproduisent presque complètement celles du squelette.
Ceci est dû à ce que les tendons grêles qui recouvrent le dos du
pied voilent très peu les dispositions ostéologiques de cette région.

Tarse (29, Pl. III et fig. 34). — Il forme la moitié postérieure du pied,
pour lequel il est ce que le carpe est pour la main. Composé de sept
os courts, on le divise de la manière suivante : 1° *une rangée
postérieure* formée de deux os *superposés*, l'un au-dessus et un
peu en dedans, l'*astragale* (A), l'autre au-dessous et un peu en
dehors, le *calcanéum* (CN) ; 2° une *rangée antérieure* composée
de cinq os *juxtaposés*, dont un situé en dehors, le *cuboïde* (C B),
et quatre en dedans, le *scaphoïde* (S), en avant duquel sont disposés transversalement les trois *cunéiformes* (C F).

Astragale (A). — C'est l'os le plus élevé du tarse. On y trouve six faces : La *face supérieure*, configurée en poulie, peu profonde, plus large en avant qu'en arrière, cette poulie s'articule avec les os de la jambe; en avant cet os présente un rétrécissement, *col de l'astragale* (C); plus en avant encore, on trouve la *face antérieure* présentant une surface convexe, *tête de l'astragale* (T), en rapport avec le scaphoïde.

La *face inférieure* s'articule avec le calcanéum au moyen de deux facettes, l'une postérieure, concave, l'autre antérieure, convexe; ces deux facettes sont séparées par une gouttière dirigée en dedans et en arrière.

Les *faces externe et interne* sont en rapport avec les malléoles.

La *face postérieure*, peu étendue, est creusée d'une gouttière oblique en bas et en dedans, pour donner passage au tendon du muscle fléchisseur propre du gros orteil.

Calcanéum ou *os du talon* (C N). — Il est en rapport en haut avec l'astragale, en avant avec le cuboïde. Sa *face supérieure* présente en avant deux surfaces articulaires en rapport avec celles de la face inférieure de l'astragale; ces surfaces sont aussi séparées par une gouttière se terminant en dehors par une partie excavée, formant sur la face externe du tarse une dépression : *creux calcanéo-astragalien* ou *sinus anfractueux du tarse ;* la moitié postérieure de cette face déborde en arrière de l'astragale et constitue la saillie du talon. La *face inférieure* qui, en arrière repose sur le sol, présente à ce niveau deux tubérosités ; de ce point, cette face se porte en avant et en haut et forme la partie la plus reculée de la plante du pied.

La *face externe* est plane, présente un tubercule sur lequel se réfléchissent les tendons des muscles péroniers latéraux. La *face interne* au contraire est largement échancrée et forme une sorte de gouttière donnant passage à des muscles profonds qui, de la face postérieure de la jambe, se rendent à la plante du pied.

La *face postérieure*, rugueuse en bas, donne attache au tendon d'Achille. La *face antérieure*, presque plane, s'articule avec le cuboïde.

Cuboïde (C B). — Situé en dehors de la rangée antérieure du tarse ; articulé en arrière avec le calcanéum, en dedans avec le troisième cunéiforme, en avant avec le quatrième et le cinquième métatarsiens ; il présente à sa face inférieure une gouttière, dans laquelle passe le tendon du long péronier latéral.

Scaphoïde (S). — Aplati d'avant en arrière ; il s'articule en arrière avec la tête de l'astragale par une surface concave ; en avant, avec les trois cunéiformes par une surface convexe divisée en trois facettes triangulaires ; il présente à sa partie interne une grosse apophyse, *tubérosité du scaphoïde*, sur laquelle s'insère le tendon du jambier postérieur. Cette tubérosité fait quelquefois saillie sous la peau.

Cunéiformes (C F). — Ce sont trois os configurés en coins ; ils sont disposés sur une rangée transversale, en avant du scaphoïde et en dedans du cuboïde. On les énumère en les désignant du plus interne au plus externe.

Le *premier*, le plus volumineux, a la forme d'un coin à sommet supérieur ; il correspond en avant au premier métatarsien et fait partie du bord interne du pied.

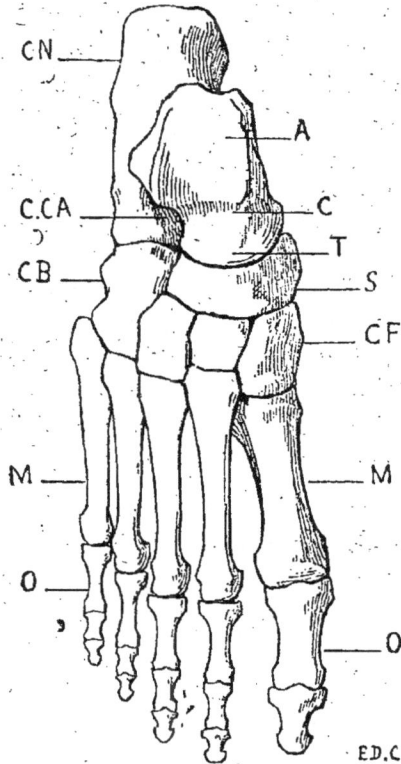

FIG. 31. — *Pied droit, face supérieure.*

A. Astragale. — C. Col de l'astragale. — CB. Cuboïde. — CF. Cunéiformes. — CN. Calcanéum. — M. Métatarsiens. — O. Orteils — S. Scaphoïde. — T. Tête de l'astragale.

Le *second*, le plus petit des trois, a une forme de coin à sommet inférieur ; c'est une véritable clef située à la partie la plus élevée de la voûte du pied.

Le *troisième*, intermédiaire comme taille, s'articule en avant avec les deuxième, troisième et quatrième métatarsiens.

Métatarse (80, Pl. III et M. fig. 31). — Il est formé de cinq os longs, nommés *métatarsiens*, étendus entre le tarse et les orteils, et dirigés obliquement en bas et en avant. C'est au premier métatarsien (celui du gros orteil) que cette obliquité est le plus accentuée; elle diminue graduellement pour chacun des métatarsiens suivants et le cinquième (celui du petit orteil) est ainsi presque horizontal. Ceci est important au point de vue de la forme générale du pied (comparez les deux pieds, Pl. III).

Chacun de ces os présente des caractères particuliers : Le *premier* est court et gros; son extrémité postérieure, articulée avec le premier cunéiforme, présente un tubercule situé en bas et en dehors pour l'insertion du long péronier latéral. Le *second* est le plus long ; il pénètre en arrière entre les trois cunéiformes. Le *troisième* et le *quatrième* diminuent de longueur et le *cinquième* présente en dehors de son extrémité postérieure une tubérosité nommée *apophyse styloïde du cinquième métatarsien*, donnant insertion au court péronier latéral. Cette apophyse forme une saillie visible sous la peau au milieu du bord externe du pied.

Orteils. (31, Pl. III et 0. fig. 31). — Les orteils sont formés de phalanges, au nombre de deux pour le premier orteil, où elles sont volumineuses, et de trois pour les quatre derniers où elles sont de plus en plus atrophiées. Elles présentent les mêmes caractères que les phalanges des doigts.

La forme générale du pied est celle d'une voûte dont la partie supérieure, convexe, constitue le dos du pied et la partie inférieure, concave, correspond à la plante du pied. Le dos du pied est incliné de telle sorte que non seulement il regarde en haut, mais encore en dehors ; son point le plus élevé est rapproché du bord interne et correspond au second cunéiforme. Ceci résulte de ce que le bord interne est surélevé et ne touche pas le sol, excepté en arrière (talon), et en avant (premier orteil) ; le regard peut donc plonger de ce côté sous la voûte plantaire. Le bord externe au contraire est en contact avec le sol dans toute son étendue.

En résumé, le pied, posé sur un plan horizontal, est en contact avec ce plan par le talon, le bord externe, les têtes des métatarsiens et les orteils ; le bord interne reste éloigné de ce plan.

ARTICULATIONS DU MEMBRE INFÉRIEUR

ARTICULATION COXO-FÉMORALE

(Fig. 1 et 2, Pl. V et fig. 32)

Surfaces articulaires. — Cette articulation est formée par l'os iliaque et l'extrémité supérieure du fémur.

La *tête du fémur* plus que demi-sphérique est reçue dans la *cavité cotyloïde* de l'os iliaque. Cette cavité est agrandie par un bourrelet fibreux situé à son pourtour, c'est le *bourrelet cotyloïdien* (B).

Ligaments. — Une *capsule* (C) enveloppe cette articulation ; insérée sur la circonférence de la cavité cotyloïde et la face super-ficielle du bourrelet, elle se dirige vers le col du fémur, pour s'insérer très fortement *en avant* sur la ligne inter-trochantérienne antérieure ; en arrière au contraire elle entoure le col sans y prendre aucune insertion ; ses fibres ont à cet te région une disposition en demi-anneau, qui embrasse le col par sa concavité. Cette capsule est serrée et est renforcée en avant par un faisceau très épais désigné sous le nom de *ligament de Bertin* (8, fig. 1 Pl. V), s'attachant en haut à l'épine iliaque antéro-in-

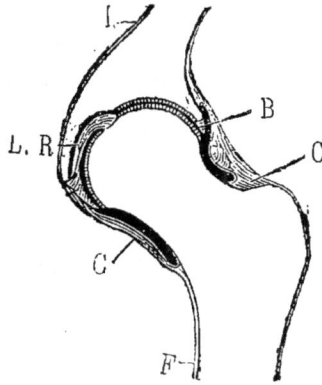

Fig. 32. — *Coupe transversale et verticale de l'articulation coxo-fémorale (Beaunis et Bouchard).*

B. Bourrelet cotyloïdien. — C. Capsule articulaire. — F. Fémur. — I. Os iliaque. — L. R. Ligament rond.

férieure, et en bas vers le petit trochanter. Il y a aussi un *liga-ment interarticulaire*, ou *ligament rond* (L. R), qui s'attache à la fossette située sur la tête du fémur, de là se dirige directe-ment en bas, et s'insère, en s'étalant, sur la partie inférieure de la cavité cotyloïde. Par son intermédiaire, dans l'attitude verti-cale, le tronc est suspendu à la tête du fémur.

Mouvements. — Tous les mouvements sont possibles.

La *flexion*, par laquelle la face antérieure de la cuisse se rapproche de la face antérieure de l'abdomen, n'a comme limite que la rencontre des parties molles. Il n'y aurait que la partie postérieure de la capsule qui, en se tendant pourrait limiter plus tôt la flexion, mais elle ne le peut, n'étant pas fixée en arrière du col du fémur.

L'*extension* qui a lieu dans le sens opposé a une limite qui lui est imposée par la tension de la partie antérieure de la capsule et du ligament de Bertin. En effet dans ce mouvement la partie antérieure du col (insertion inférieure de la capsule), s'éloigne de l'épine iliaque antéro-inférieure (insertion supérieure), le ligament se tend, et limite l'extension au moment où la cuisse se trouve située sur le prolongement du tronc ; cependant la cuisse peut dépasser la verticale en arrière (cuisse gauche du Gladiateur) mais elle est toujours sur le prolongement du tronc ; c'est celui-ci qui s'incline en avant en se fléchissant sur l'articulation coxofémorale du côté opposé.

L'*adduction* et l'*abduction* sont plus étendues dans la flexion, car alors la capsule et le ligament de Bertin sont relâchés ; le premier de ces mouvements est limité par la tension du ligament rond, et le second par la rencontre du col avec le bord de la cavité cotyloïde.

La *circumduction*, succession des mouvements précédents, est moins étendue qu'à l'articulation scapulo-humérale.

Dans la *rotation* en *dedans* ou en *dehors*, la pointe du pied se dirige vers la ligne médiane ou s'en éloigne ; lorsque la rotation a lieu en dehors, le grand trochanter se porte en arrière ; c'est l'inverse pour la rotation en dedans. Ces déplacements sont importants à remarquer, car le grand trochanter est sous-cutané.

Il est aussi à signaler que lorsque le sujet repose sur une jambe (position hanchée), le grand trochanter du membre qui porte est plus saillant et est situé plus haut que celui du côté opposé.

ARTICULATION DU GENOU OU FÉMORO-TIBIALE

(Fig. 3 et 4, Pl. V et Fig. 33)

Cette articulation est des plus importantes à étudier ; car les os et certaines parties de la capsule et des ligaments sont visibles sous la peau et contribuent au modelé de la région du genou.

Surfaces articulaires. — Du côté du fémur, les deux *condyles* se réunissent en avant pour former la *trochlée fémorale ;* en avant de cette trochlée repose la face postérieure de la rotule. Du côté du tibia, se trouvent les *cavités glénoïdes* ou *plateaux*, en rapport avec les condyles. Ces cavités peu profondes sont rendues plus excavées par deux bourrelets fibreux, fixés sur leur circonférence ; ce sont les *fibro-cartilages semi-lunaires*, épais à leur périphérie, minces vers leur centre.

Ligaments. — Une *capsule* entoure l'articulation. En arrière (C. P) elle est épaisse et serrée ; s'insérant au-dessus des condyles, elle se rend directement en bas sur le tibia. En avant (C. A), au contraire, elle est mince et très étendue ; attachée au-dessus de la trochlée elle remonte entre le fémur et le tendon du triceps de la cuisse (voir ce muscle, Pl. XIII et 1, fig. 3, Pl. V), puis redescend pour aller s'insérer à la base de la rotule, formant ainsi ce qu'on nomme le *cul-de-sac sous-tricipital*. La partie inférieure de cette capsule antérieure va du sommet de la rotule au tibia ; à ce niveau, elle est chargée de graisse, ce qui constitue les *pelotons adipeux* (P. A) situés entre le tibia et le ligament rotulien. Les pelotons adipeux se voient à l'extérieur, surtout lorsque la jambe est étendue sur la cuisse ; à ce moment ils sont pressés par le ligament rotulien, et débordent de chaque côté de ce ligament en faisant saillie au-dessous du sommet de la rotule ; ceci est très important à remarquer comme modelé antérieur du genou.

Le *ligament rotulien* (L. R. et 2, fig. 3) attaché au sommet de la rotule se dirige en bas et s'insère à la tubérosité antérieure du tibia (T. A). Dans toute son étendue il est visible sous la peau. Il doit être considéré comme le prolongement du triceps de la cuisse, et il est destiné à rattacher ce muscle au tibia.

L'articulation est encore renforcée sur les côtés par des ligaments latéraux. Le *ligament latéral externe* (5, fig. 3), inséré sur la tubérosité du condyle externe du fémur a l'aspect d'un cordon cylindrique, et va s'attacher en bas à la tête du péroné. Le *ligament latéral interne* (6, fig. 3), en forme de ruban, est étendu entre le condyle interne et la tubérosité interne du tibia. Quelquefois, le ligament externe est visible sous la peau, l'interne n'est jamais apparent étant aplati et appliqué sur les parties osseuses sous-jacentes.

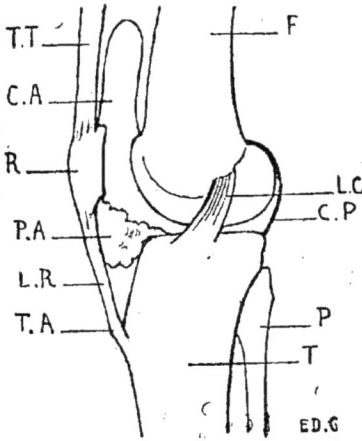

FIG. 33. — *Coupe antéro-postérieure de l'articulation du genou.*

C. A. Partie antérieure de la capsule. — C. P. Partie postérieure de la capsule. — F. Fémur. — L. C. Ligament croisé antérieur. — L. R. Ligament rotulien. — P. Péroné. — P. A. Pelotons adipeux. — R. Rotule. — T. Tibia. — T. A. Tubérosité antérieure du tibia — T. T. Tendon du triceps.

Dans l'intérieur de l'articulation se trouvent deux ligaments : ce sont les *ligaments croisés* (L. C). L'un attaché en avant de l'épine du tibia monte obliquement vers la face interne du condyle externe ; l'autre inséré en arrière de l'épine du tibia, se rend à la face externe du condyle interne. En résumé ils occupent l'espace inter-condylien du fémur.

Mouvements. — Ce sont la flexion et l'extension. Dans la *flexion* la face postérieure de la jambe se porte vers la face postérieure de la cuisse ; le mouvement n'est limité que par la rencontre de ces surfaces.

Quant à l'*extension* elle est arrêtée au moment où la jambe est située sur le prolongement de la cuisse. Cet arrêt est dû à ce que la partie postérieure de la capsule serrée et épaisse, se tend, ainsi que les ligaments latéraux. En effet, ceux-ci s'insèrent très en arrière de l'articulation, de sorte que leurs extrémités s'éloignent de plus en plus au fur et à mesure que l'extension se produit ; ils sont aussi tendus que possible lorsque le mouvement a atteint la limite que nous indiquons plus haut.

Dans la demi-flexion, c'est-à-dire lorsque la jambe fait un

angle droit avec la cuisse, il peut se produire de légers *mouvements de rotation*, par lesquels la pointe du pied se dirige alors en *dehors* ou en *dedans*.

Les ligaments croisés se tordent et exagèrent leur croisement dans la rotation en dedans; ce mouvement est, pour cette raison, moins étendu que la rotation en dehors, pendant laquelle, au contraire, ces ligaments se décroisent et deviennent parallèles. Pendant l'extension la rotation ne peut avoir lieu, l'articulation étant immobilisée par la tension des ligaments latéraux.

Dans l'extension, la rotule est en contact avec la trochlée qui la repousse en avant, elle fait à ce moment une saillie bien nette, ainsi que les pelotons adipeux. (Voir au Musée du Luxembourg : le *Faucheur*, de GUILLAUME ; *l'âge de fer*, de LANSON ; le genou gauche du *David*, de MERCIÉ). Dans la flexion, la rotule est entraînée en bas par le tibia dont elle suit les déplacements, étant attachée à celui-ci par le ligament rotulien ; à ce moment elle se dissimule entre les condyles et sa saillie est moins accentuée que dans le mouvement précédent ; alors comme la trochlée se trouve découverte, la lèvre externe de celle-ci fait saillie sous la peau. Quant à la lèvre interne, elle ne se voit pas et le modelé qu'on trouve à son niveau est épais, arrondi et plus élevé que celui de la lèvre externe ; ceci est dû à ce que cette partie de la trochlée est recouverte par une portion charnue épaisse, correspondant au *vaste interne du triceps crural* (voir 3', fig. 1, Pl. XIV). (Voir le genou gauche du *Job*, de BONNAT; le genou droit du *Mercure inventant le caducée*, de CHAPU).

La cuisse étant oblique en bas et en dedans et la jambe verticale, il en résulte que ces deux segments forment un angle dont le sommet occupe la région interne du genou ; à cette face de l'articulation on aperçoit donc sous la peau le condyle interne du fémur et la tubérosité interne du tibia. Chez la femme, dont les diamètres transversaux du bassin sont très étendus, le fémur est plus oblique, l'angle qu'il forme avec la jambe est plus accentué; la partie interne du genou est alors plus saillante que chez l'homme. (Pour les détails de formes du genou voir les Planches XIII, XVI, XVII de l'atlas).

ARTICULATIONS DES OS DE LA JAMBE OU PÉRONÉO-TIBIALES

(Fig. 3, 4, 5, Pl. V et Fig. 29, 30, page 66).

Le tibia et le péroné sont réunis à leurs extrémités ; leurs corps limitent l'espace interosseux comblé par une cloison fibreuse, *ligament interosseux* (1, fig. 5).

La tête du péroné est en rapport avec la facette située en arrière de la tubérosité externe du tibia ; une *capsule* relie ces parties : c'est l'*articulation péronéo-tibiale supérieure*.

L'extrémité inférieure du péroné est en rapport par une surface rugueuse, avec une facette située en dehors du tibia ; des ligaments antérieurs et postérieurs fixent les os : c'est l'*articulation péronéo-tibiale inférieure*. A ce niveau les deux os forment ce qu'on nomme la *mortaise péronéo-tibiale* (M. fig. 29, page 66).

Dans ces deux articulations, il n'y a que de l'élasticité.

ARTICULATION DE LA JAMBE AVEC LE PIED, OU TIBIO-TARSIENNE

(Fig. 6, Pl. V).

Surfaces articulaires. — Du côté de la jambe, se trouve la *mortaise péronéo-tibiale*, limitée latéralement par les malléoles (fig. 29, page 66) ; dans cette cavité est reçue l'*astragale* qui s'y articule par la poulie formant sa face supérieure, et par ses parties latérales en rapport avec les malléoles.

Les malléoles sont sous-cutanées et se révèlent d'une façon très nette comme modelé extérieur. Elles sont différentes : 1° comme *forme :* l'externe est triangulaire, l'interne est carrée ; 2° comme *niveau :* l'externe descend plus que l'interne ; 3° comme *situation par rapport à un plan transversal et vertical :* l'externe est située plus en arrière que l'interne.

Ligaments. — Une *capsule* entoure cette région, elle est renforcée par des ligaments latéraux. Le *ligament latéral interne* (4), en forme d'éventail, s'insère en haut sur la malléole tibiale, et en bas à l'astragale, au calcanéum et au scaphoïde. Les *ligaments latéraux externes* (5, 6), au nombre de trois, s'insèrent à la malléole externe et se rendent : l'*antérieur*, au col de l'astragale *(ligament péronéo-astragalien)* ; le *moyen*, à la face externe du calcanéum ; le *postérieur* (3, fig. 5), à la face postérieure de l'astragale.

Mouvements. — *Flexion et extension.* Dans la flexion, la face dorsale du pied se rapproche de la face antérieure de la jambe. L'angle que le pied forme à ce moment avec la jambe est à peu près de 45° ; alors {la partie antérieure de l'astragale, plus large que la postérieure, vient occuper la mortaise et s'y immobiliser en y pénétrant à la façon d'un coin.

Dans l'*extension*, le pied se met sur le prolongement de la jambe ; la rencontre de la partie postérieure de l'astragale avec la mortaise limite ce mouvement.

Cette articulation étant située *au-dessus* de l'astragale est encore désignée sous le nom d'*articulation sus-astragalienne*.

ARTICULATIONS DES OS DU TARSE

(Fig. 6 et 7, Pl. V).

Entre les os du tarse, il n'y a pas de mouvements, mais il y a de l'élasticité. On doit cependant excepter l'astragale qui peut se mouvoir sur les os du tarse avec lesquels il est articulé. Nous étudierons d'abord les articulations des premiers, ensuite celle de l'astragale avec le scaphoïde et le calcanéum.

Le calcanéum, le cuboïde, le scaphoïde et les cunéiformes sont en contact par des surfaces planes ; ces os sont réunis par des ligaments. Les uns disposés a la face dorsale du pied, sont les *ligaments dorsaux* ; les autres à la face inférieure sont les *ligaments plantaires*. Parmi ces derniers il y en a un dont le développement est à signaler, c'est celui qui réunit le calcanéum au cuboïde, ou *ligament calcanéo-cuboïdien inférieur* ; son épaisseur et sa grande étendue lui ont fait donner aussi le nom de *grand ligament de la plante* (voir 1, fig. 7, Pl. V). On comprend que ces os ainsi réunis doivent pour nous être considérés comme une masse unique dont la forme générale seule nous préoccupera ; nous répétons qu'entre eux il n'y a pas de mobilité.

L'articulation spéciale par laquelle l'astragale est réuni au calcanéum et au scaphoïde est au contraire mobile, et doit nous arrêter un instant.

La *face inférieure* de l'astragale et la tête de cet os sont articulaires et sont reçues dans une sorte de cavité formée en arrière par la face supérieure du calcanéum, et en avant par la face postérieure du scaphoïde. Ici l'articulation est *au-dessous* de l'astragale, c'est pourquoi on la nomme *sous-astragalienne*.

Le principal moyen d'union de ces os est un ligament occupant le creux calcanéo-astragalien, et étendu entre l'astragale et le calcanéum.

Dans cette articulation se passent des mouvements *d'adduction*, *d'abduction* et de *rotation*. Dans l'abduction et l'adduction, la pointe du pied se dirige en dehors ou en dedans. Les mouvements de rotation consistent en une élévation des bords du pied ; ces mouvements peuvent s'associer aux précédents, de sorte que l'élévation du bord interne correspond à l'adduction, et l'élévation du bord externe à l'abduction.

Quand l'élévation du bord interne accompagne l'adduction, le creux calcanéo-astragalien s'exagère ; dans le mouvement inverse, ce creux, au contraire, tend à s'effacer.

En résumé, dans la flexion et dans l'extension, l'astragale fait partie des os du pied ; dans les mouvements signalés plus haut, il fait corps avec les os de la jambe, et c'est le pied qui se déplace au-dessous de lui.

ARTICULATIONS DES MÉTATARSIENS AVEC LES PHALANGES ET DES PHALANGES ENTRE ELLES

Ces articulations sont comparables à celles des régions correspondantes de la main (métacarpiens et doigts). Les phalanges s'étendent en rapprochant leur face supérieure du dos du pied, elles se fléchissent en se portant vers la plante du pied. Lorsqu'on s'élève sur la pointe des pieds, il y a extension des orteils.

MYOLOGIE

La myologie a pour objet l'étude des *muscles*, c'est-à-dire des masses charnues qui s'attachent sur les os et recouvrent le squelette. Les muscles sont disposés en couches superficielles ou profondes ; ce sont ceux de la première série que nous devons surtout bien connaître, car, recouverts immédiatement par la peau, ils se traduisent comme forme dans toute leur étendue.

Ces organes ont cela de particulier que, sous l'influence de la volonté, ils peuvent se raccourcir, se *contracter*, et alors donner lieu à des mouvements, en rapprochant les os sur lesquels ils sont attachés. En étudiant les articulations, nous avons constaté quels étaient les mouvements possibles ; en étudiant la myologie, nous connaîtrons quels sont les organes qui produisent ces mouvements.

Les muscles sont composés de deux éléments distincts : 1° d'une partie charnue, rouge, *corps* ou *ventre du muscle*, c'est la portion qui se contracte ; 2° de parties blanchâtres, nacrées, *incontractiles ;* ce sont les *tendons* qui, situés aux extrémités du corps charnu, servent à attacher les muscles sur les os, et à transmettre à ceux-ci les déplacements provoqués par la contraction musculaire [1]. Il est important de bien connaître l'action des muscles, car ceux-ci changent de forme, selon qu'ils sont au repos ou en activité. Ainsi un muscle qui, à l'état passif, est allongé et fusiforme, prend lorsqu'il se contracte, une forme globuleuse ; il se raccourcit, mais devient plus saillant (exemple : le biceps, dans la flexion de l'avant-bras) ; ce changement n'a lieu qu'au niveau de la partie charnue. Les tendons, dans certaines régions, ne font que soulever la peau, ce qui est très net au dos de la main, quand les doigts sont fortement étendus, et en avant du poignet lorsque la main se fléchit sur l'avant-bras.

Les muscles sont classés : 1° en *muscles longs*, situés aux

---

[1] La portion charnue est représentée dans les figures non coloriées de l'Atlas, par une teinte plus foncée que celle qui correspond aux tendons.

membres ; leur corps est fusiforme, leurs tendons sont allongés ;
2° En *muscles courts*, situés surtout aux extrémités des membres.
et autour des articulations ; à la paume de la main on trouve des
muscles courts ; il y en a de groupés autour de la mâchoire inférieure ; 3° en *muscles larges*, remplissant l'office de parois ; on
les trouve au tronc, ce sont des muscles de cette catégorie qui
sont étendus dans le vaste espace existant sur le squelette entre
les côtes et le bassin. Ils ont un corps charnu aplati, et leurs
tendons étalés sont désignés sous le nom d'*aponévroses d'insertion*.

Les muscles sont entourés par des membranes blanchâtres qui
les maintiennent dans leur situation ; ce sont les *aponévroses
d'enveloppe*, qu'il ne faut pas confondre avec les précédentes. De
leur face profonde se détachent des cloisons qui vont d'autre part
s'attacher aux bords des os, et déterminent ainsi des loges, divisant
les muscles en régions. Des cloisons intermusculaires de ce genre
séparent la région antérieure du bras de la région postérieure ; à
leur niveau, la peau se déprime et détermine des gouttières situées
en dehors et en dedans du bras.

Le nombre des muscles est assez considérable, et, pour les
désigner, on leur a donné des noms rappelant leur forme, leurs
dimensions, leur action, etc.

D'après une nomenclature due à Chaussier, anatomiste et
chirurgien français (1746-1828), les muscles pourraient être
désignés par la réunion des noms des os sur lesquels ils s'attachent ;
ainsi le coraco-huméral dont le nom rappelle les insertions à
l'apophyse coracoïde et à l'humérus ; le sterno-cleïdo-mastoïdien
rappelant les attaches de ce muscle au sternum, à la clavicule et à
l'apophyse mastoïde.

Pour étudier les muscles, nous décrirons : 1° leurs insertions,
en commençant par celles qui remplissent le plus souvent le rôle
de point d'appui, d'*insertions fixes;* puis les insertions opposées qui, situées sur les os destinés à être déplacés sont alors
des *insertions mobiles*. Ces insertions peuvent être inverses dans
certaines circonstances ; l'insertion mobile peut être fixée, et
l'insertion fixe peut devenir mobile ; ainsi le trapèze, attaché d'un
côté à la tête, et de l'autre à l'épaule, déplace cette dernière, mais

dans certain cas il peut faire mouvoir la tête ; 2° nous décrirons ensuite leurs *rapports* avec les organes voisins ; 3° leur *action* qui se déduit assez facilement des insertions. En effet, il n'y a qu'à rapprocher celles-ci en tenant compte des mouvements possibles dans l'articulation qui se trouve entre elles : ainsi le brachial antérieur, attaché sur l'humérus et sur le cubitus, est situé en avant de l'articulation du coude ; par conséquent, il ne peut produire que la flexion de l'avant-bras sur le bras.

MUSCLES DU TRONC

Ils sont divisés en muscles du thorax, de l'abdomen et du dos.

MUSCLES DU THORAX

Ces muscles sont : le *grand pectoral*, le *petit pectoral*, le *grand dentelé*.

Grand pectoral (8, Pl. VII et fig. 34). — Muscle large, situé à la partie antérieure du thorax.

Insertions. — Il s'attache à la moitié ou aux deux tiers internes du bord antérieur de la clavicule, *faisceau claviculaire ;* à la face antérieure du sternum, à l'aponévrose du muscle droit antérieur de l'abdomen et, par des faisceaux profonds, aux cartilages des six premières côtes, *faisceau sternal.* Ces deux faisceaux sont séparés par un interstice linéaire qu'on peut apercevoir sous la peau. De ces différents points, les fibres se dirigent : les supérieures en bas et en dehors, les inférieures en haut et en dehors, les moyennes transversalement ; de telle sorte qu'elles vont se grouper vers l'humérus, sur lequel elles s'insèrent à la lèvre externe de la coulisse bicipitale (11, fig. 3, Pl. X). Avant d'atteindre cet os, les fibres s'enroulent les unes autour des autres, les supérieures devenant inférieures, et les inférieures devenant supérieures.

Rapports. — Recouvert par la peau, il recouvre le petit pectoral. Il est limité par quatre bords lorsque le bras est pendant : un *bord interne* convexe, correspondant au sternum et à l'abdomen, et qui est séparé du pectoral opposé par une gouttière au fond

de laquelle se trouve la partie médiane du sternum ; un *bord
inférieur*, convexe en bas dans sa partie interne, et concave en
dehors où il s'épaissit par la torsion du muscle, et forme la paroi
antérieure du creux de l'aisselle ; un *bord supérieur* en rapport
avec la clavicule ; un bord *supéro-externe* séparé du deltoïde

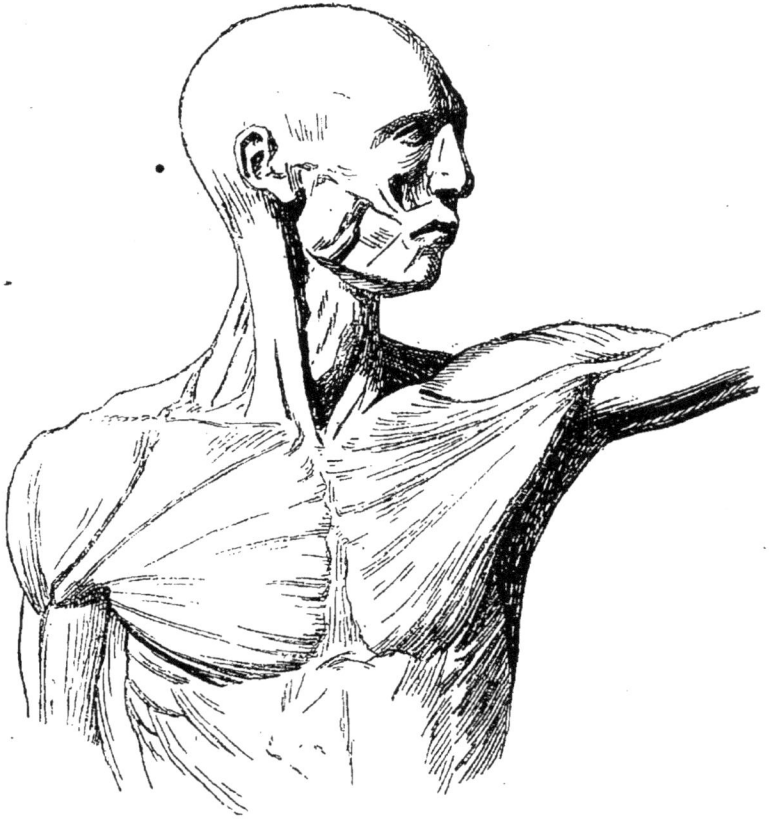

Fig. 34. — *Changement de forme du grand pectoral, lorsque le bras est élevé.*

par un interstice s'élargissant au-dessous de la clavicule et donnant
passage à la veine céphalique, (voir fig. 1, Pl. X). Lorsque le bras
est élevé, et surtout lorsqu'il dépasse l'horizontale, le grand pectoral devient triangulaire, car à ce moment, le bord qui est en
rapport avec le deltoïde vient se placer sur le prolongement du
bord correspondant à la clavicule (fig. 34).

Action. — En prenant son point fixe en dedans, le grand

pectoral agit sur le bras qu'il entraine en avant et en dedans ; il le porte ainsi au-devant de la poitrine. Le faisceau claviculaire contracté isolément, élève le moignon de l'épaule en l'attirant un peu en avant (action de porter un fardeau sur cette région). Lorsque le grand pectoral prend son point fixe sur l'humérus, il peut élargir la cage thoracique ; il est ainsi *inspirateur*, et agit dans les cas où la respiration se produit avec difficulté (asphyxie, agonie) ; il agit aussi dans l'action de grimper, en rapprochant le tronc des membres supérieurs.

Petit pectoral. — Ce muscle s'insère aux troisième, quatrième et cinquième côtes ; de là il se dirige en haut et en dehors pour s'attacher à l'apophyse coracoïde de l'omoplate.

Il est recouvert par le grand pectoral qu'il dépasse quelquefois un peu par son bord externe ; il présente cette disposition chez les sujets bien musclés.

Lorsqu'il se contracte il abaisse le moignon de l'épaule, en attirant en bas l'apophyse coracoïde.

Grand dentelé. (5, Pl. IX et 9, Pl. VII). — Muscle large situé sur les parties latérales du thorax et formant la paroi interne du creux de l'aisselle.

Insertions. — Les insertions ont lieu sur les neuf premières côtes par des *digitations*, (de *digitus*, doigt); en effet, à ce niveau il est divisé en faisceaux comparables à des doigts appliqués sur les côtes. Ces digitations convergent en se dirigeant en arrière, pour aller s'insérer à tout le bord spinal de l'omoplate et à son angle inférieur, en passant entre cet os et les côtes. Les digitations inférieures sont seules visibles sous la peau, elles se dirigent en haut et en arrière ; leurs insertions sur les côtes ont lieu suivant une ligne courbe dont la convexité regarde en avant.

Rapports. — Les digitations supérieures sont recouvertes par le moignon de l'épaule, le grand pectoral et le grand dorsal; il n'y a que les digitations inférieures qui soient visibles sous la peau lorsque le bras est baissé; mais lorsque le bras est levé, on peut en apercevoir quatre, car alors le grand pectoral en découvre une de plus [1]. Les cinq digitations inférieures s'entrecroisent avec

---

[1] Dans la planche IX de l'Atlas, la digitation supérieure n'est pas assez recouverte par le grand pectoral.

les cinq digitations supérieures du grand oblique de l'abdomen
(7, Pl. IX).

Action. — En prenant son point fixe sur les côtes, il agit sur
l'omoplate dont l'angle inférieur est entraîné en avant et en dehors ;
le moignon de l'épaule est alors élevé. Nous verrons plus loin que
le rhomboïde (10, Pl. VIII) entraîne l'omoplate en sens inverse
c'est-à-dire en haut et en dedans ; de sorte que lorsque ces deux
muscles associent leurs contractions, l'omoplate sollicitée en deux
directions différentes, se trouve maintenue et donne un point fixe
aux muscles du bras qui s'insèrent sur elle : par conséquent, dans
tout effort du membre supérieur, il faut représenter la contraction
du grand dentelé. En prenant son point fixe sur l'omoplate, il
agit sur les côtes et devient inspirateur.

(Voir au Musée du Luxembourg : *Saint Jean enfant*, de **PAUL
DUBOIS**, bras droit levé, creux de l'aisselle, digitations du grand
dentelé. Dans le jardin du Luxembourg : *Roland furieux*, de
DUSEIGNEUR, effort des membres supérieurs, digitations du
grand dentelé.

MUSCLES DE L'ABDOMEN

Ce sont des muscles larges, formant les parois de la région
abdominale ; ils sont au nombre de quatre dont deux superficiels :
en avant, le *droit antérieur de l'abdomen* auquel est annexé un
petit muscle peu important, le *pyramidal* ; sur les parties
latérales, le *grand oblique*, recouvrant le *petit oblique* et le
transverse.

Grand oblique. (11, Pl. VII et 7, Pl. IX). — *Insertions.* — Il s'attache à la face externe des huit dernières côtes par des digitations qui s'entrecroisent avec celles du grand dentelé et
du grand dorsal ; les fibres supérieures descendent obliquement en bas et en avant, les postérieures verticalement ; ces
dernières vont s'insérer à la moitié antérieure de la lèvre
externe de la crête iliaque, tandis que les supérieures se continuent par une vaste aponévrose qui passe en avant du muscle
droit antérieur de l'abdomen, et s'entrecroise avec celle du
côté opposé pour former la *ligne blanche* située sur la ligne

médiane; en bas, cette aponévrose contribue à former l'arcade crurale(voir page 61)qui correspond au pli de l'aine. Cette aponévrose est représentée sur le côté gauche de l'écorché (pl. VII); à droite elle a été enlevée pour laisser apercevoir le droit antérieur de l'abdomen. Les fibres aponévrotiques succèdent aux fibres charnues suivant une ligne verticale qui, au niveau de l'épine iliaque antéro-supérieure, se recourbe en décrivant une convexité dirigée en bas. Il y a ainsi entre ces deux muscles un espace légèrement déprimé, étroit en haut et s'élargissant en bas ; la dépression est d'autant plus accentuée, que les fibres charnues qui la bordent sont plus développées.

Rapports. — Recouvert par la peau, il recouvre le petit oblique.

Action. — Les deux muscles en se contractant fléchissent le tronc ; un seul se contractant incline le tronc de son côté, et tourne la face antérieure de celui-ci du côté opposé. (Voir au Musée du Luxembourg : *Le Faucheur*, de GUILLAUME, contraction du grand oblique droit, tronc tourné à gauche).

Petit oblique. — Ce muscle large, recouvert par le grand oblique s'insère en arrière, par une aponévrose, aux trois dernières vertèbres lombaires; en bas à l'interstice de la crête iliaque et à l'arcade crurale; de là ses fibres se dirigent obliquement en haut et en avant (c'est l'inverse du grand oblique). Les postérieures vont s'insérer aux trois dernières côtes, les autres s'arrêtant au niveau du bord externe du droit antérieur de l'abdomen, se continuent par une aponévrose qui se dédouble pour passer en avant et en arrière de ce muscle, en l'enfermant dans une sorte de fourreau, *gaine aponévrotique du grand droit de l'abdomen*. En avant, cette aponévrose adhère à celle du grand oblique. Nous avons vu plus haut que les fibres charnues du grand oblique s'arrêtent assez loin du droit antérieur de l'abdomen, et qu'entre ces deux muscles se trouve une aponévrose ; les fibres charnues du petit oblique soulèvent celle-ci légèrement et l'empêchent de se traduire par une région fortement déprimée.

Recouvert par le grand oblique, il recouvre le transverse; ses fibres charnues soutiennent l'aponévrose du grand oblique.

Les deux muscles fléchissent le thorax ; un seul, en se contractant, incline le tronc de son côté.

Transverse. — Muscle large, recouvert par le grand oblique et le petit oblique ; comme il est situé très profondément, il suffit de faire remarquer sa direction différente de celles des deux muscles précédents. En effet, partant de la région lombaire de la colonne vertébrale, des cartilages des fausses côtes et de la lèvre interne de la crête iliaque, ses fibres se dirigent horizontalement d'arrière en avant vers une aponévrose antérieure qui contribue à former la gaine du droit antérieur de l'abdomen.

Droit antérieur de l'abdomen (12, Pl. VII). — Situé en avant de l'abdomen de chaque côté de la ligne médiane, long, aplati, plus large en haut qu'en bas.

Insertions. — Il s'insère en haut, aux cartilages des 5e, 6e et 7e côtes ; de là les fibres internes descendent verticalement, et les externes, obliquement en bas et en dedans pour aller s'insérer entre la symphyse et l'épine du pubis.

Les fibres charnues ne se continuent pas d'une extrémité du muscle à l'autre ; elles sont interrompues transversalement par des intersections aponévrotiques sur lesquelles la peau se déprime en formant des gouttières dirigées horizontalement. Ces intersections sont au nombre de trois ou cinq, la plus inférieure est située ordinairement au niveau de l'ombilic.

Rapports. — Les deux grands droits sont séparés sur la ligne médiane par la *ligne blanche* qui détermine une gouttière verticale, large au niveau de l'ombilic, étroite au-dessus, effacée au dessous. Cette *ligne blanche* est formée par l'entrecroisement des aponévroses des muscles latéraux qui constituent la gaine aponévrotique dans laquelle est enfermé le droit antérieur de l'abdomen. Cette gaine est figurée sur le côté gauche de l'écorché représenté Pl. VII.

Action. — Il fléchit le thorax sur le bassin.

A la partie inférieure de ce muscle en est ajouté un autre peu important, le *pyramidal* (13, Pl. VII), inséré en bas entre la symphyse et l'épine du pubis, en haut sur la ligne blanche ; il a la forme d'un petit triangle à sommet supérieur.

MUSCLES DU DOS

Les muscles du dos sont : deux larges muscles superficiels recouvrant cette région, le *trapèze* et le *grand dorsal ;* un plus profond et qu'on aperçoit dans une petite étendue, le *rhomboïde ;* enfin des muscles complètement profonds remplissant les gouttières vertébrales et faisant saillie aux lombes, le *sacro-lombaire*, le *long-dorsal* et le *transversaire épineux.*

Trapèze (4, Pl. VIII et 6, Pl. VII). — Muscle large, recouvrant la nuque et les parties supérieures de l'épaule et du dos.

Insertions. — Il s'insère sur la ligne médiane et, en allant de haut en bas, à la protubérance occipitale externe, au tiers interne de la ligne courbe occipitale supérieure, au ligament cervical postérieur aux apophyses épineuses de la septième vertèbre cervicale et des douze vertèbres dorsales (quelquefois il s'arrête à la dixième). De là les fibres supérieures se dirigent en bas et en dehors, les moyennes transversalement et les inférieures en haut et en dehors. En résumé ses fibres se dirigent toutes vers les os de l'épaule : les supérieures vont s'insérer au tiers externe du bord postérieur de la clavicule, les moyennes au bord interne de l'acromion et à la lèvre supérieure de la crête de l'épine de l'omoplate, les inférieures à la partie interne de l'épine de l'omoplate.

Les insertions sur la ligne médiane (de l'occipital à la douzième vertèbre dorsale) se font par une aponévrose dont la largeur varie dans certains points ; elle est assez étroite en général, mais s'élargit en deux régions : 1° au niveau des épaules où elle forme un méplat elliptique, *ellipse aponévrotique du trapèze*, au centre duquel on voit saillir l'apophyse épineuse de la septième vertèbre cervicale (A, Pl, VIII) ; 2° à l'extrémité inférieure du muscle, où elle détermine un triangle sur lequel les fibres charnues s'arrêtent en décrivant une ligne courbe à convexité inférieure. Une troisième aponévrose, de forme triangulaire, termine en haut les fibres inférieures, au moment où elles atteignent l'épine de l'omoplate. Ces trois régions se traduisent à l'extérieur par des méplats très apparents, surtout lorsque le muscle est contracté, parce qu'alors les fibres charnues sont plus saillantes.

Le bord supéro-antérieur du trapèze se dirige en bas, en dehors et en avant, est étendu entre l'occipital et la clavicule, et est séparé du sterno-cleïdo-mastoïdien par un intervalle *(creux sus-claviculaire)* dans lequel on aperçoit des muscles profonds du cou (voir 5, Pl. VII); son bord externe est rectiligne, oblique en haut et en dehors ; son bord interne se réunit sur la ligne médiane au trapèze du côté opposé. Ainsi réunis, les deux trapèzes déterminent dans leur partie inférieure une forme qu'on a pu comparer à celle d'un capuchon.

Rapports. — Recouvert par la peau, il recouvre au cou, le grand complexus et le splénius ; à l'épaule, le sus-épineux et une petite portion du sous-épineux ; au dos, le rhomboïde et une partie du grand dorsal.

Action. — En prenant son point fixe en dedans, il agit sur l'épaule : les fibres supérieures élèvent le moignon de l'épaule ; les fibres moyennes entraînent l'épaule en dedans (position du soldat au port d'arme, épaules effacées) ; les fibres inférieures abaissent l'épaule en la portant en dedans. En prenant son point fixe sur l'épaule, il agit sur la tête par ses fibres supérieures en l'inclinant de son côté et en tournant la face du côté opposé ; s'il se contracte des deux côtés, la tête est entraînée dans l'extension. Les fibres moyennes et inférieures rapprochent le tronc des membres supérieurs, ce qui a lieu dans l'action de grimper. (Voir au Musée du Luxembourg : Le *Faucheur*, de **GUILLAUME** ; trapèze droit contracté, le gauche ne l'est pas. Dans le jardin du Luxembourg : *Roland furieux*, de **DUSEIGNEUR** ; contraction du trapèze et surtout des fibres inférieures à gauche où l'omoplate est plus abaissée).

Grand dorsal (11, Pl. VIII et 8, Pl. IX). — Muscle large, recouvrant la partie inférieure du dos.

Insertions. — Il s'insère en dedans sur les apophyses épineuses des six ou sept dernières vertèbres dorsales et des vertèbres lombaires, sur la crête sacrée et sur le tiers postérieur de la crête iliaque, par une aponévrose triangulaire désignée sous le nom d'*aponévrose lombo-sacrée* ; il prend aussi des attaches sur les trois dernières côtes par des digitations. Les fibres charnues qui succèdent à l'aponévrose, se dirigent vers l'os du bras, les supérieures transversalement, les moyennes obliquement en haut et en dehors, les antérieures presque verticalement pour aller s'insérer à la lèvre interne de la coulisse bicipitale de l'humérus.

Rapports. — Recouvert en haut par l'angle inférieur du trapèze, il est situé sous la peau dans le reste de son étendue. Il recouvre un peu l'angle inférieur de l'omoplate ; son extrémité externe s'enroule autour du grand rond (9, Pl. VIII), lui devenant supérieure et antérieure, d'inférieure qu'elle était ; associé à ce muscle, le grand dorsal forme la paroi postérieure du creux de l'aisselle. L'aponévrose lombo-sacrée recouvre des muscles occupant les gouttières vertébrales ; ce sont les muscles *long dorsal* et *sacro-lombaire* qui, insérés en bas au sacrum et à l'os iliaque, remontent s'attacher aux côtes et aux vertèbres dorsales. Cette masse musculaire fait saillie sous l'aponévrose et détermine, de chaque côté de la ligne médiane du dos, deux colonnes verticales très développées chez les sujets habitués à porter des fardeaux sur les épaules, et obligés d'étendre fortement la colonne vertébrale afin de résister au poids dont ils sont chargés ; ces muscles sont en effet des extenseurs de la colonne vertébrale.

Action. — En prenant son point fixe en dedans, sur la colonne vertébrale, il agit sur le bras qu'il entraîne en bas, en arrière et en dedans (action de croiser les mains derrière le dos).

Lorsque le bras est levé verticalement, tout effort qui opposera une résistance à son abaissement nécessitera, pour être vaincu, une contraction énergique du grand dorsal ; par exemple, chez un sonneur de cloches, le grand dorsal sera fortement contracté. Si le point fixe est pris sur l'humérus, il rapproche le tronc du membre supérieur (grimper).

Rhomboïde (10, Pl. VIII). — *Insertions.* — Il s'attache en dedans, à la partie inférieure du ligament cervical postérieur, aux apophyses épineuses de la septième vertèbre cervicale et des quatre ou cinq premières dorsales, puis se dirige obliquement en bas et en dehors pour aller s'insérer au bord spinal de l'omoplate.

Rapports. — Il est recouvert par le trapèze dans sa plus grande étendue, mais on aperçoit une portion de ce muscle dans une région triangulaire, limitée en dehors par le bord spinal de l'omoplate, en bas par le grand dorsal, en dedans par le trapèze. On le voit peu quand le bras est pendant, mais lorsque le bras est élevé on en aperçoit une portion plus considérable; car, dans ce dernier mouvement, le bord spinal de l'omoplate s'écartant de la ligne médiane agrandit l'intervalle situé entre lui, le trapèze et le grand dorsal. Le rhomboïde est bien visible sur le côté gauche du Gladiateur.

Action. — Il entraîne l'omoplate en haut et en dedans ; le grand dentelé dont l'action est inverse s'allonge, se tend, et, s'il se contracte, s'oppose à ce que le mouvement continue : l'omoplate est alors fixée étant entraînée dans deux directions différentes. Nous avons vu page 84 quelle était l'utilité de cette fixation de l'omoplate.

MUSCLES DU MEMBRE SUPÉRIEUR

MUSCLES DE L'ÉPAULE

L'épaule présente : un muscle superficiel, le *deltoïde*, et cinq profonds, le *sous-scapulaire*, le *sus-épineux*, le *sous-épineux*, le *petit rond* et le *grand rond*. Les trois derniers de ces muscles sont visibles sous la peau dans une portion assez étendue.

Deltoïde (7, Pl. VII. 5, Pl. VIII, 3, fig. 1, Pl. XII). — Ce muscle est ainsi nommé à cause de sa forme triangulaire qui l'a fait comparer à un delta grec renversé.

Insertions. — Il s'attache en haut, au tiers externe du bord antérieur de la clavicule, au bord externe de l'apophyse acromion et à la lèvre inférieure de la crête de l'épine de l'omoplate. De ces différents points, ses fibres descendent en convergeant, et vont s'insérer à l'empreinte deltoïdienne de l'humérus.

Rapports. — Le deltoïde recouvre l'articulation scapulo-humérale et les insertions des muscles profonds de l'épaule aux tubérosités de l'humérus. Son insertion à l'humérus est reçue dans une sorte d'encoche que présente le muscle brachial antérieur (9, Pl. XII). Son bord antérieur est séparé du grand pectoral par un interstice dans lequel est située la veine céphalique. Il forme la saillie du moignon de l'épaule ; sa partie antérieure est plus bombée que sa partie postérieure, car en avant ses fibres sont épaisses et rendues encore plus saillantes par l'extrémité supérieure de l'humérus dont on devine quelquefois très bien le modelé au-dessous du muscle ; en arrière les fibres sont au contraire minces, aplaties et naissent par une·aponévrose (voir Pl. VIII).

Action. — Le deltoïde est abducteur du bras, c'est-à-dire qu'il l'élève en le portant en haut et en dehors ; les fibres antérieures élèvent le bras en le dirigeant en avant ; les fibres postérieures, l'élèvent en le dirigeant en arrière. (Voir au musée du Luxembourg : *Anacréon*, de GUILLAUME ; *Mercure inventant le caducée*, de IDRAC, sur lesquels le deltoïde droit est contracté).

Sous-scapulaire. — *Insertions*. — Il occupe la fosse sous-scapu-laire, et de là se rend vers la petite tubérosité de l'humérus pour s'y insérer (8, fig. 1, Pl. IV).

Rapports. — Situé entre l'omoplate et le grand dentelé, il ne peut pas être vu à l'extérieur.

Action. — Il entraîne l'humérus dans la rotation en dedans.

Sus-épineux. — *Insertions*. — Il remplit la fosse sus-épineuse dans laquelle il s'insère, passe sous la voûte acromio--coracoïdienne et va s'attacher à la facette supérieure de la grosse tubérosité de l'humérus (6, fig. 2, Pl. IV).

Rapports. — Il est recouvert par le trapèze.

Action. — Son action est la même que celle du deltoïde, il est abducteur du bras.

Les muscles suivants se voient dans un triangle situé à la partie postérieure de l'épaule et limité, en dedans par le trapèze et le bord spinal de l'omoplate, en bas par le grand dorsal, en dehors par le deltoïde (voir pl. VIII).

Sous-épineux (7, Pl. VIII). — *Insertions*. — Il occupe la fosse sous-épineuse dans laquelle il s'insère ; de là ses fibres convergent en haut et en dehors pour aller s'attacher à la facette moyenne de la grosse tubérosité de l'humérus.

Rapports. — Le trapèze le recouvre un peu en dedans, et le deltoïde en dehors ; dans le reste de son étendue il est sous-cutané.

Action. — Il entraîne l'humérus dans la rotation en dehors.

Petit rond (8, Pl. VIII). — *Insertions*. — Il s'attache aux deux tiers supérieurs de la surface aplatie située en dehors de la fosse sous-épineuse, puis se dirige en haut et en dehors, pour aller s'insérer à la facette inférieure de la grosse tubérosité de l'humérus (6, fig. 2, Pl. IV).

Rapports. — Le petit rond a souvent ses fibres confondues avec celles du sous-épineux ; les deux muscles semblent alors n'en faire qu'un. Recouvert en dehors par le deltoïde, il est en rapport en avant avec la longue portion du triceps brachial, et en bas avec le grand rond.

Action. — Il a la même action que le sous-épineux.

Grand rond (9, Pl. VIII). — *Insertions.* — Il s'attache à la partie inférieure du rebord épaissi du bord axillaire de l'omoplate, au-dessous du petit rond ; puis se dirige en haut et en dehors avec le grand dorsal, et va s'insérer à la lèvre interne de la coulisse bicipitale.

Rapports. — Il forme avec le grand dorsal, le bord postérieur du creux de l'aisselle ; c'est entre ce muscle et le petit rond qu'on voit émerger la longue portion du triceps brachial.

Action. — Le grand rond a la même action que le grand dorsal.

MUSCLES DU BRAS

Les muscles du bras sont divisés en deux régions : une région antérieure et une région postérieure.

RÉGION ANTÉRIEURE

Trois muscles forment cette région, ce sont : le *biceps brachial*, le *coraco-brachial* et le *brachial antérieur*.

Biceps brachial (4, fig. 1, Pl. X). — *Insertions.* — Le biceps est divisé en haut en deux portions : une *externe* ou *longue portion*, dont le tendon long et grêle s'insère au bord supérieur de la cavité glénoïde de l'omoplate, puis glisse dans la coulisse bicipitale de l'humérus (3, fig. 3, Pl. X) ; une *interne* ou *courte portion* (4), s'insérant au sommet de l'apophyse coracoïde de l'omoplate par un tendon uni à celui du coraco-brachial, et qui de là descend verticalement. A chacun de ces tendons succèdent des fibres charnues qui se réunissent vers la partie moyenne de l'avant-bras. Le corps charnu, allongé (2) se dirige vers le creux du coude, et se termine par un tendon qui va s'attacher à la tubérosité bicipitale du radius (5). Du bord interne de ce tendon se détache une aponé-vrose qui se dirige en bas et en dedans, et recouvre la partie interne de l'avant-bras, c'est l'*expansion aponévrotique du biceps*. (Dans la fig. 3 de la Pl. X, cette expansion a été coupée. On la voit dans toute son étendue sur la fig. 1 de la même planche).

Rapports. — Il est recouvert en haut par le deltoïde et le grand pectoral ; plus bas il est sous-cutané et est situé en avant du brachial antérieur.

Action. — Il est fléchisseur de l'avant-bras ; son corps charnu, d'allongé qu'il était dans son état passif, devient court et globuleux lorsqu'il est contracté ; en même temps, l'expansion aponévrotique se tend, sa partie supérieure soulève la peau, tandis que sa partie inférieure bride les muscles qu'elle recouvre, et détermine alors une gouttière oblique en bas et en dedans. Lorsque l'avant-bras se met en pronation le tendon du biceps, suivant le déplacement de la tubérosité bicipitale, s'enroule autour de l'extrémité supérieure du radius ; si le muscle se contracte, il tend à dérouler son tendon ; il est alors supinateur.

Coraco-brachial (7, fig. 3, Pl. X et 5, fig. 3, Pl. XII). — *Insertions*. — Il s'insère en haut à l'apophyse coracoïde, en se confondant avec la courte portion du biceps ; puis se dirige en bas, en dehors et un peu en arrière, et va s'attacher à la partie moyenne du bord interne de l'humérus.

Rapports. — Situé à la partie interne du bras, il sort du fond du creux de l'aisselle avec la courte portion du biceps. Nous rappelons que le creux axillaire est limité en avant par le grand pectoral, et en arrière par le grand dorsal ; c'est donc entre ces muscles qu'on voit émerger le biceps et le coraco-brachial. (Pour cette région, voir au musée du Luxembourg : *Saint Jean enfant*, de **Paul Dubois**).

Action. — Il est adducteur du bras ; lorsqu'il se contracte il tend donc à se cacher, mais il est très visible lorsque, les bras d'un sujet étant élevés, il fait effort pour les rapprocher du tronc ; chez un sujet suspendu par les mains sa saillie fusiforme et allongée est également très nette.

Brachial antérieur (9, fig. 3, Pl. X et 9, fig. 1, Pl. XII). — *Insertions*. —

Il s'attache en haut sur l'humérus, au-dessous de l'empreinte deltoïdienne en reproduisant la forme de V que présente celle-ci ; puis
sur les faces externe et interne de l'os du bras. De là son corps
charnu aplati se dirige vers le cubitus ; au niveau du creux du coude
un tendon lui succède, et celui-ci va s'insérer à des rugosités
situées au-dessous de l'apophyse coronoïde du cubitus (10, fig. 3).

Rapports. — Recouvert par le biceps en avant, il est sous-
cutané en dehors et en dedans; on l'aperçoit dans une étendue plus
considérable à la face externe du bras qu'à la région interne.

Action. — Fléchisseur de l'avant-bras sur le bras.

RÉGION POSTÉRIEURE

Elle n'est formée que d'un seul muscle : le *triceps brachial*.

Triceps-brachial (7, fig. 1, Pl. XI). — *Insertions*. — Il est divisé en
haut en trois portions : 1° une *longue portion* ou *portion moyenne ;*
2° une portion externe ou *vaste externe;* 3° une portion interne
ou *vaste interne*. La longue portion (2, 3, fig. 3, Pl. XI) s'insère
à la partie supérieure du bord externe de l'omoplate, immédiatement au-dessous de la cavité glénoïde, puis se porte verticalement
en bas, et se termine sur une aponévrose aplatie commune aux
trois portions. Le vaste externe (1) s'insère à la partie de la face
postérieure de l'humérus située au-dessus et en dehors de la
gouttière de torsion, ses fibres obliques en bas et en dedans vont
se joindre à l'aponévrose. Le vaste interne (4), commençant à
la partie de l'humérus située au-dessous et en dedans de la
gouttière de torsion, a ses fibres obliques en bas et en dehors, et
va se terminer sur le bord interne de l'aponévrose commune.
Cette aponévrose (4), assez large à sa partie supérieure, se rétrécit
en bas, devient plus épaisse et se transforme en un véritable tendon
qui va s'attacher à la partie supérieure et postérieure de l'olécrane
(pointe du coude).

Rapports. — La longue portion, recouverte en haut par le
deltoïde, sort de l'espace situé entre le petit rond et le grand rond ;
plus bas le muscle est entièrement recouvert par la peau ; le vaste
externe est en rapport en haut et en avant avec le brachial antérieur,

en bas avec le long supinateur et le premier radial externe (voir
fig. 1, Pl. XII).

Action. — Le triceps est extenseur de l'avant-bras sur le bras.
Il faut bien observer, lors de la contraction du muscle, le raccour-
cissement et le gonflement des fibres charnues, qui font ainsi
paraître l'aponévrose très déprimée, ce qui donne lieu à un méplat.

En dedans et en dehors du bras se voit une gouttière causée par
des cloisons intermusculaires qui, de la face profonde de l'aponévrose d'enveloppe, vont dans la profondeur s'insérer à l'humérus ;
ces cloisons séparent les muscles antérieurs des muscles postérieurs et la peau se déprime à leur niveau. La gouttière interne
est étendue du coraco-brachial à l'épitrochlée ; elle est moins profonde sur le vivant que sur l'écorché, car elle contient des nerfs,
des vaisseaux et du tissu cellulaire. La gouttière externe est plus
courte ; elle commence en haut à l'attache inférieure du deltoïde et
n'atteint pas l'épicondyle, car elle rencontre le long supinateur qui
remonte plus haut que cette apophyse ; cette gouttière dévie
en avant et se confond alors avec le bord externe du creux du coude.

Les muscles étant disposés en avant et en arrière de l'humérus
donnent au bras une forme aplatie de dehors en dedans.

MUSCLES DE L'AVANT-BRAS

Ces muscles, au nombre de vingt, sont disposés en trois régions :
une région antérieure de huit muscles ; une région externe de
quatre ; une région postérieure de huit.

RÉGION ANTÉRIEURE

Les muscles antérieurs sont disposés en deux couches, l'une
superficielle, l'autre profonde ; chacun de ces groupes est formé
de quatre muscles. Les muscles superficiels énumérés de dehors en
dedans, sont : le *rond pronateur*, le *grand palmaire*, le *petit
palmaire*, le *cubital antérieur*. Ils s'insèrent tous à l'épitrochlée
(ce qui les fait désigner sous le nom de *muscles épitrochléens*)
et sont de moins en moins obliques à mesure qu'ils deviennent
internes. Les muscles profonds sont : le *fléchisseur superficiel*

des doigts, le *fléchisseur profond des doigts*, le *fléchisseur propre du pouce*, le carré pronateur.

Rond pronateur (10, fig. 1. Pl. X). — *Insertions*. — Il s'insère en haut à l'épitrochlée, de là se dirige obliquement en bas et en dehors pour aller se fixer à la partie moyenne de la face externe du radius.

Rapports. — Il est recouvert par l'expansion aponévrotique du biceps qui croise sa direction ; en dehors par le long supinateur et les radiaux externes. Il forme la limite interne du creux du coude ; cette limite, vu la direction du muscle est oblique, tandis que la limite externe, qui correspond au long supinateur, est presque verticale.

Action. — Il entraîne le radius en avant du cubitus ; il est par conséquent pronateur.

Grand palmaire (11, fig. 1, Pl. X). — *Insertions*. — Il s'attache en haut à l'épitrochlée, de là son corps charnu fusiforme, dirigé en bas et en dehors, se change à la partie moyenne de l'avant-bras en un tendon allongé et étroit qui s'engage dans une gouttière de la face antérieure du trapèze (os du carpe), et va s'insérer sur la face antérieure de la base du second métacarpien.

Rapports. — Recouvert par la peau, il recouvre le fléchisseur superficiel des doigts.

Action. — Fléchisseur de la main et un peu pronateur. Lorsqu'il se contracte, son tendon soulève la peau en avant du poignet et se dessine par une saillie très nette.

Petit palmaire (12, fig. 1, Pl. X). — *Insertions*. — Il s'insère en haut à l'épitrochlée par un petit faisceau charnu fusiforme auquel succède un long tendon se dirigeant un peu moins obliquement que le grand palmaire ; cela tient à ce qu'il va se fixer sur la partie médiane du ligament annulaire antérieur du carpe et, par ses fibres superficielles, se continue avec l'aponévrose palmaire (voir 1, fig. 2, Pl. X). Ce muscle manque quelquefois.

Rapports. — Recouvert par la peau, il recouvre le fléchisseur superficiel des doigts.

Action. — Il fléchit la main. Lors de sa contraction, son tendon soulève la peau de la face antérieure du poignet.

Cubital antérieur (12, fig. 3, Pl. XII et 13, fig. 1, Pl. XI). — *Insertions*. — Il s'attache en haut à l'épitrochlée, au bord interne de l'olécrâne et aux deux tiers supérieurs du bord postérieur du cubitus; ces dernières insertions se font par un tendon lamelliforme (voir fig. 1, Pl. XI). Ses fibres se dirigent en bas vers un tendon qu'elles accompagnent jusques auprès du poignet; ce tendon, après avoir adhéré au pisiforme, va s'insérer à la base du cinquième métacarpien.

Rapports. — Il est sous-cutané et recouvre le fléchisseur superficiel des doigts. Il forme le profil du bord interne de l'avant-bras; ce bord dessine une ligne très simple qui fait contraste avec le bord externe, plus compliqué. (Voir le profil du bord interne, fig. 1, Pl. XI).

Action. — Il fléchit la main sur l'avant-bras en l'entraînant dans l'adduction.

Fléchisseur superficiel des doigts (13, fig. 1, Pl. X). — *Insertions.* — Il s'attache en haut à l'épitrochlée et à la partie supérieure du bord antérieur du radius; le corps charnu se dirige en bas, et, à la partie moyenne de l'avant-bras, il se divise en quatre portions auxquelles succèdent quatre tendons que les fibres charnues accompagnent jusque vers le poignet; ces tendons passent sous le ligament annulaire du carpe et arrivent à la paume de la main, d'où ils se dirigent vers les quatre derniers doigts. Au niveau de la première phalange, chaque tendon se divise en deux languettes formant une sorte de boutonnière dans laquelle passe le tendon correspondant du fléchisseur profond; ces deux languettes s'insèrent alors sur les bords latéraux de la seconde phalange (7 et 10, fig. 4, Pl. X).

Rapports. — Recouvert à l'avant-bras par les muscles antérieurs superficiels, on l'aperçoit au poignet entre les tendons de ces muscles. A la paume de la main ses tendons sont recouverts par l'*aponévrose palmaire* (1, fig. 2, Pl. X).

Action. — Fléchisseur des secondes phalanges. Lorsqu'on fléchit les doigts, on aperçoit très bien au poignet les fibres charnues qui se raccourcissent, et laissent la peau se déprimer entre les tendons des muscles superficiels.

Fléchisseur profond des doigts. — Ce muscle, recouvert par le fléchisseur superficiel, s'insère en haut aux faces antérieure et interne du cubitus, puis se dirige verticalement en bas, se divise en quatre tendons qui se rendent aux quatre derniers doigts, tra-

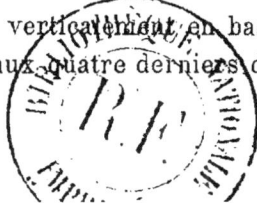

versent la boutonnière des tendons du fléchisseur superficiel et
vont se fixer à la base de la troisième phalange de ces doigts
(10, fig. 4, Pl. X).

Il est fléchisseur des troisièmes phalanges.

Les tendons des fléchisseurs superficiel et profond sont maintenus dans leurs rapports avec les phalanges par des *gaines
tendineuses* insérées sur les bords de ces os (4, fig. 2, Pl. X).

Long fléchisseur propre du pouce (15, fig. 1, Pl. X). — *Insertions* —
Il s'insère en haut à la face antérieure du radius, puis descend
verticalement ; son tendon passe entre les deux faisceaux du court
fléchisseur du pouce (3, fig. 4) et va s'attacher à la base de la seconde
phalange de ce doigt.

Rapports. — Il est recouvert en haut par le fléchisseur superficiel, mais au poignet on l'aperçoit entre les tendons du long
supinateur et du grand palmaire.

Action. — Ce muscle fléchit la seconde phalange du pouce.

Carré pronateur. — Ce muscle très court est situé profondément
et recouvert par les muscles que nous venons d'étudier. Il s'insère
en dedans au quart inférieur de la face antérieure du cubitus, et
ses fibres, dirigées transversalement, vont se terminer sur la
partie correspondante du radius. En se contractant, il entraîne le
radius en avant du cubitus ; il est pronateur.

La face antérieure de l'avant-bras est légèrement bombée à sa
partie supérieure, à cause de la présence des corps charnus des
muscles de cette région ; en bas cette face est aplatie, car à ce
niveau il n'y a guère que les tendons de ces muscles.

RÉGION EXTERNE

Cette région est formée de quatre muscles superposés ; ce sont
du plus superficiel au plus profond : le *long supinateur*, le
premier radial externe, le *second radial externe*, le *court supinateur*. Ce dernier muscle est recouvert complètement par les trois
premiers.

Long supinateur (11, fig. 1, Pl. XII et 7, fig. 1, Pl. X). — *Insertions*.
— Il s'insère en haut sur le bord externe de l'humérus, entre la
gouttière de torsion et les insertions du premier radial externe.

A ce niveau il est aplati de dehors en dedans. Alors il se dirige un peu obliquement en bas et en avant, puis verticalement et se termine à la partie moyenne de l'avant-bras par un tendon aplati qui va s'insérer au-dessus de l'apophyse styloïde du radius.

Rapports. — Dans sa partie supérieure, ce muscle est en rapport en avant avec le brachial antérieur et en arrière avec le triceps ; plus bas, il recouvre un peu le premier radial, et forme la limite externe du creux du coude.

Action. — Sa principale action est de fléchir l'avant-bras sur le bras ; il maintient la main dans une attitude intermédiaire entre la pronation et la supination. Son nom de supinateur n'est donc pas absolument justifié.

Premier radial externe (14, fig. 1, Pl. XII et 8, fig. 1, Pl. X). — *Insertions*. — Ce muscle s'attache en haut à la partie inférieure du bord externe de l'humérus ; son corps charnu, de même forme que celui du long supinateur, se termine sur un tendon apparaissant à la partie moyenne de l'avant-bras. Ce tendon se dirige vers la face postérieure du radius pour passer dans la plus externe des gouttières creusées en arrière de l'extrémité inférieure de cet os, et va s'insérer à la face dorsale de la base du second métacarpien (2, fig. 4, Pl. XI).

Rapports. — Recouvert un peu par le long supinateur, il est croisé au-dessus du poignet par le long abducteur et le court extenseur du pouce, et par le *ligament annulaire postérieur du carpe*. Ce ligament annulaire, inséré en dehors sur l'extrémité inférieure du radius, se dirige en bas et en dedans pour se terminer sur le pisiforme et le pyramidal ; c'est lui qui maintient dans leurs gouttières les tendons des muscles externes et postérieurs (1, fig. 2, Pl. XI. Sur cette planche ce ligament n'a pas été représenté assez oblique). Le premier radial forme avec le long supinateur la saillie la plus élevée du bord externe de l'avant-bras ; ces deux muscles recouvrent à ce niveau l'épicondyle et les insertions des muscles postérieurs qui s'attachent à cette tubérosité (voir le profil du bord externe, fig. 1, Pl. XI).

Action. — Extenseur de la main qu'il entraîne aussi dans l'abduction.

Second radial externe (15, fig. 1, Pl. XII et 11, fig. 1, Pl. XI). — *Inser-*

tions. — Il s'insère en haut à l'épicondyle ; de là son corps charnu descend verticalement et devient tendineux à la partie moyenne de l'avant-bras ; en arrière de l'extrémité inférieure du radius son tendon passe dans la même gouttière que le premier radial, puis va s'insérer à la partie postérieure de la base du troisième métacarpien (1, fig. 4, Pl. XI).

Rapports. — Recouvert un peu en haut par le premier radial, en bas il est croisé comme ce dernier par le long abducteur, le court extenseur et le long extenseur du pouce. Il forme une seconde saillie au bord externe de l'avant-bras ; cette saillie est située au-dessous de celle que produisent le long supinateur et le premier radial (voir fig. 1, Pl. XI).

Action. — Il est extenseur de la main sur l'avant-bras.

Court supinateur. — Ce muscle, recouvrant immédiatement l'articulation du coude, est profondément situé, et les muscles précédents le recouvrent. Il s'insère sur l'épicondyle, et de là va se terminer sur les faces externe et postérieure du radius qu'il fait tourner de dedans en dehors ; il est par conséquent supinateur.

RÉGION POSTÉRIEURE

Les muscles de cette région, au nombre de huit, sont répartis en deux couches : une couche superficielle et une couche profonde formées chacune de quatre muscles. Les muscles superficiels énumérés de dehors en dedans sont : *l'extenseur commun des doigts*, l'*extenseur propre du petit doigt*, le *cubital postérieur*, l'*anconé*. Insérés tous à l'épicondyle, ils se dirigent de plus en plus obliquement en bas et en dedans, à mesure qu'ils deviennent internes. Les muscles profonds, attachés à la face postérieure des os de l'avant-bras, se dirigent en sens inverse des superficiels ; ils sont obliques en bas et en dehors, ce sont : le *long abducteur du pouce*, le *court extenseur du pouce*, le *long extenseur du pouce*, l'*extenseur propre de l'index*.

Extenseur commun des doigts (14, fig. 1, Pl. XI). — *Insertions*. — Il s'insère en haut à l'épicondyle ; son corps charnu, d'abord peu considérable, descend en s'élargissant légèrement ; vers le milieu de l'avant-bras il se divise en quatre portions auxquelles succèdent un nombre égal de tendons ; ces tendons vont passer sous le ligament annulaire postérieur du carpe, en se plaçant dans la plus interne des gouttières creusées en arrière de l'extrémité inférieure du radius ; de là ils s'écartent les uns des autres, car ils se dirigent vers les quatre derniers doigts (7, fig. 4, Pl. XI), sur les premières phalanges desquels chacun se divise en trois languettes : une languette médiane s'attachant sur l'extrémité supérieure de la seconde phalange, et deux latérales se réunissant plus bas pour aller s'insérer sur l'extrémité supérieure de la troisième phalange.

Sur le métacarpe, les tendons qui se rendent aux trois derniers doigts sont réunis par des expansions fibreuses étendues entre eux (8, fig. 4) ; ces brides fibreuses empêchent le quatrième doigt de s'étendre isolément.

Rapports. — Il est sous-cutané ; son insertion supérieure est recouverte par le premier radial externe.

Action. — Il est extenseur des phalanges. Lorsque les doigts sont fortement étendus, ce sont ses tendons qu'on aperçoit au dos de la main, ils soulèvent alors fortement la peau de cette région.

Extenseur propre du petit doigt (15, fig. 1, Pl. XI). — *Insertions.* — Inséré en haut à l'épicondyle, son corps charnu beaucoup plus grêle que celui de l'extenseur commun, se dirige en bas ; son tendon va se placer dans une gouttière située à la face postérieure de l'articulation radio-cubitale inférieure, puis, se dirigeant vers le cinquième doigt, il se confond avec le tendon de l'extenseur commun destiné à ce doigt.

Rapports. — Recouvert par la peau.

Action. — Extenseur du petit doigt auquel il donne la facilité de s'étendre isolément.

Cubital postérieur (16, fig. 1, Pl. XI). — *Insertions.* — Inséré en haut à l'épicondyle et à la crête du cubitus, il se dirige un peu obliquement en bas et en dedans ; puis son tendon, après avoir passé dans une gouttière située entre l'apophyse styloïde et la tête du cubitus, va s'insérer à la face postérieure de la base du cinquième métacarpien.

Rapports. — Il est recouvert par la peau. Entre ce muscle et le cubital antérieur se voit une longue gouttière au fond de laquelle se trouve la crête du cubitus.

Action. — Il est extenseur et adducteur de la main, c'est-à-dire qu'il entraîne le bord interne de la main vers le bord cubital de l'avant-bras.

Anconé (12, fig. 1, Pl. XI). — *Insertions*. — Ce muscle, de forme triangulaire, s'insère par son sommet à l'épicondyle ; de là ses fibres se dirigent obliquement en bas et en dedans, et s'attachent à la face externe de l'apophyse olécrâne du cubitus.

Rapports. — Il est sous-cutané et recouvre l'articulation du coude.

Action. — Il est extenseur de l'avant-bras ; sa contraction accompagne celle du triceps brachial qui a la même action.

Lorsqu'on examine le coude par sa face postérieure, on voit une forte dépression à la partie externe de cette face, à ce niveau les tendons supérieurs des muscles que nous venons d'étudier sont peu épais, et ne comblent pas l'échancrure, qu'on trouve sur le squelette entre l'épicondyle et l'olécrâne ; d'autre part, les muscles externes (long supinateur et premier radial) sont épais, et occasionnent une saillie qui rend cette dépression encore plus saillante, en la limitant à sa partie externe.

Des quatre muscles postérieurs profonds, les trois premiers sont seuls importants à connaître ; et encore n'est-ce qu'au point où ils émergent de la profondeur, entre l'extenseur commun des doigts et les radiaux, que nous devrons les étudier. Nous pouvons donc dire d'une façon générale qu'ils s'insèrent par leur partie supérieure en arrière des os de l'avant-bras et du ligament interosseux ; de là :

Le **long abducteur du pouce** et le **court extenseur du pouce** (18, 19, fig. 1, Pl. XII), accolés l'un à l'autre, formant une seule masse, se dirigent obliquement en bas et en dehors ; leurs tendons vont passer, après avoir croisé les tendons des radiaux, dans la gouttière située en dehors de l'apophyse styloïde du radius ; puis le tendon du long abducteur s'insère à la base du premier métacarpien ; celui du court extenseur va s'attacher à l'extrémité supérieure de la première phalange du pouce. Leurs corps charnus donnent lieu à la saillie inférieure qu'on voit sur le profil du bord externe de l'avant-bras (voir fig. 1, Pl. XI).

Le **long extenseur du pouce**, (2, fig. 2, Pl. XI), situé plus en dedans, passe dans la gouttière oblique située en arrière de l'extrémité inférieure du radius, croise les tendons des radiaux, se rapproche des tendons des muscles long abducteur et court extenseur du pouce et va se terminer en arrière de l'extrémité supérieure de la seconde phalange du pouce.

Les tendons du long abducteur et du court extenseur en dehors, d'une part; celui du long extenseur en dedans, d'autre part, limitent un espace triangulaire qui s'accentue très nettement lors de la contraction de ces muscles, c'est-à-dire lorsqu'on porte fortement le pouce en dehors et en arrière ; la peau soulevée alors par ces tendons laisse voir entre eux une dépression qu'on désigne sous le nom de *tabatière anatomique* (2, fig. 4, Pl. XI).

Quant à l'**extenseur propre de l'index**, il suffira de signaler que, situé profondément à l'avant-bras, son tendon passe dans la gouttière parcourue par l'extenseur commun, et se confond avec le tendon donné à l'index par ce dernier muscle.

MUSCLES DE LA MAIN

Les muscles situés à la face palmaire de la main sont divisés en trois régions : une externe, l'*éminence thénar*, qui surmonte le pouce; une interne, l'*éminence hypothénar*, qui surmonte le petit doigt; une région palmaire moyenne. Pour les doigts, les mouvements d'abduction et d'adduction ne sont pas considérés par rapport à leur éloignement ou leur rapprochement de l'axe du corps, mais de l'axe de la main passant par le doigt médius.

MUSCLES DE L'ÉMINENCE THÉNAR

Quatre muscles forment la racine du pouce, ce sont en allant de dehors en dedans : le *court abducteur*, l'*opposant*, le *court fléchisseur*, l'*adducteur*.

Court abducteur du pouce (2, fig. 2, Pl. X). — *Insertions*. — Il s'attache en haut au scaphoïde et au ligament annulaire antérieur du carpe ; son faisceau charnu, court et aplati, se dirige en bas et en dehors pour aller s'insérer à la partie externe de l'extrémité supérieure de la première phalange du pouce.

Rapports. — Il est sous-cutané et recouvre l'opposant.

Action. — Sa contraction porte le pouce en dehors et un peu en avant.

Opposant du pouce (4, fig. 4, Pl. X). — *Insertions.* — Inséré en haut sur le trapèze et le ligament annulaire du carpe, il se dirige en bas et en dehors pour se terminer sur toute la longueur du bord externe du premier métacarpien.

Rapports. — Il est recouvert par le court abducteur et, en dehors de celui-ci, par la peau sur une petite étendue.

Action. — Il entraîne le premier métacarpien en avant et en dedans, pour *opposer* le pouce aux autres doigts, c'est-à-dire mettre en contact la face antérieure du pouce avec la face palmaire de la main.

Court fléchisseur du pouce (3, fig. 4, Pl. X). — *Insertions.* — Il s'insère en haut sur le trapèze et le ligament annulaire, puis se dirige en bas et en dehors, et se partage en deux faisceaux qui vont s'attacher sur l'extrémité supérieure de la première phalange du pouce.

Rapports. — Entre ses deux faisceaux, passe le tendon du long fléchisseur du pouce.

Action. — Il fléchit la première phalange et porte le pouce en avant et en dedans.

Ces trois muscles de l'éminence thénar forment une masse courte, épaisse, ovoïde, recouvrant le premier métacarpien, et s'étendant en haut jusque vers le milieu de la racine de la main.

Adducteur du pouce (5, fig. 4, Pl. X). — *Insertions.* — Il s'insère en dedans au bord antérieur du troisième métacarpien ; de là ses fibres convergent, en formant un faisceau aplati et triangulaire, pour aller s'insérer en dedans de l'extrémité supérieure de la première phalange du pouce.

Rapports. — A la paume de la main, il est situé profondément ; mais en dehors, entre le second doigt et le pouce, il est sous-cutané, et constitue une sorte de palmure réunissant ces deux doigts.

Action. — Il rapproche le pouce de l'index, il est donc adducteur.

Les muscles de cette région, au nombre de quatre, sont : le *palmaire cutané*, l'*abducteur*, le *court fléchisseur*, l'*opposant*. Ces trois derniers meuvent le petit doigt.

Palmaire cutané (3, fig. 2, Pl. X). — *Insertions*. — Ce muscle s'insère en dehors sur le ligament annulaire du carpe et le bord interne de l'aponévrose palmaire ; puis, ses fibres se dirigent en dedans et vont s'insérer à la face profonde de la peau du bord interne de la main.

Rapports. — Recouvert par la peau, il est situé en avant de l'abducteur et du court fléchisseur du petit doigt.

Action. — En attirant la peau du bord interne de la main vers l'axe de celle-ci, il détermine un léger sillon vertical, augmente la saillie de l'hypothénar et rend plus concave la paume de la main.

Abducteur du petit doigt (2, fig. 4, Pl. X). — *Insertions*. — Il s'insère en haut sur le pisiforme, de là se dirige vers l'extrémité supérieure de la première phalange du petit doigt sur laquelle il s'insère.

Rapports. — Il est recouvert en haut par le palmaire cutané, et en bas par la peau.

Action. — Abducteur du petit doigt qu'il éloigne de l'axe de la main.

Court fléchisseur du petit doigt (6, fig. 4, Pl. X). — *Insertions*. — Il s'attache en haut à l'apophyse de l'os crochu, puis se dirige en bas et en dedans et s'insère à l'extrémité supérieure de la première phalange du petit doigt.

Rapports. — Il est situé en dehors de l'abducteur.

Action. — Il fléchit la première phalange du petit doigt.

Opposant du petit doigt. — Ce muscle, recouvert par les précédents, s'insère en haut sur l'os crochu et en bas à toute la longueur du cinquième métacarpien. Sa contraction *oppose* le cinquième doigt au pouce.

Les muscles de l'éminence hypothénar déterminent sur le bord interne de la paume de la main une saillie plus longue et moins épaisse que la région thénar ; cette dernière est plus accentuée, car les muscles qui la constituent ont un développement en rapport avec les mouvements du pouce, lesquels sont plus énergiques que ceux du petit doigt.

RÉGION PALMAIRE MOYENNE

Dans cette région se trouve l'aponévrose palmaire et plus profondément, les *lombricaux*, et les *interosseux*.

Aponévrose palmaire (1, fig. 2, Pl. X). — Cette aponévrose recouvre les muscles de la partie moyenne de la main et les tendons des fléchisseurs des doigts. (Sur la fig. 4 de la Pl. X elle a été enlevée). Elle est triangulaire, son sommet se confond avec le tendon du petit palmaire, et sa base correspond aux articulations métacarpophalangiennes. La peau y adhère fortement et se déprime à son niveau entre les régions thénar et hypothénar.

Sous cette aponévrose se trouvent des muscles qui ne se révèlent pas à l'extérieur ; nous n'en ferons donc qu'une étude rapide, suffisante pour comprendre ce qui complète la main osseuse.

Sur le même plan que les tendons des fléchisseurs des doigts se trouvent quatre muscles destinés aux quatre derniers doigts. Ils sont grêles, allongés, cylindriques, ont l'aspect de vers, de lombrics, d'où leur nom de **muscles lombricaux** (9, fig. 4, Pl. X.) Chacun de ces muscles s'insère en haut sur le bord externe du tendon du fléchisseur profond des doigts ; de là il se dirige vers la partie externe de l'articulation métacarpo-phalangienne correspondante, et va se terminer sur le tendon de l'extenseur commun. Ces muscles sont fléchisseurs des premières phalanges et extenseurs des deux dernières.

Dans les espaces situés entre les métacarpiens, se trouvent des muscles désignés sous le nom d'**interosseux** : les uns situés vers la paume de la main sont les *interosseux palmaires ;* les autres, plus épais, occupant surtout le dos de la main, sont les *interosseux dorsaux.* Au nombre de deux dans chaque espace, ils s'insèrent sur les métacarpiens qui limitent cet espace, et en bas vont se terminer sur les côtés de la première phalange de chacun des quatre derniers doigts. Les interosseux palmaires rapprochent les doigts de l'axe de la main ; les interosseux dorsaux les éloignent de cet axe.

De ces derniers un seul est visible sous la peau, c'est celui qui est situé en dehors du métacarpien de l'index (4, fig. 4, Pl. Xl). Ce muscle complète le modelé de la région située entre le pouce et le second doigt; la forme de cette région est due, d'autre part, à l'adducteur du pouce que nous avons étudié précédemment.

MUSCLES DU MEMBRE INFÉRIEUR

MUSCLES DU BASSIN

Deux sont superficiels et occupent les parties postérieure et latérale du bassin, ce sont : le *grand fessier* et le *moyen fessier ;* un est situé profondément, c'est le *petit fessier.*

Grand fessier (3, fig. 1, Pl. XV et Pl. XVII).—*Insertions.* — Ce muscle s'insère en dedans à la partie postérieure de la crête iliaque, à la partie de la fosse iliaque externe située en arrière de la ligne demi-circulaire postérieure, à l'aponévrose lombo-sacrée, aux bords du sacrum et du coccyx. De ces différents points, ses fais- ceaux charnus, épais, séparés par des interstices assez profonds, se dirigent en dehors et se terminent sur un large tendon se continuant en haut avec l'aponévrose qui recouvre la face externe de la cuisse (aponévrose fascia lata) ; en bas, ce tendon va s'insérer sur la branche externe et supérieure de la ligne âpre du fémur.

Rapports. — Recouvert par la peau, il recouvre la partie posté- rieure du moyen fessier, puis des muscles très profonds : le pyra- midal, l'obturateur interne, le carré crural, dont nous ne dirons rien, car ces muscles ne peuvent contribuer au modelé extérieur. Il recouvre aussi la tubérosité de l'ischion et la partie supérieure des muscles postérieurs de la cuisse insérés sur cette tubérosité. Le grand fessier est limité par quatre bords ; l'interne et l'inférieur sont convexes ; le supérieur, mince, se confond avec une aponé- vrose qui recouvre le moyen fessier ; l'externe, sur lequel les fibres charnues se terminent pour se continuer avec l'aponévrose, décrit une ligne courbe à concavité antérieure, encadrant en arrière la saillie du grand trochanter.

Action. — En prenant son point fixe sur le bassin, le grand fessier étend la cuisse et peut la porter dans l'abduction avec rotation en dehors ; si le point fixe est sur le fémur, il est extenseur du bassin. Il est donc un des muscles nécessaires pour maintenir la position verticale du tronc sur les membres inférieurs ; pour cette raison, son développement est relativement moins considérable chez les quadrupèdes que dans l'espèce humaine. Lorsqu'il se contracte fortement, on aperçoit sous la peau ses faisceaux, qui se traduisent par des modelés séparés les uns des autres.

(Voir ce muscle contracté sur le côté gauche du *Faucheur*, de GUILLAUME et sur le même côté du *David*, de MERCIÉ ; comparer avec le grand fessier droit qui n'est pas contracté).

Moyen fessier (2, fig. 1, Pl. XVII). — *Insertions*. — Il s'insère en haut sur les trois quarts antérieurs de la lèvre externe de la crête iliaque, et, dans la fosse iliaque externe, entre les deux lignes demi-circulaires postérieure et antérieure ; de là, ses fibres convergent les unes vers les autres, les antérieures obliquement en bas et en arrière, les postérieures en bas et en avant, de sorte qu'il a la forme d'un éventail ; il va alors s'attacher par un tendon à la face externe du grand trochanter.

Rapports. — Recouvert un peu en arrière par le grand fessier ; dans le reste de son étendue il est situé sous une aponévrose dont la partie supérieure est représentée Pl. XVII. Cette aponévrose empêche d'apercevoir ses faisceaux charnus aussi bien qu'on pouvait le constater pour le grand fessier. Son bord antérieur est contigu au tenseur du fascia lata. Il forme la partie supérieure de l'encadrement musculaire qui entoure le grand trochanter.

Action. — Il est abducteur de la cuisse. Ses fibres antérieures font tourner la cuisse en dedans ; les postérieures la font tourner en dehors.

Petit fessier. — Ce muscle recouvert complètement par le moyen fessier a la même forme et la même action que ce dernier. Il s'insère au-dessous de la ligne demi-circulaire antérieure et sur le bord antérieur du grand trochanter. (Voir pour les rapports de ce muscle avec le moyen fessier, 5, fig. 1, Pl. XIV. Sur ce dessin a été enlevé un muscle de la cuisse, le tenseur du fascia lata qui cachait complètement le bord antérieur du petit fessier).

MUSCLES DE LA CUISSE

Ils sont divisés en trois régions : une région postérieure, une région antéro-externe. une régi⸗n interne.

RÉG ON POSTÉRIEURE

Elle est formée de trois muscles : le *biceps crural*, le *demi-tendineux* et le *demi-membraneux*.

Biceps crural (4, fig. 1, Pl. XV et 7, fig. 1, Pl. XVII). — *Insertions.* — Ainsi que son nom l'indique, ce muscle est divisé à sa partie supérieure en deux portions dont l'une est longue et l'autre courte. La *longue portion*, superficielle, s'attache à la tubérosité de l'ischion ; la *courte portion*, recouverte presque complètement par la précédente, s'insère à la moitié inférieure de la ligne âpre du fémur. A ces deux faisceaux réunis succède un tendon qui s'incline vers la partie externe de la région du jarret, et va se fixer à la tête du péroné. Les fibres charnues accompagnent ce tendon jusque vers son extrémité inférieure.

Rapports. — Le biceps est recouvert par la peau, excepté à sa partie supérieure où il est recouvert par le grand fessier ; il est en rapport en dedans avec le demi-tendineux dont il se sépare en bas pour former la limite externe du creux du jarret, ou région poplitée.

Action. — Il est fléchisseur de la jambe sur la cuisse ; lorsque la jambe est dans la demi-flexion, il peut l'entraîner dans un mouvement de rotation par lequel la pointe du pied est dirigée en dehors. Quand il se contracte, on voit nettement son tendon qui soulève la peau et produit un modelé un peu épais, car, ainsi que nous l'avons dit plus haut, les fibres charnues l'accompagnent jusque vers son insertion au péroné. (Pour la contraction de ce muscle, voir au Musée du Luxembourg : le membre inférieur droit d'*Arion assis sur le dauphin*, de **HIOLLE**).

Demi-tendineux (6, fig. 1, Pl. XV).—*Insertions.* — Par son extrémité supérieure il s'attache à la tubérosité de l'ischion ; son corps charnu descend verticalement, et, vers la partie moyenne de la·

cuisse, il est remplacé par un tendon long et étroit qui, s'inclinant un peu en dedans, passe en arrière du condyle interne du fémur et de la tubérosité interne du tibia (5, fig. 2, Pl. XVI), et va s'insérer, en décrivant une courbe à concavité antérieure, à la partie la plus supérieure de la face interne du tibia. Ce tendon constitue avec ceux du couturier et du droit interne, l'ensemble qu'on désigne sous le nom de *patte d'oie*.

Rapports. — Recouvert en haut par le grand fessier, et dans le reste de son étendue par la peau; il recouvre le demi-membraneux. Il est en rapport dans sa partie supérieure avec le biceps dont il se sépare en bas pour former la limite interne de la région poplitée.

Action. — Il fléchit la jambe sur la cuisse et il est, pour cette action, congénère du muscle biceps. Lorsque la jambe est dans la demi-flexion, il l'entraîne dans la rotation par laquelle la pointe du pied se dirige en dedans. Lorsqu'il se contracte, son tendon soulève fortement la peau de la partie interne du creux du jarret, et la saillie produite est plus grêle que celle qu'on aperçoit pour le biceps, car son tendon se dégage plutôt des fibres charnues.

Demi-membraneux (7, fig. 1, Pl. XV et 12, fig. 1, Pl. XVI). — *Insertions*. — Il s'insère en haut sur la tubérosité de l'ischion par un tendon large et aplati qui forme la moitié supérieure du muscle; les fibres charnues lui succèdent, et, au-dessus du condyle interne du fémur se terminent par un tendon qui va s'insérer en arrière de la tubérosité interne du tibia.

Rapports. — Recouvert en haut par le demi-tendineux, son corps charnu déborde en bas le tendon de ce muscle, de telle sorte qu'il contribue à combler le creux poplité.

En résumé le creux du jarret ou creux poplité n'est pas excavé lors de l'extension de la jambe, puisque le corps charnu du demi-membraneux le remplit en partie; mais c'est véritablement un creux, lorsque la jambe étant fléchie sur la cuisse, les tendons des muscles (biceps, demi-tendineux) qui produisent ce mouvement soulèvent la peau sur les parties latérales de la région que nous venons d'étudier.

Sur les *écorchés* la région du jarret est creuse; il faut tenir compte de ce que pour mettre les muscles à nu, les disséquer, on doit enlever toute la graisse, les nerfs, les vaisseaux qui occupent cet espace et sont pour beaucoup dans la forme convexe de la face postérieure du genou.

Action. — Par sa contraction, la jambe est fléchie sur la cuisse.

RÉGION ANTÉRO-EXTERNE

Trois muscles forment cette région, ce sont : le *tenseur du fascia lata*, le *couturier* et le *triceps crural*.

Tenseur du fascia lata (4, fig. 1, Pl. XIII et 1, fig. 1, Pl. XVII). — *Insertions.* — Il s'attache en haut à l'épine iliaque antéro-supérieure; son corps charnu, étroit et allongé, se dirige en bas et un peu en arrière, s'arrête à quelques centimètres au-dessous du grand trochanter et est continué par une bande aponévrotique (aponévrose fascia lata, 1', fig. 1, Pl. XVII) qui recouvre la face externe de la cuisse, descend verticalement et va s'attacher sur le tibia au tubercule du jambier antérieur.

Rapports. — Il est recouvert par la peau; son bord postérieur est contigu au moyen fessier ; il s'insère en haut au même point que le couturier, mais s'en écarte en descendant, et forme la partie antérieure de l'encadrement musculaire qui entoure le grand trochanter.

Action. — Il fléchit la cuisse sur le bassin et l'entraîne en même temps dans la rotation en dedans. Lors de sa contraction, son corps charnu qui, au repos, était allongé, devient court et prend une forme carrée très caractéristique (cette différence est très nette sur le *Gladiateur*).

Couturier (5, Fig. 1, Pl. XIII et 4, Fig. 1, Pl. XVI). — *Insertions.* — Il s'insère en haut à l'épine iliaque antéro-supérieure, puis son corps charnu étroit et très long s'écarte du tenseur du fascia lata, descend obliquement en bas et en dedans, croise obliquement les faces antérieure et interne de la cuisse, se termine sur un tendon aplati qui contourne la tubérosité interne du tibia, et va s'insérer en s'épanouissant sur la partie la plus supérieure de la face interne du tibia, où il contribue à former la *patte d'oie* avec le droit interne et le demi-tendineux (2, fig. 2, Pl. XVI).

Rapports. — Il est sous-cutané, recouvre un peu le droit antérieur de la cuisse et en bas un peu du vaste interne. Il forme la limite externe d'un triangle dont les autres côtés correspondent en dedans au premier adducteur et en haut à l'arcade crurale (pli de l'aine) c'est le *triangle de Scarpa* sur lequel nous reviendrons en étudiant les muscles internes de la cuisse.

Action. — Il est fléchisseur de la jambe sur la cuisse et de la cuisse sur le bassin ; comme il entraîne en même temps la cuisse dans la rotation en dehors, il contribue à placer les membres inférieurs dans la position que leur font prendre les tailleurs accroupis sur leur établi.

Lorsqu'il se contracte, il ne se traduit pas par une saillie, car, reposant sur des masses charnues épaisses, il les déprime, s'enfonce, son modelé est alors représenté par une gouttière allongée et étroite. (Voir dans le jardin du Luxembourg : le membre inférieur droit du *Faune dansant sur une outre*, de LEQUESNE, En haut seulement, au niveau de son insertion au bassin, il soulève la peau, et si la cuisse est fléchie *directement* (c'est-à-dire sans tourner en dehors ou en dedans), comme l'action du couturier se combine avec celle du tenseur du fascia lata, il se creuse entre ces deux muscles une petite fossette au fond de laquelle se trouve la partie toute supérieure du droit antérieur de la cuisse.

Triceps crural(6, 7, 7´, fig. 1, Pl. XIII). — Ce muscle, très épais, entoure le corps du fémur et se divise en haut en trois portions qui, en bas, se réunissent, pour se terminer par un tendon commun. De ces trois portions, l'une est située au milieu de la face antérieure de la cuisse : c'est la *longue portion* ou *droit antérieur de la cuisse;* les deux autres sont latérales: c'est le *vaste externe* en dehors et le *vaste interne* en dedans.

Insertions. — Le *droit antérieur* (6, fig. 1, Pl. XIII) s'insère en haut à l'épine iliaque antéro-inférieure par un tendon qui s'épanouit en une aponévrose située à la face antérieure de cette portion du triceps ; sur les bords et sur la face postérieure de cette aponévrose naissent les fibres charnues se dirigeant: les externes en bas et en dehors, les internes en bas et en dedans, pour aller se terminer sur une aponévrose située, cette fois, en arrière et en bas. Environ à 10 centimètres de la rotule, les fibres charnues s'arrêtent et le tendon qui leur succède va s'insérer à la base de cet os ; les fibres superficielles de ce tendon passent en avant de la rotule et vont se confondre avec le ligament rotulien (voir page 73).

Le *vaste interne* (3′, fig. 1, Pl. XIV) entoure le corps du fémur excepté en arrière où il laisse libre l'interstice de la ligne âpre ; il s'attache donc sur la lèvre interne de la ligne âpre, sur les faces interne, antérieure et externe du corps du fémur, enfin sur la ligne qui rejoint en avant le petit au grand trochanter. De là, les fibres charnues se dirigent vers la rotule, c'est-à-dire, pour les internes (les seules visibles sur l'écorché superficiel), obliquement en bas et en dehors, et vont se terminer sur le bord interne du tendon du droit antérieur et sur la rotule. Il est important de remarquer que la jonction des fibres charnues avec ce tendon se fait d'abord suivant une ligne verticale qui, en bas, se recourbe en formant une ligne à convexité inférieure, et que les fibres charnues atteignent et même quelquefois dépassent un peu la base de la rotule.

Le *vaste externe* (3, fig. 1, Pl. XIV) s'insère au-dessous du grand trochanter, sur la bifurcation externe de la ligne âpre. De là les fibres charnues, obliques en bas et en dedans, se dirigent vers le genou, se terminent à 5 ou 6 centimètres de la base de la rotule, et sont reliées par une aponévrose au tendon du droit antérieur.

En résumé, le droit antérieur s'arrête loin de la rotule, le vaste interne descend jusqu'à la rotule, et le vaste externe est intermédiaire à ces deux portions. (Voir à la Cour d'assises : le *Christ*, de BONNAT).

Le ligament rotulien qui continue le tendon du triceps va s'insérer à la tubérosité antérieure du tibia.

Rapports. — Le droit antérieur est situé en haut entre le couturier et le tenseur du fascia lata. Recouvert par la peau, il recouvre une portion du vaste interne et du vaste externe.

Le vaste interne, recouvert un peu en dedans par le couturier, est sous-cutané dans le reste de son étendue.

Le vaste externe est recouvert par la peau et par l'aponévrose fascia lata (1′, fig. 1, Pl. XVII), il détermine une grande ligne convexe dessinant le profil externe de la cuisse, et commençant en haut au-dessous du grand trochanter.

Action. — Ce muscle est extenseur de la jambe sur la cuisse ; le droit antérieur, qui s'insère en haut sur l'os iliaque contribue à la flexion de la cuisse sur le bassin. Lorsqu'il se contracte, ses fibres charnues, qui alors deviennent très saillantes, rendent bien apparent le méplat résultant du tendon situé au-dessus de la rotule, *(méplat sous-rotulien)* ; il est utile d'en bien observer les limites dues aux différents niveaux qu'atteignent les trois portions du muscle triceps.

RÉGION INTERNE

Les muscles internes de la cuisse sont au nombre de cinq : le *pectiné*, les *trois adducteurs* et le *droit interne*, auxquels nous ajouterons l'extrémité inférieure d'un muscle qui, situé en haut dans l'intérieur du tronc, se termine en bas sur le fémur ; c'est le *psoas-iliaque*. Ces muscles sont disposés comme une véritable cloison entre les régions postérieure et antérieure de la cuisse ; ils comblent l'espace situé entre la symphyse du pubis et le fémur.

Psoas-iliaque (1, 2, fig. 1, Pl. XIII). — Ce muscle est divisé en deux portions, *psoas* et *iliaque*, réunies en bas sur un tendon commun.

Insertions. — En haut, la portion qui porte le nom de *psoas*, s'attache aux corps de la dernière vertèbre dorsale et des quatre premières lombaires ; de là, le faisceau charnu, fusiforme, se dirige en bas et en avant, et se confond avec le *muscle iliaque* qui s'insère dans la fosse iliaque interne. Ces deux muscles réunis passent sous l'arcade crurale, apparaissent à la cuisse, et vont s'insérer au petit trochanter.

Rapports. — A la cuisse, il est en rapport en dehors avec le couturier, en dedans avec le pectiné.

Action. — Fléchisseur de la cuisse qu'il entraîne dans la rotation en dehors.

Pectiné (8, fig. 1, Pl. XIII et 6, fig. 1, Pl. XIV). — *Insertions*. — Il s'attache en haut à la crête pectinéale située au-dessus de la branche horizontale du pubis ; de là, son corps charnu, aplati, se dirige en bas et en dehors pour aller s'insérer à la branche interne et supérieure de la ligne âpre du fémur.

Rapports. — Il est situé dans le fond du triangle de Scarpa (triangle limité par le couturier, le premier adducteur et l'arcade crurale). Sur le sujet complet, on n'aperçoit pas le modelé du pectiné ni celui du psoas-iliaque, car le triangle de Scarpa est comblé par des ganglions lymphatiques qui donnent à cette région un aspect légèrement empâté. Si nous avons parlé de ces muscles, c'est que sur les *écorchés* ils sont toujours représentés.

Action. — Il fléchit la cuisse, l'entraîne dans l'adduction et dans la rotation en dehors.

Les *trois adducteurs* sont désignés par ordre de superposition en allant d'avant en arrière, ou, en tenant compte de leurs dimensions, sous les noms de *premier* ou *moyen adducteur, second* ou *petit, troisième* ou *grand.*

Premier ou moyen adducteur (9, fig. 1, Pl. XIII et 7, fig. 1, Pl. XIV). — *Insertions.* — Il s'insère en haut à l'épine du pubis par un tendon aplati; puis son corps charnu, en s'élargissant, se dirige en bas et en arrière pour aller se fixer sur la partie moyenne de la ligne âpre du fémur.

Rapports. — Recouvert par la peau; dans sa partie inférieure il est croisé par le couturier; en rapport en dehors avec le pectiné, il recouvre le second adducteur et forme la limite interne du triangle de Scarpa.

Action. — Il est fléchisseur, rotateur en dehors et adducteur de la cuisse. Il se dessine sous la peau d'une façon très accentuée à sa partie supérieure.

Second ou petit adducteur. — Ce muscle recouvert par le précédent ne peut jamais se produire comme forme extérieure. Il est étendu entre le corps du pubis et le tiers supérieur de la ligne âpre. Son action est la même que celle du premier adducteur.

Troisième ou grand adducteur (10, fig. 1, Pl. XVI). — *Insertions.* — Il s'insère en haut sur l'arcade ischio-pubienne et sur la tubérosité de l'ischion. De là ses fibres se dirigent: les supérieures horizontalement ; les moyennes en bas et en dehors, pour aller s'insérer, ainsi que les précédentes, à toute la longueur de la ligne âpre du fémur. Les internes se dirigeant verticalement vont s'insérer à un tubercule surmontant le condyle interne du fémur.

Rapports. — Il n'y a que la partie supérieure de son faisceau interne qui soit sous-cutanée; on l'aperçoit entre le droit interne et les muscles postérieurs de la cuisse. Il contribue à former le relief arrondi et épais par lequel se dessine la partie supérieure de la face interne de la cuisse.

Droit interne (9, fig. 1, Pl. XVI). — *Insertions*. — Ce muscle, allongé, mince et aplati, s'attache au corps du pubis par son extrémité supérieure ; de là il se dirige en bas, puis, devenant tendineux en s'approchant du genou, il contourne avec le couturier la tubérosité du condyle interne, et va s'insérer à la partie la plus supérieure de la face interne du tibia, en contribuant à former la *patte d'oie*.

Rapports. — Recouvert par la peau, il recouvre le bord interne des adducteurs et est en rapport en bas avec le couturier. Il forme avec le troisième adducteur le relief interne de la partie supérieure de la cuisse.

Action. — Adducteur de la cuisse et fléchisseur de la jambe.

MUSCLES DE LA JAMBE

Ces muscles sont répartis en trois régions : une antérieure, une externe et une postérieure. La région interne de la jambe est complètement dépourvue de muscles, et n'est représentée que par la face interne du tibia qui est sous-cutanée, et se traduit par une longue gouttière, d'autant plus profonde que les muscles antérieurs et postérieurs sont plus développés.

RÉGION ANTÉRIEURE

Les muscles de cette région sont, en allant de dedans en dehors : le *jambier antérieur*, l'*extenseur propre du gros orteil*, l'*extenseur commun des orteils* et le *péronier antérieur*. Ces muscles qui, de la jambe se rendent au pied, glissent à leur passage sur l'articulation tibio-tarsienne, sous une sorte de bracelet fibreux ou *ligament annulaire du tarse* (11, fig. 2, Pl. XIII et 1, fig. 2, Pl. XIV). Il est important, pour la forme du cou-de-pied, de connaitre la direction de ce ligament qui s'attache à la malléole interne, descend obliquement en bas et en dehors, et va se terminer sur le calcanéum, dans le creux calcanéo-astragalien, en arrière du muscle pédieux.

Jambier antérieur (1, fig. 2, Pl. XIII et XVII et 11, fig. 2, Pl. XVI). — *Insertions*. — Ce muscle s'insère en haut sur le tibia : au tubercule du jambier antérieur, au bord externe de la tubérosité antérieure, à la partie supérieure de la face externe. Les fibres charnues s'attachent directement sur l'os ; le corps charnu, fusiforme, se dirige en bas et se termine, à la partie moyenne de la jambe, sur un tendon qui, déviant en bas et en dedans, passe sous le ligament annulaire du tarse, se place sur le bord interne du pied (4, fig. 2, Pl. XIV), et va s'attacher à la face interne du premier cunéiforme et à celle de la base du premier métatarsien.

Rapports. — Recouvert par la peau, il est en rapport en dehors: dans sa partie supérieure, avec l'extenseur commun des orteils, et, dans sa partie inférieure, avec l'extenseur propre du gros orteil. Il suit la direction de la crête du tibia qu'il recouvre lorsqu'il est épais, mais qu'il laisse au contraire visible sous la peau lorsqu'il est peu développé.

Action. — Il est fléchisseur du pied dont il élève le bord interne, et dont il porte la pointe en dedans. Son corps charnu et son tendon sont très apparents lors de la contraction; le tendon surtout soulève la peau, et dessine un modelé saillant et étroit qui, de la jambe, se dirige obliquement vers le bord interne du pied.

Extenseur propre du gros orteil (5, fig. 2, Pl. XIII). — *Insertions.* — Il s'insère en haut à la partie moyenne de la face interne du péroné; ses fibres charnues accompagnent le tendon jusqu'au ligament annulaire du tarse sous lequel il passe, pour aller, en se dirigeant vers la partie interne du pied (3, fig. 2, Pl. XIV), s'attacher sur l'extrémité postérieure de la seconde phalange du gros orteil.

Rapports. — En haut il est recouvert par le jambier antérieur et l'extenseur commun des orteils; plus bas, ces deux muscles s'écartant laissent l'extenseur du gros orteil devenir sous-cutané.

Action. — Il est extenseur du gros orteil, et s'associe aux mouvements indiqués plus haut pour la contraction du jambier antérieur. Son tendon se voit très nettement sur le dos du pied.

Extenseur commun des orteils (6, 6', fig. 2, Pl. XVII). — *Insertions.* — Il s'insère sur la tubérosité externe du tibia et sur la partie supérieure de la face interne du péroné; ses fibres, dirigées en bas et en dedans, se soudent à un tendon qu'elles accompagnent jusqu'auprès du pied. Ce tendon passe sous le ligament annulaire du tarse, et se divise en quatre portions (2, fig. 2. Pl. XIV) qui, s'écartant les unes des autres, se dirigent vers les quatre derniers orteils aux deuxièmes et troisièmes phalanges desquels elles s'insèrent de la même manière que les extenseurs des doigts.

Rapports. — Ce muscle est sous-cutané ; il est en rapport en dedans : avec le jambier antérieur en haut, et l'extenseur propre du gros orteil en bas.

Action. — Il soulève les orteils et les entraîne par conséquent dans l'extension ; il est aussi fléchisseur et abducteur du pied dont il élève le bord externe. Lors de sa contraction, ses tendons sont très nettement dessinés sur le dos du pied ; ils se traduisent par des cordes saillantes qui, réunies au cou-de-pied, rayonnent vers les orteils auxquels ils sont destinés.

Péronier antérieur (7, fig. 2, Pl. XVII). — Ce muscle peut-être considéré comme un faisceau détaché du muscle précédent. Il n'existe pas chez tous les sujets.

Insertions. — Inséré à la moitié inférieure de la face interne du péroné, ce muscle se dirige en bas ; son tendon, accompagné par les fibres charnues jusqu'au ligament annulaire sous lequel il passe, se dirige en dehors, vers le bord externe du pied (5, fig. 2, Pl. XIV), et s'attache sur les extrémités postérieures des quatrième et cinquième métatarsiens.

Rapports. — Il est situé en dehors de l'extenseur commun des orteils et en avant de la malléole externe. Sur le dos du pied il croise très obliquement le muscle pédieux (8, fig. 2, Pl. XVII).

Action. — Il est fléchisseur et abducteur du pied dont il élève le bord externe.

RÉGION EXTERNE

Deux muscles forment cette partie de la jambe, ce sont : le *long péronier latéral* et le *court péronier latéral*.

Long péronier latéral (4, fig. 2, Pl. XVII). — *Insertions.* — Il s'insère en haut à la tête du péroné et à la partie supérieure de la face externe de cet os ; ses fibres descendent parallèlement au péroné, et se terminent sur un tendon qui, en bas, dévie en arrière de la malléole externe, puis, se dirige en avant, passe

dans la gouttière inférieure du cuboïde, et là, traversant obliquement la plante du pied dans ses parties profondes, va s'attacher à
un tubercule situé en dehors et au-dessous de l'extrémité postérieure du premier métatarsien.

Rapports. — Ce muscle, recouvert par la peau, recouvre le
court péronier latéral ; il est en rapport en avant avec l'extenseur
commun des orteils et en arrière avec le soléaire. A la plante du
pied on ne peut apercevoir son tendon, qui est non seulement recouvert par les muscles superficiels de cette région, mais encore
par le ligament calcanéo-cuboïdien inférieur ou grand ligament de
la plante (4, fig. 7, Pl. V).

Action. — Il est extenseur du pied dont il élève le bord externe
tandis qu'il porte sa pointe en dehors. Croisant obliquement la
plante du pied il augmente la concavité de cette région.

Court péronier latéral (5, fig. 2, Pl. XVII). — *Insertions.* — Il s'insère en haut à la moitié inférieure de la face externe du péroné,
puis se dirige en bas, et devient tendineux. Son tendon passe derrière la malléole externe, croise le tendon du long péronier au-
dessus et en avant duquel il se place, et va se fixer à l'apophyse
située en dehors de la base du cinquième métatarsien (5, fig. 7,
Pl. V).

Rapports. — Recouvert par le long péronier latéral, il est sous-
cutané dans sa partie inférieure ; ces deux muscles, comme modelé,
se confondent et se traduisent à la jambe par une masse unique.
Son tendon peut quelquefois s'apercevoir sur la partie externe du
pied.

Action. — Il élève le bord externe du pied et porte sa pointe en
dehors.

RÉGION POSTÉRIEURE

Les muscles de cette région sont situés sur deux plans : un plan
superficiel formé par les *jumeaux* et le *soléaire* auxquels il faut
ajouter un petit muscle peu important, le *plantaire grêle ;* un
plan profond composé de quatre muscles : le *poplité*, le *long
fléchisseur commun des orteils*, le *jambier postérieur* et le
fléchisseur propre du gros orteil.

Les jumeaux et le soléaire, indépendants à leur partie supérieure, se réunissent en bas sur un tendon commun ; ils constituent ainsi un muscle triceps qu'on désigne sous les noms de *triceps de la jambe*, ou *triceps sural* (de *sura*, mollet).

Jumeaux (2, fig. 2, Pl. XV). — Les jumeaux désignés encore sous le nom de *gastrocméniens* (de γαστήρ, ventre, et κνήμη, jambe), sont situés l'un en dehors, *jumeau externe*, l'autre en dedans, *jumeau interne*.

Insertions. — Le jumeau externe s'insère au-dessus du condyle externe du fémur et le jumeau interne au-dessus du condyle opposé. Ces insertions se font par un tendon qui s'épanouit, à la face superficielle de chacun de ces muscles, en une aponévrose triangulaire sur laquelle naissent les fibres charnues. Les fibres charnues, plus nombreuses vers l'axe du membre sont, au contraire, moins développées sur les bords éloignés de cet axe ; elles se terminent en bas en décrivant, pour chacun des muscles jumeaux, une ligne courbe à convexité inférieure. Le jumeau interne descend un peu plus bas que le jumeau externe. Ces fibres charnues se terminent alors sur une aponévrose triangulaire qui, s'unissant à celle du muscle soléaire, constitue le *tendon d'Achille* (2′, fig. 2, Pl. XV).

Soléaire (3, fig. 2, Pl. XV). — *Insertions.* — Ce muscle, recouvert en partie par les jumeaux, s'insère en haut à la face postérieure de la tête du péroné, et au quart supérieur de la face postérieure de cet os. Il s'insère aussi sur la ligne oblique et à la partie moyenne du bord interne du tibia. De là le muscle s'étale, s'élargit, ce qui lui donne l'aspect d'une semelle de soulier ; d'où son nom (de *solea*, semelle) ; ses fibres se dirigent en bas, et vont se terminer sur une aponévrose qui se confond avec celle des jumeaux. Ces aponévroses ainsi réunies constituent un tendon très épais ; c'est le *tendon d'Achille* (2′, fig. 2, Pl. XV) qui, descendant verticalement, va s'insérer à la moitié inférieure de la face postérieure du calcanéum. Le tendon d'Achille forme une saillie très accentuée à la partie inférieure de la jambe ; ce tendon, détaché des os, laisse la peau se déprimer dans les régions situées en arrière des malléoles.

Rapports. — Les jumeaux sont sous cutanés, et ils contribuent à combler le creux poplité par leurs extrémités supérieures ; ils recouvrent le soléaire et constituent la saillie du mollet. Le soléaire déborde les jumeaux en dehors et en dedans ; en dehors, on l'aperçoit très haut car il commence à la tête du péroné (3, fig. 2, Pl. XVII) ; en dedans, il ne se dégage qu'à la partie moyenne de la jambe des muscles jumeaux qui le recouvrent (7, fig. 2, Pl. XVI) ; en effet, de ce côté il s'insère à la partie moyenne du bord interne du tibia.

Action. — Le triceps sural est extenseur du pied ; c'est lui qui agit lorsque, par exemple, on se soulève sur la pointe des pieds. Pendant la marche, la jambe qui est en arrière projette le corps en avant, et c'est son triceps qui, par sa contraction, produit cette action. En même temps qu'il produit l'extension, le triceps entraîne la pointe du pied en dedans et élève le bord interne. Pour produire une extension dans laquelle la pointe ne sera portée ni en dedans ni en dehors, il faut associer au triceps les péroniers latéraux ; ceux-ci sont en effet non seulement extenseurs, mais encore abducteurs du pied, et cette dernière action contre-balance l'adduction produite par le triceps. (Pour la contraction du triceps, voir au Musée du Luxembourg : la jambe gauche du *Faucheur*, de GUILLAUME ; dans le jardin du Luxembourg : les deux jambes du *Faune dansant sur une outre*, de LEQUESNE).

Les jumeaux peuvent agir aussi comme fléchisseurs de la jambe sur la cuisse ou de celle-ci sur la jambe.

La contraction des jumeaux se traduit par une saillie verticale située au milieu de la jambe, là où les fibres charnues sont épaisses. De chaque côté de cette saillie se voit un méplat dû aux aponévroses triangulaires recouvrant ces muscles. Ceux-ci, à leur partie inférieure, se terminent par deux bords convexes descendant à des niveaux différents, ainsi que comme nous l'avons déjà indiqué.

Plantaire grêle (1 fig. 2, Pl. XV). — Ce muscle grêle et allongé est situé entre les jumeaux et le soléaire. Son corps charnu s'insère au-dessus du condyle externe où il dépasse un peu le jumeau correspondant, et contribue ainsi à combler le creux poplité. De là il se dirige en bas et en dedans, se continue par un tendon filiforme qui, longeant le bord interne du tendon d'Achille, se termine sur celui-ci ; ou va s'insérer au calcanéum (on aperçoit le tendon du plantaire grêle en avant de 6′, fig. 2, Pl. XVI). Ce muscle, qui souvent fait défaut, a une action se confondant avec celle du triceps de la jambe.

Les muscles que nous venons d'étudier recouvrent complètement le muscle **poplité** qui, situé à la partie supérieure de la jambe, s'attache en haut sur le fémur au-dessous de l'insertion du jumeau externe, se dirige en bas et en dedans, et va se terminer sur la partie du tibia surmontant la ligne oblique.

Quant aux muscles **long fléchisseur commun des orteils, jambier postérieur** et **fléchisseur propre du gros orteil**, ils sont recouverts aussi en haut par le triceps de la jambe, mais en bas s'aperçoivent au-dessus et en arrière de la malléole interne.

L'ordre dans lequel nous venons de les énumérer est celui qu'ils occupent de dedans en dehors à la face postérieure des os de la jambe sur lesquels ils s'insèrent. Mais lorsqu'ils deviennent visibles, il n'en est plus de même, car le tendon du jambier postérieur (9, fig. 2, Pl. XVI) se place en avant du fléchisseur commun des orteils (8, fig. 2, Pl. XVI).

Après avoir contourné la malléole interne, le tendon du jambier postérieur va s'insérer à la tubérosité du scaphoïde. Ce muscle est extenseur et adducteur du pied dont il élève le bord interne.

Le fléchisseur commun des orteils qui, à sa partie supérieure, était situé en dedans du jambier postérieur, en bas se place en arrière de celui-ci. Son tendon, accompagné par les fibres charnues jusqu'au niveau de la malléole interne, contourne cette malléole, et, allant occuper les parties profondes de la plante du pied, se divise en quatre portions qui vont s'insérer à la troisième phalange de chacun des quatre derniers orteils.

Le fléchisseur propre du gros orteil (10, fig. 2, Pl. XVI), qui en haut est situé en dehors du jambier postérieur, passe dans une gouttière de la face postérieure de l'astragale, puis dans la concavité de la face interne du calcanéum, et se rend au premier orteil, à la seconde phalange duquel il va s'insérer (4, fig. 3, Pl. XIV).

En résumé, sur la face interne de la jambe et en arrière de la région occupée par la face interne du tibia qui est sous-cutanée, on voit trois saillies superposées correspondant au jumeau interne, à la partie interne du soléaire et aux muscles postérieurs profonds que nous venons d'étudier.

MUSCLES DU PIED

Ces muscles sont répartis en deux régions : la région dorsale et la région plantaire.

RÉGION DORSALE

Cette face du pied, occupée surtout par les tendons qui viennent de la partie antérieure de la jambe, ne présente qu'un seul muscle, le *muscle pédieux*.

Pédieux (8, fig. 2, Pl. XVI). — *Insertions*. — Ce muscle, encore désigné sous le nom de *court extenseur commun des orteils*, s'insère en arrière sur la partie antérieure du calcanéum, dans le creux calcanéo-astragalien ; de là, son corps charnu, se dirigeant en avant et en dedans, se divise en quatre faisceaux qui deviennent tendineux, croisent les tendons de l'extenseur commun en passant au-dessous d'eux, et se dirigent vers les quatre premiers orteils. Le tendon le plus interne (6, fig. 2, Pl. XIV) s'insère sur l'extrémité postérieure de la première phalange du gros orteil ; les trois autres se confondent avec les tendons de l'extenseur commun destinés aux deuxième, troisième et quatrième orteils.

Rapports. — Il est recouvert par la peau et les tendons du péronier antérieur et de l'extenseur commun des orteils.

Action. — Associé à l'extenseur commun, il produit l'extension des quatre premiers orteils. Lorsqu'il se contracte, son corps charnu forme une saillie arrondie et épaisse en avant de la malléole externe ; il est bien apparent, car il est contracté, sur le pied gauche du *Gladiateur*.

RÉGION PLANTAIRE

Au point de vue des formes, ces muscles doivent pour ainsi dire n'être qu'énumérés ; ils ne font que combler un peu la plante du pied, tout en lui conservant la forme que nous avons constatée sur le squelette, c'est-à-dire celle d'une voûte surbaissée ouverte en dedans (bord interne du pied) et reposant sur le sol par sa partie externe. De plus, on peut les considérer comme formant une masse unique, car ils sont recouverts par une peau épaisse, doublée dans certaines régions d'une graisse abondante. Nous dirons cependant quelques mots des plus superficiels.

Ils sont répartis, comme à la paume de la main, en une région moyenne, une région externe et une région interne.

Le muscle superficiel de la région plantaire moyenne, c'est le **court fléchisseur commun des orteils** (1, fig. 3, Pl. XIV). Ce muscle, inséré en arrière à la face inférieure du calcanéum, se dirige en avant, et se divise en quatre tendons qui vont s'attacher aux secondes phalanges des quatre derniers orteils. La disposition de ces tendons, par rapport à ceux du long fléchisseur commun qui vient de la jambe, est comparable à ce que nous avons vu à la main pour les tendons des fléchisseurs superficiel et profond des doigts.

Il est recouvert d'une aponévrose épaisse, *aponévrose plantaire*, dont on voit la partie postérieure (1′ fig. 3, Pl. XIV). Dans la profondeur, on trouve des muscles *lombricaux* (7, fig. 3, Pl. XIV) et *interosseux* (9, fig. 2), sur lesquels il est vraiment inutile d'insister.

Comme pour la main, dans l'étude des muscles des régions externe et interne de la plante du pied, on ne tient plus compte de l'axe du corps, mais de celui du pied, qui passe par le second orteil et le second métatarsien.

Les muscles de la région externe sont : l'*abducteur* et le *court fléchisseur du petit orteil*.

L'abducteur du petit orteil (5, fig. 3. Pl. XIV et 9, fig. 2, Pl. XVII) s'insère au calcanéum, se dirige en avant en longeant le bord externe du pied, prend quelques adhérences à l'apophyse du cinquième métatarsien et va se fixer au côté externe de la base de la première phalange du petit orteil.

Le court fléchisseur du petit orteil (6, fig. 3, Pl. XIV) recouvert en partie par le précédent, s'insère sur le grand ligament de la plante et sur le cinquième métatarsien, puis se termine en avant à la première phalange du petit orteil.

Les muscles de la région interne sont : l'*abducteur du gros orteil* qui est superficiel, le *court fléchisseur* et les *adducteurs oblique et transverse* qui sont profonds ; ces deux derniers n'ont pas la moindre influence sur les formes extérieures.

L'**abducteur du gros orteil** (2, fig. 3, Pl. XIV et 12, fig. 2, Pl. XVI) s'insère en arrière au calcanéum, recouvre le bord interne du pied et va s'attacher en dedans de la base de la première phalange du gros orteil.

Le **court fléchisseur du gros orteil** (3, fig. 3, Pl. XVI), recouvert en partie par le précédent, s'insère en arrière au troisième cunéiforme, de là se dirige en avant et se fixe sur deux os sésamoïdes développés à la face inférieure de l'articulation métatarso-phalangienne du gros orteil.

(Voir pour les insertions de ces muscles la fig. 7 de la Pl. V).

MUSCLES DU COU

La partie postérieure du cou nous est déjà connue, elle a été précédemment étudiée avec les muscles du dos, car c'est le trapèze qui la constitue en partie.

En avant et sur les côtés du cou on trouve immédiatement au-dessous de la peau le muscle *peaussier* (13, fig. 1, Pl. VI), dont nous parlerons à propos des muscles de la face aux contractions desquels il s'associe pour compléter certaines expressions (voir page 147). Le peaussier étant très mince laisse apercevoir des muscles importants, les muscles *sterno-cléido-mastoïdiens* qui divisent le cou en régions dans lesquelles nous pourrons apercevoir des muscles profonds.

Sterno-cléido-mastoïdien (14, fig. 1, et 13, fig. 3, Pl. VI). — *Insertions.* — Ce muscle pair, situé de chaque côté du cou, est divisé à sa partie inférieure en deux faisceaux : un *faisceau interne* ou *sternal*, s'attachant par un tendon étroit à la partie antérieure de la poignée du sternum ; un *faisceau externe* ou *claviculaire*, inséré par un tendon aplati au tiers interne du bord postérieur de la clavicule. Ces deux portions, d'abord séparées par un petit intervalle triangulaire, se réunissent, se dirigent obliquement en haut, en dehors et en arrière, et vont s'attacher par un tendon aplati à l'apophyse mastoïde du temporal et aux deux tiers externes de la ligne courbe supérieure de l'occipital.

Rapports. — Recouvert par la peau et le muscle peaussier.

Action. — Quand un seul sterno-cléido-mastoïdien se contracte, il incline la tête de son côté et tourne la face du côté opposé. Alors il se dessine sous la forme d'une saillie allongée et verticale, car par sa contraction il tend à placer l'apophyse mastoïde verticalement au-dessus de la fourchette du sternum ; celui des deux faisceaux qu'on aperçoit le mieux c'est le faisceau sternal. (Pour la contraction de ce muscle, voir au musée du Luxembourg : *Anacréon*, et le *Faucheur*, de GUILLAUME ; *l'Age de fer*, de LANSON.) Quand les deux sterno-cléido-mastoïdiens se contractent en même temps, ils étendent faiblement la tête et fléchissent la région cervicale de la colonne vertébrale. On les voit devenir saillants chez un sujet qui, couché sur le dos, soulève la tête. En prenant son point fixe sur la tête il agit dans l'inspiration. La partie inférieure du sterno-cléido-mastoïdien est séparée du trapèze par un intervalle qui correspond au tiers moyen de la clavicule ; mais en haut ces deux muscles se rapprochent et limitent avec la clavicule une région triangulaire dans laquelle la peau se déprime, surtout en bas, et où se trouvent des muscles profonds qu'il nous suffira d'énumérer rapidement. Ces muscles sont, en allant de la partie supérieure à la partie inférieure, c'est-à-dire de l'occipital à la clavicule : le **grand complexus** qu'on aperçoit dans une minime étendue ; le **splénius** (3, Pl. VIII), qui s'insère sur la ligne médiane : au ligament cervical postérieur, aux apophyses épineuses des dernières vertèbres cervicales et des quatre ou cinq premières dorsales. Ce muscle se dirige ensuite obliquement en haut et en dehors pour aller s'attacher, en doublant les insertions du sterno-mastoïdien, à l'apophyse mastoïde du temporal et à la ligne courbe occipitale supérieure ; quelques-unes de ses fibres vont se fixer aux apophyses transverses de l'atlas et de l'axis. En se contractant il incline la tête et tourne la face de son côté.

Au-dessous du splénius on aperçoit l'**angulai de l'omoplate** qui, inséré en haut aux trois ou quatre premières vertèbres cervicales, se dirige en dehors et en arrière pour aller se fixer à la portion du bord spinal de l'omoplate située au-dessus de l'épine de cet os. Enfin, en avant de l'angulaire de l'omoplate, on voit le **scalène postérieur** et le **scalène antérieur**. Ces muscles s'insèrent sur la première et la seconde côtes, et vont se terminer sur les apophyses transverses des vertèbres cervicales.

La face antérieure du cou présente une région triangulaire dont le sommet inférieur correspond à la fourchette du sternum ; les sterno-mastoïdiens qui s'éloignent l'un de l'autre, en se dirigeant en haut et en dehors, limitent ce triangle sur ses parties latérales. En examinant le cou de profil on voit que cette partie triangulaire, dirigée un peu obliquement en bas et en arrière, est continuée en haut par la face inférieure du menton dont la direction est légèrement oblique en haut et en avant (fig. 3, Pl. VI). Ce qui détermine ce changement de direction, c'est qu'au point de jonction de ces deux surfaces se trouve un os, l'**os hyoïde** qui, sans connexion avec le squelette, est relié aux parties voisines par des muscles disposés au-dessous et au dessus de lui. La région qui est au-dessous de l'os hyoïde est nommée *région sous-hyoïdienne ;* la région qui est au-dessus constitue la *région sus-hyoïdienne.* Avant d'étudier les muscles de ces régions, il est utile d'indiquer quels organes sont situés entre ces muscles et la colonne vertébrale, et quelle est leur disposition.

La partie centrale du cou est occupée par la colonne vertébrale qui, en arrière est séparée de la peau (excepté pour les sixième et septième vertèbres cervicales dont les apophyses épineuses sont sous-cutanées) par des muscles que nous avons étudiés précédemment : trapèze, splénius, etc. Deux conduits sont situés en avant : l'un, appliqué à la face antérieure de la colonne vertébrale, est charnu, aplati à l'état de repos, et fait communiquer l'arrière-bouche avec l'estomac, c'est l'*œsophage ;* l'autre, formé d'anneaux cartilagineux, et situé au-devant de l'œsophage, est étendu de l'arrière-bouche aux poumons, c'est la *trachée.*

La *trachée* est surmontée du **larynx**, appareil dans lequel se produisent les sons vocaux et dont les différentes pièces cartilagineuses sont suspendues à l'os hyoïde. Ce dernier, dont nous avons vu plus haut la situation, a la forme d'un fer de cheval ; il se compose en effet d'une partie centrale ou *corps*, continuée en arrière par deux prolongements, les *grandes cornes de l'os hyoïde.* Le corps est allongé transversalement, sa face antérieure est convexe, et cette disposition donne une forme semblable à la région qu'il occupe à la rencontre de la face antérieure du cou avec la partie inférieure du menton.

Au-dessous, et suspendu à l'os hyoïde, on trouve le plus supérieur des cartilages du larynx, le *cartilage thyroïde* qui, formé de deux lames latérales quadrangulaires s'unissant entre elles, de façon à produire en avant une arête anguleuse, détermine sous la peau une saillie, plus ou moins accentuée, désignée vulgairement sous le nom de *pomme d'Adam*.

Au larynx est annexée une glande, le *corps thyroïde*, placée au-devant et sur les côtés de la partie supérieure de la trachée. Ce corps thyroïde est plus développé chez la femme, ce qui contribue à donner au cou de celle-c une forme arrondie dans la partie antérieure.

MUSCLES SOUS-HYOÏDIENS

Ces muscles sont au nombre de quatre : deux superficiels et deux profonds. Aplatis et muscles assez minces ils sont situés au devant du larynx et de la trachée. Le plan superficiel est formé par le *cléido-hyoïdien* et l'*omo-hyoïdien*.

Le **cléido-hyoïdien** ou *sterno-hyoïdien* (16, fig. 1, Pl. VI) s'insère en bas à la partie postérieure de la tête de la clavicule, et de là se dirige en haut et en dedans pour aller se fixer au bord inférieur de l'os hyoïde.

L'omo-hyoïdien. (15, fig. 1, Pl. VI et 5, Pl. VII) s'insère sur le bord supérieur de l'omoplate, de là se dirige en haut et en avant, puis se recourbe, et se porte vers la ligne médiane où il atteint l'os hyoïde au bord inférieur duquel il va s'attacher. En se contractant il abaisse l'os hyoïde. Ce muscle est recouvert par le trapèze et le sterno-cléido-mastoïdien ; il est sous-cutané dans l'espace qui sépare ces deux muscles *(creux-sus-claviculaire)* et à la partie antérieure du cou où il côtoie le cléido-hyoïdien. Il a pour fonction d'abaisser l'os hyoïde et de soulever la peau de la région sus-claviculaire lors des mouvements énergiques d'inspiration ; il est destiné à empêcher à ce moment que la peau comprime les veines du cou par la pression atmosphérique, le vide tendant alors à se produire dans la cage thoracique. Sur un

sujet maigre, dans ces circonstances, on voit l'omo-hyoïdien
se dessiner sous la forme d'une corde étroite et très nettement
détachée.

Ces deux muscles recouvrent en partie le **sterno-thyroïdien** étendu
du sternum au cartilage thyroïde, et le **thyro-hyoïdien** (18, fig. 3,
Pl. VI) qui, continuant le précédent, part du cartilage thyroïde
pour aller à l'os hyoïde qu'il abaisse. Nous verrons plus loin à
quoi correspondent les déplacements de cet os.

MUSCLES SUS-HYOÏDIENS

La région située au-dessus de l'os hyoïde, et limitée en avant et
sur les parties latérales par le corps du maxillaire inférieur,
contient les muscles *digastrique, stylo-hyoïdien* et *mylo-hyoïdien*
auxquels, en raison de leur situation, on a donné le nom de
muscles sus-hyoïdiens.

Le **digastrique**. (14, 14', fig. 3, Pl. VI) est formé de deux corps charnus séparés par un tendon ; son faisceau postérieur (14) s'insère
dans une rainure située à la face interne de l'apophyse mastoïde
du temporal, se dirige en bas et en avant, et devient tendineux. Ce
tendon passe dans une petite anse fibreuse fixée à l'os hyoïde, puis
se continue par un second corps charnu (faisceau antérieur, 14') qui
se dirige en haut et en avant, et va se fixer à la face postérieure
de la symphyse du menton. Le **stylo-hyoïdien** s'attache à l'apophyse
styloïde du temporal ; son corps charnu se divise en deux portions
entre lesquelles passe le faisceau postérieur du digastrique, puis
va se terminer sur l'os hyoïde.

Le **mylo-hyoïdien** (15, fig. 3, Pl. VI) est une véritable sangle formant
le plancher de la cavité buccale. Insérées en dehors sur la ligne
oblique interne ou myloïdienne du maxillaire inférieur, ses fibres
se dirigent en dedans ; les postérieures vont se fixer à l'os hyoïde,
les antérieures s'unissent, sur la ligne médiane, au muscle du côté
opposé. Ces muscles élèvent l'os hyoïde.

Pour compléter la description de cette région, il faut ajouter que
dans l'anse formée par la direction inverse des deux faisceaux du
digastrique se trouve la *glande sous-maxillaire*. Si nous en
parlons, c'est que dans cette région, sur l'*écorché*, on voit une

dépression qui ne correspond pas aux formes extérieures. En effet, dans ce dernier cas, c'est le mylo-hyoïdien qui est visible, et comme ses insertions se font sur la ligne oblique interne, située au-dessus du bord inférieur de la mâchoire, il laisse un espace vide dans lequel la peau devrait être déprimée; elle ne l'est pas parce que à ce niveau se trouve la glande que nous venons de signaler.

L'os hyoïde s'élève dans l'acte de la déglutition, et entraîne le larynx dans son ascension. Cette élévation est nécessaire afin de permettre aux aliments de pénétrer uniquement dans le conduit qui leur est réservé. En effet, l'œsophage et le larynx ont leurs orifices supérieurs confondus dans une même cavité située dans l'arrière-bouche et qu'on nomme le *pharynx*. Pour que les aliments à leur passage de l'arrière-bouche à l'œsophage ne tombent pas dans le conduit respiratoire, celui-ci remonte, vient se blottir sous la base de la langue et s'obture par l'abaissement d'une petite lamelle fibro-cartilagineuse nommée *épiglotte*. Lorsque le larynx remonte, ce mouvement se traduit, comme forme extérieure, par une ascension du cartilage thyroïde qui, comme nous le savons, est visible sous la peau. Dans l'émission de sons aigus, le larynx remonte également.

MUSCLES DE LA TÊTE

Les muscles de la tête sont divisés en deux classes : ceux qui meuvent la mâchoire inférieure, *muscles de la mastication*, et ceux qui meuvent la peau de la face, *muscles peaussiers* ou *muscles des expressions*.

MUSCLES DE LA MASTICATION

Ils sont disposés en dehors et en dedans de la mâchoire inférieure : les premiers sont le *temporal* et le *masséter ;* les seconds qui par leur situation profonde n'ont pas à être étudiés ici, sont les *muscles ptérygoïdiens*.

Temporal. (2, fig. 3, Pl. VI). — *Insertions*. — Il s'insère dans toute l'étendue de la fosse temporale (voir pour les limites de cette fosse, page 25); de là ses fibres convergent en bas et se terminent sur un tendon qui, passant en dedans de l'arcade zygomatique, va s'insérer à l'apophyse coronoïde du maxillaire inférieur.

Rapports. — Ce muscle est recouvert par une aponévrose, (fig. 2, Pl. VI) qui s'insère sur les limites de la fosse temporale et le bord supérieur de l'arcade zygomatique ; il résulte de la présence de cette aponévrose que lorsque le temporal se contracte, il ne se traduit que par de légers soulèvements de la peau de la région temporale.

Action — Il élève la mâchoire inférieure.

Masséter (12, fig. 1 et 3 Pl. VI). — *Insertions.* — Ce muscle s'insère au bord inférieur de l'arcade zygomatique ; puis, de là, ses fibres se dirigent en bas et en arrière pour aller s'attacher à l'angle et à la face externe de la branche verticale du maxillaire inférieur.

Rapports. — Il est recouvert en arrière par la *glande paro- tide* (4, fig. 2, Pl. VI). Le masséter est épais et, chez les individus maigres, la peau qui le recouvre se déprime sur son bord anté- rieur et s'enfonce vers la région de la joue.

Action. — Il élève la mâchoire inférieure.

Sa contraction se traduit très nettement par l'épaississement de son modelé et, en dehors de l'acte de la mastication, peut se pro- duire pour accompagner les expressions correspondant à la colère ou à une résolution prise énergiquement ; en effet, dans ces cir- constances, on serre quelquefois fortement les mâchoires, et cette action est due, ainsi que nous venons de le voir, aux muscles masséter et temporal.

ORGANES ANNEXES DE LA FACE

Avant d'étudier les différentes expressions que peut présenter la physionomie humaine, nous devons jeter un rapide coup d'œil sur quelques parties des organes qui sont situés dans les cavités de la face, ou complètent ce qui, sur le squelette, est insuffisant pour donner une idée des formes définitives de la tête. Nous étudierons donc les détails essentiels de l'œil, du nez, de l'oreille et de l'orifice buccal. Il est bien entendu que, pour cer- taines parties, telles que le sourcil, les paupières, nous n'aurons presque rien à dire, leurs formes étant généralement connues ;

mais ce que nous désirons indiquer, ce sont les termes par les-quels on désigne certains de leurs détails, termes qui abrègeront beaucoup les descriptions ultérieures.

L'appareil de la vision se compose du *globe oculaire*, enchâssé dans la cavité orbitaire, et de voiles membraneux destinés à le protéger ; ce sont les *paupières* surmontées des sourcils.

Le globe de l'œil est une sphère formée de membranes enchâs-sées les unes dans les autres ; la plus superficielle, est la *scléro-tique* qui est blanche, et constitue ce qu'on appelle vulgairement le blanc de l'œil. Sa couleur varie un peu avec l'âge : chez l'enfant elle est d'un blanc bleuté, chez le vieillard elle devient d'un blanc jaunâtre. Dans l'enfance, elle est un peu transparente et laisse apercevoir la couleur foncée de la membrane qu'elle recouvre ; dans la vieillesse, elle devient plus dense et plus opaque, de là son aspect particulier.

Au centre de la sclérotique se voit une partie colorée, circulaire, dont la teinte n'est pas la même chez tous les sujets, c'est l'*iris*, recouvert par une membrane transparente, la *cornée ;* au centre de l'iris est percé un orifice arrondi, noir, désigné sous le nom de *pupille.*

Ce qu'il est important de constater, c'est que l'ouverture de cette pupille varie selon les circonstances : lorsqu'on regarde un objet vivement éclairé, cette ouverture diminue ; elle augmente, au con-traire, si on se trouve dans un lieu sombre. Elle se rétrécit si on regarde un objet très rapproché ; elle s'agrandit s'il s'agit d'un objet éloigné.

Ces modifications sont intéressantes ; car, comme aspect, un œil dont l'iris est bleu sera bien différent dans l'un ou l'autre cas.

Lorsqu'un individu est absorbé dans des réflexions profondes, bien souvent il regarde, mais sans les voir, les objets sur lesquels il a les yeux fixés ; les modifications apportées à ce moment à l'orifice pupillaire sont les mêmes que lors de la vision d'un objet éloigné, cet orifice se dilate et le regard prend une expression vague, absolument caractéristique.

Pour les *sourcils,* nous indiquerons seulement que leur partie interne est désignée sous le nom de *tête* et leur partie externe, effilée, sous le nom de *queue* du sourcil.

Les *paupières* qui circonscrivent l'orifice palpébral se réunissent en dehors par un angle aigu et en dedans par un angle arrondi, au centre duquel se trouve un petit bourgeon charnu, rosé, qui constitue la *caroncule lacrymale*.

L'organe de l'audition, dont les parties essentielles sont situées profondément, doit être signalé pour la façon dont il se prolonge à la partie superficielle. C'est une sorte de cornet, le *pavillon de l'oreille*, qui est constitué par du cartilage dans presque toute son étendue. La peau du pavillon est mince et laisse apercevoir tous les replis et les détails de configuration du cartilage qui le constitue.

Au centre du pavillon se trouve la *cavité de la conque*, de laquelle part un bourrelet qui se dirige en haut, puis en arrière, puis en bas, en bordant la circonférence de la région, c'est l'*hélix;* dans la concavité de ce bourrelet se voit un autre relief, l'*anthélix*. La cavité de la conque se continue en dedans avec le conduit auditif; au-devant de ce dernier se trouve une saillie lamelliforme, le *tragus*, séparé par une échancrure d'une autre saillie située en bas et en arrière, l'*antitragus*. La partie inférieure du pavillon ne contient pas de cartilage et est désignée sous le nom de *lobule* de l'oreille.

Le **nez**, dont le squelette osseux n'est représenté que par les os propres du nez, est complété par des cartilages dont un, dirigé verticalement, sépare la cavité des fosses nasales en deux moitiés latérales, c'est le *cartilage de la cloison*. Les parties latérales du nez sont constituées par d'autres lamelles cartilagineuses, qui sont : les *cartilages latéraux* et les *cartilages des ailes du nez*, ces derniers maintiennent l'ouverture des narines.

Pour l'**orifice buccal**, nous n'avons à indiquer que les angles latéraux par lesquels se réunissent les lèvres; ces angles sont désignés sous le nom de *commissures des lèvres*.

Il faut signaler aussi un pli de la peau qui, commençant au niveau de la jonction de l'aile du nez et de la joue, descend obliquement vers l'angle des lèvres ; c'est le *sillon naso-labial*.

MUSCLES PEAUSSIERS DE LA FACE OU DES EXPRESSIONS

Les muscles peaussiers de la face s'insèrent d'une part aux os et d'autre part à la face profonde de la peau ; ils déterminent par leur contraction, non des saillies correspondant à leur corps charnu, ainsi que le faisaient les muscles que nous avons étudiés jusqu'ici, mais des déplacements de la peau, des rides, des modifications de différentes parties du visage, et donnent lieu ainsi aux diverses expressions de la physionomie.

Cette étude des expressions a déjà été entreprise par bien des auteurs ; nous ne ferons pas ici l'historique de ces travaux, préférant renvoyer pour cette question au chapitre si intéressant de notre maître, M. le professeur Mathias Duval[1]. On y verra que certains de ces auteurs ont surtout recherché quel pouvait être le caractère d'un individu d'après la disposition des plis du visage, c'était de la *physiognomonie*, cette recherche n'est pas notre but ; d'autres n'ayant que l'observation pour reconnaître les véritables signes d'une expression, se sont quelquefois égarés ; ici, comme dans bien des cas, une méthode expérimentale était à désirer.

Duchenne (de Boulogne) (1806-1875) réalisa ce progrès et, appliquant l'électricité à l'excitation des muscles de la face, obtint pour chacun d'eux des contractions bien localisées, permettant de rechercher quelles étaient les expressions spéciales à chacun de ces muscles; « Grâce à cet examen électro-physiologique des muscles de la face, il a pu, selon son expression, leur faire *parler* le langage des passions et des sentiments[2] ». Afin qu'aucune cause d'erreur ne pût intervenir, il fit ses expériences sur un sujet atteint d'anesthésie de la face, c'est-à-dire chez lequel la peau était insensible ; chez un sujet sain, le courant électrique, avant d'arriver au muscle, ayant à traverser la peau, éveille la sensibilité de celle-ci, et alors toute la face se trouve contorsionnée et, au lieu d'une expression, on obtient une grimace due à la douleur ressentie

---

[1] Mathias Duval. *Précis d'anatomie artistique.* (Bibliothèque de l'enseignement des Beaux-Arts, Paris, 1881).

[2] Ch. Lasègue et Straus, *Duchenne (de Boulogne), sa vie scientifique et ses œuvres* (Arch. gén. de médecine. Déc. 1875).

par le sujet. Ces expériences, Duchenne les fixa par la photographie, et ce sont quelques-unes de ces reproductions que nous ajouterons à notre description ; nous les empruntons au remarquable atlas qui accompagne ses études sur cette question[1]. Nous avons choisi pour quelques-unes de ces épreuves celles qui représentent la contraction localisée d'un seul côté de la face, afin de mieux faire apercevoir les transformations qui résultent de l'action de certains muscles. On doit comparer ce côté avec celui qui est au repos.

Ce qui ressort de ces études c'est que, bien souvent, la contraction d'un seul muscle suffit pour donner une expression bien définie et transformer toute la physionomie. Si celle-ci paraît modifiée dans toutes ses parties, ce n'est qu'une illusion d'optique, un contraste ; ainsi le muscle de la douleur (le sourcilier) étant contracté, toute la face semble modifiée ; si on cache la région du sourcil on voit que le reste de la physionomie n'avait pas changé ; le muscle sourcilier est donc seul nécessaire pour rendre cette expression ; c'est là, nous le répétons, une affaire de contraste dont il est utile de se méfier.

Muscle frontal (1, fig. 1 et 3, Pl. VI). — *Insertions.* — C'est par l'intermédiaire d'un muscle situé à la partie postérieure de la tête que le frontal prend un point fixe sur les os. Ce muscle postérieur, **muscle occipital** (1′, fig. 3, Pl. VI) s'insère aux deux tiers externes de la ligne courbe occipitale supérieure ; ses fibres charnues se dirigent en haut et se terminent sur le bord postérieur d'une aponévrose qui recouvre la partie supérieure du crâne, *aponévrose épicrânienne ;* c'est sur le bord antérieur de cette aponévrose que commencent les fibres charnues du frontal qui, étalé sur chaque moitié latérale du front, se dirige en bas et va se terminer à la face profonde de la peau de la région du sourcil.

Action. — L'aponévrose épicrânienne étant tendue par la contraction de l'occipital, donne un point fixe au frontal qui, en se contractant (fig. 35), élève les sourcils en leur faisant décrire une courbe à concavité inférieure, et détermine des rides de la peau du front,

[1] Duchenne (de Boulogne). *Mécanisme de la physionomie humaine ou analyse électro-physiologique de l'expression des passions.* Paris, 1876.

rides qui, sur les parties latérales, sont parallèles à la courbure des sourcils, et sur la ligne médiane se rejoignent par des lignes

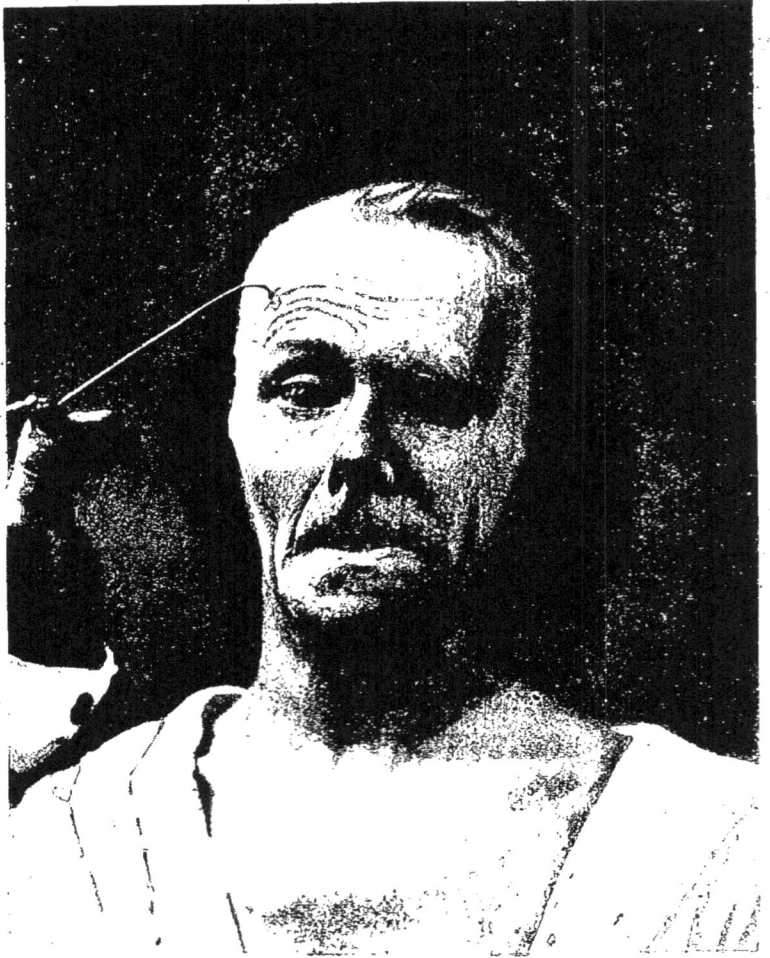

Fig. 35. — *Muscle frontal.*

A droite, contraction de ce muscle (attention) ; à gauche, repos de la physionomie.

dont la concavité est tournée en haut. L'expression correspondant à la contraction de ce muscle est celle de *l'attention* ; si la contraction est très forte elle traduit *l'étonnement* qui est une exagération de l'expression précédente. L'étonnement, la stupéfaction, sont rendus encore plus nettement si au frontal s'ajoute l'abaissement de la mâchoire inférieure. Sous l'action d'une surprise violente, certains muscles se relâchent et c'est pour cela que, les muscles élévateurs de la mâchoire inférieure étant dans cet état, l'ouverture de la bouche, qui en résulte, complète si bien les expressions que nous venons de signaler. L'élévation du sourcil se constate toujours lors de la contraction du frontal, mais les rides du front peuvent ne pas exister, par exemple, chez une jeune femme ou chez un enfant, car alors la peau du front, par son élasticité, se prête peu à ce que ces rides se produisent.

Orbiculaire des paupières (2, fig. 1, Pl. VI). — *Insertions.* — Ce muscle, formé de fibres circulaires, entoure l'orifice palpébral et est divisé en deux portions : l'une est située dans l'épaisseur des paupières, c'est la *portion palpébrale* ; l'autre, périphérique, correspondant au rebord de la cavité orbitaire du squelette, est désignée sous le nom de *portion orbitaire*. Ces fibres se fixent en dedans sur l'apophyse montante du maxillaire supérieur ; les supérieures décrivant une courbe à convexité supérieure, se terminent en dehors en s'entrecroisant avec les fibres situées au-dessous de l'œil. On peut considérer ce muscle comme formé de quatre portions : deux portions correspondant chacune à une paupière ; une portion orbitaire supérieure et une inférieure. Elles peuvent se contracter isolément.

Action. — Les muscles à fibres curvilignes tendent, lorsqu'ils se contractent, à redresser leur courbure et à se rapprocher de la ligne droite.

La portion palpébrale produit l'occlusion des paupières ; cette fermeture de l'orifice palpébral s'associe à l'expression du pleurer et à toute action violente (efforts, cris) qui auraient pour effet de congestionner le globe de l'œil ; celui-ci est alors serré comme une éponge qu'on exprime. L'abaissement de la paupière supérieure accompagne l'expression du mépris (voir page 145).

La contraction de la moitié inférieure de la portion orbitaire, soulevant la partie supérieure de la joue, creuse un sillon transversal entre celle-ci et la paupière inférieure ; elle accompagne et complète l'expression du rire (voir page 141).

La moitié supérieure de la portion orbitaire que nous devons maintenant étudier avec détails, produit, par sa contraction isolée, une expression bien nettement définie (fig. 36). Ce muscle abaisse le

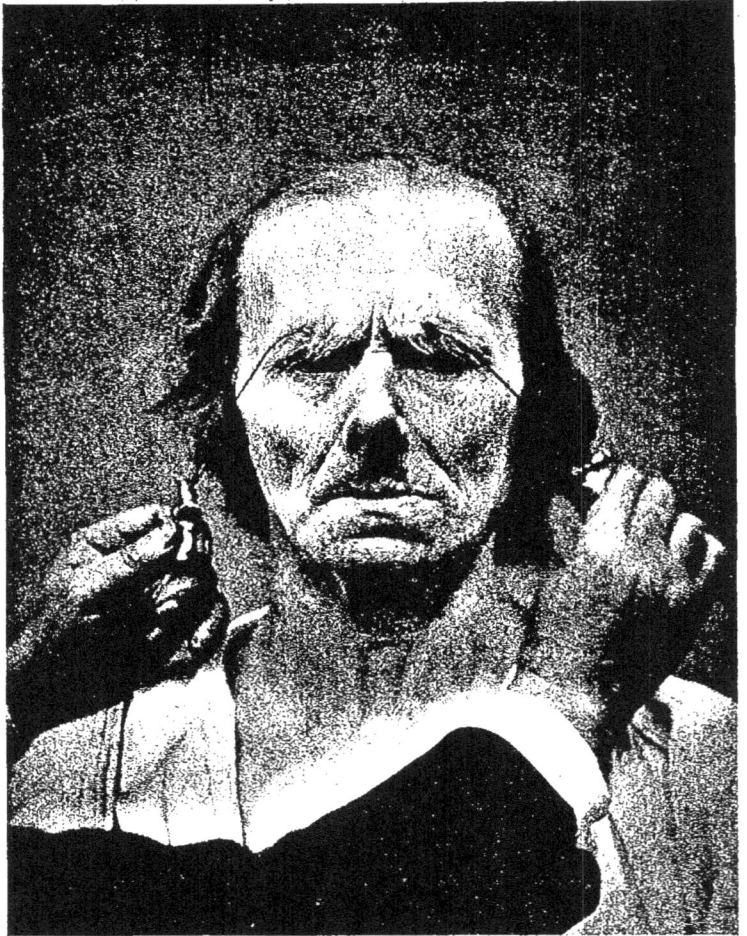

Fɪɢ. 36. — *Orbiculaire des paupières,*

Contraction de la portion orbitaire supérieure de ce muscle (Réflexion).

sourcil et le rend rectiligne. La peau du front, qui est attirée en bas, devient lisse et deux rides verticales sont creusées dans l'espace intersourcilier.

L'expression obtenue est celle de la *réflexion*. Si on la compare à l'expression donnée par le frontal on verra que les modifications sont absolument inverses.

Pyramidal (7, fig. 2, Pl. VI). — *Insertions*. — Ce muscle qui semble continuer en bas les fibres internes du frontal, s'insère sur les os propres du nez, monte verticalement et va se terminer dans la peau de l'espace intersourcilier.

Action. — Il est antagoniste du frontal, car au lieu de tirer, comme celui-ci, la peau du front de bas en haut, il la tire de haut en bas. Sa contraction a pour effet de déterminer dans l'espace intersourcilier des plis transversaux qui donnent un caractère de dureté à la physionomie. Ce muscle est désigné sous le nom de muscle de la *menace* ou de l'*agression*.

Sourcilier. — Ce muscle recouvert par l'orbiculaire des paupières s'insère sur l'arcade sourcilière du frontal puis se dirige en dehors, et, après avoir entrecroisé ses fibres avec celles du muscle qui le recouvre, va s'insérer à la peau de la région sourcilière au niveau de la jonction de la tête et de la queue du sourcil.

Action. — En entraînant en dedans la partie moyenne du sourcil, il détermine un angle siégeant au niveau de la tête de celui-ci (fig. 37); la peau du front est plissée dans sa partie moyenne, et les rides ne s'étendent pas sur ses parties latérales. Des plis verticaux règnent dans l'espace intersourcilier. Ces rides et ces plis résultent de ce que les sourcils sont attirés vers la ligne médiane.

L'expression correspondant à la contraction du sourcilier est celle de la *douleur*.

Grand zygomatique (7, fig. 1 et 3, Pl. VI). — *Insertions*. — Il s'insère sur l'os malaire, puis se dirige en bas et en dedans pour aller se terminer à la peau de la commissure des lèvres. Il correspond à ce niveau à la partie inférieure du sillon naso-labial.

Action. — La contraction de ce muscle donne l'expression du *rire* (fig. 38); les commissures des lèvres sont attirées en haut et en dehors, la bouche est alors élargie transversalement. Le sillon naso-labial se trouve déplacé, car entraîné par son extrémité inférieure vers l'os de la pommette, il présente, là où il est croisé par le grand zygomatique, une petite courbure dont la concavité est tournée du côté de la commissure labiale. Comme il ne se déplace pas dans sa

partie supérieure, il décrit, dans le reste de son étendue, une courbure à convexité tournée en bas et en dedans. La peau de la joue qui
est refoulée vers l'insertion supérieure du grand zygomatique de-

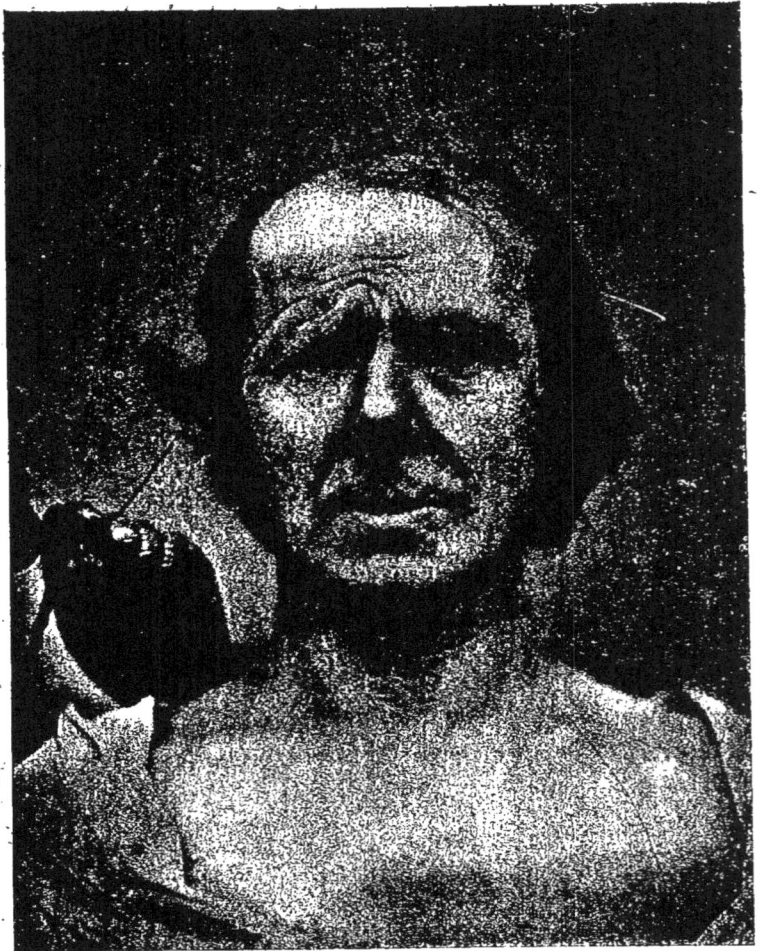

FIG. 37. — *Muscle sourcilier*.

A droite, contraction de ce muscle (douleur) ; à gauche, repos de la physionomie.

vient plus saillante, ce qui détermine, vers l'angle externe de l'œil,
de petites rides qui rayonnent en partant de l'angle externe des
paupières. Sur la photographie de cette expression, le rire n'est

pas absolument complet, il manque un peu de franchise ; pour lui
donner cette dernière qualité, il faut associer au grand zygomatique la portion inférieure de l'orbiculaire des paupières (voir

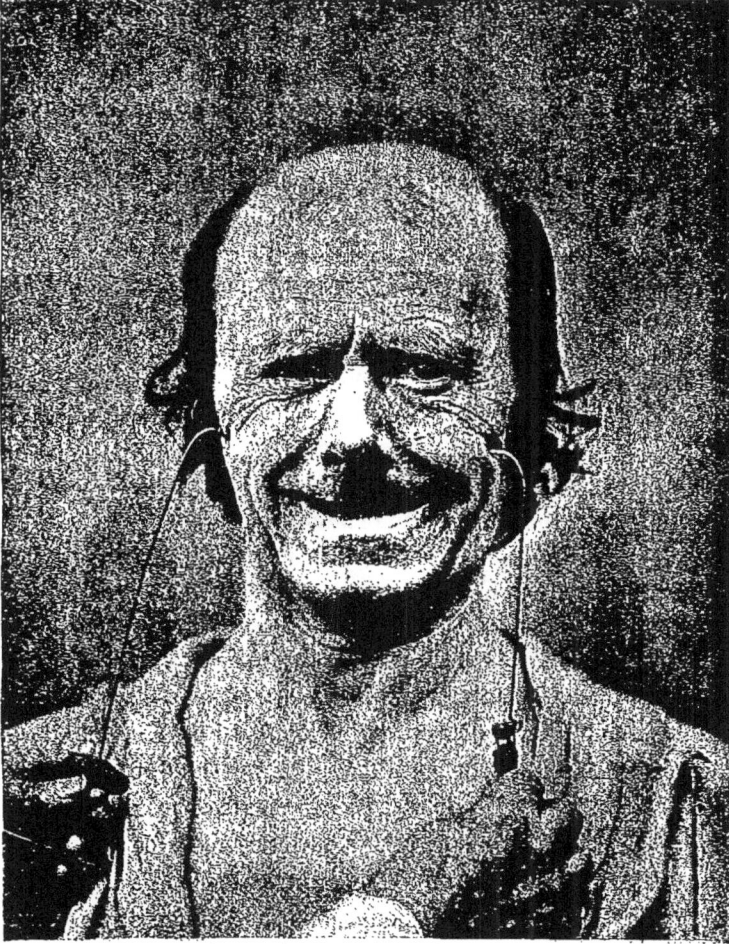

FIG. 38. — *Grand zygomatique*

Contraction de ce muscle (rire).

page 137) qui, creusant sous l'œil une ride transversale, donne au
rire un caractère de bienveillance qu'il n'aurait pas par la contraction isolée du grand zygomatique.

Petit zygomatique (6, fig. 1 et 3, Pl. VI). — *Insertions*. — Situé en dedans du grand zygomatique, ce muscle s'insère à la partie infé-rieure de l'os malaire, descend obliquement en bas et en dedans pour aller se terminer dans l'épaisseur de la lèvre supérieure, non pas à la commissure comme le grand zygomatique, mais plus près de la ligne médiane. Il croise la partie moyenne du sillon naso-labial. Ce muscle et le suivant déterminent la même expression, mais à des degrés différents ; nous pouvons donc associer l'étude de leur action.

Muscle élévateur externe de la lèvre supérieure et de l'aile du nez (5, fig. 1, Pl. VI). — *Insertions*. — Ce muscle s'insère au-dessous de la cavité orbitaire, puis descend pour se terminer dans l'épaisseur de la lèvre supérieure, après avoir envoyé quelques faisceaux à l'aile du nez. Il croise, ainsi que le précédent, la partie moyenne du sillon naso-labial.

Action. — Ces deux muscles, en se contractant (fig. 39), élèvent la partie moyenne de la lèvre supérieure, et, entraînant vers leurs insertions supérieures la partie médiane du sillon naso-labial, déterminent pour celui-ci une courbure dont la concavité, tournée en bas, est absolument inverse de la forme du même sillon obtenue par la contraction du muscle grand zygomatique.

L'expression donnée par ces muscles est, pour le petit zygo-matique à une faible contraction, celle de *l'attendrissement*, à une contraction plus forte, celle du *pleurer* (fig. 39) ; si celui-ci s'accentue pour atteindre le *pleurer à chaudes larmes*, c'est l'élévateur externe qui entre en action. En résumé, ces deux mus-cles correspondent à des nuances de la même expression.

Muscle élévateur interne de la lèvre supérieure et de l'aile du nez (3, fig. 1, Pl. VI). — *Insertions*. — Ce muscle s'insère à l'apophyse montante du maxillaire supérieur, puis il se dirige en bas et va se terminer dans la lèvre supérieure près de la ligne médiane, après avoir fourni quelques faisceaux à l'aile du nez.

Action. — Il attire en haut la partie médiane de la lèvre supé-rieure, élève l'aile du nez, et, entraînant vers l'angle interne de l'œil la partie supérieure du sillon naso-labial, donne à ce sillon une direction rectiligne. L'expression obtenue est celle du *pleurer à chaudes larmes*. A ce moment, l'aile du nez est élevée ; ceci

correspond à ces inspirations brusques et répétées qui constituent
le sanglot, inspirations qui ont pour but de faciliter le passage

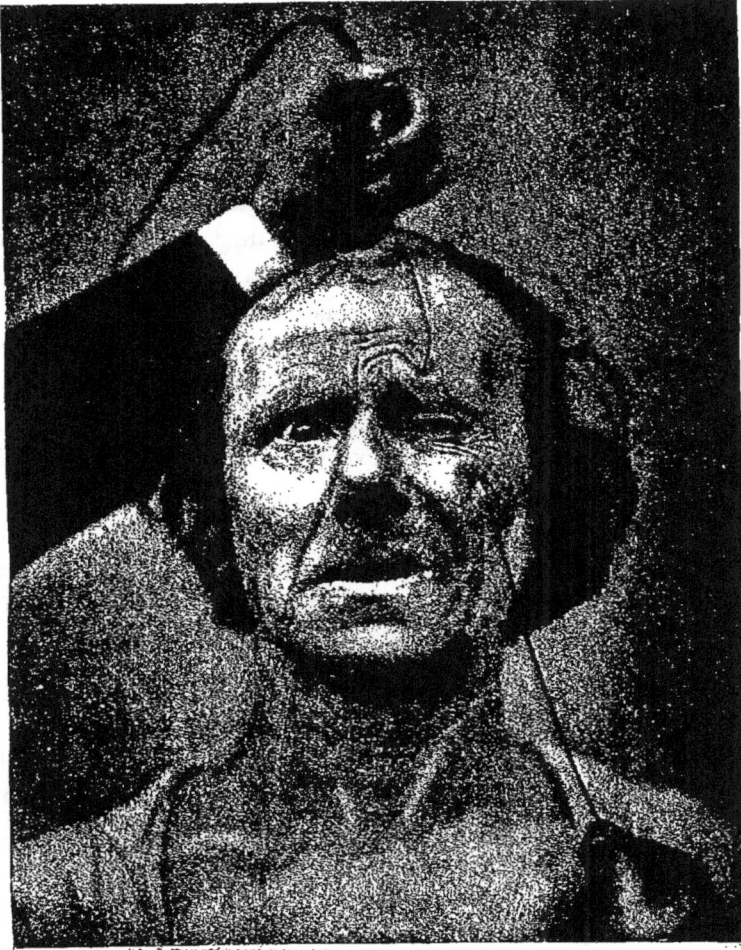

Fig. 30, — *Petit zygomatique*,

A gauche, contraction du sourcilier et du petit zygomatique (douleur et pleurer) ; à
droite, repos de la physionomie.

d'une certaine quantité de larmes dans la cavité des fosses
nasales.

Pour rendre plus complètes ces expressions du pleurer, il faut associer aux muscles que nous venons de signaler la portion palpébrale de l'orbiculaire des paupières (voir page 137).

Transverse du nez (4, fig. 1, et 5, fig. 3, Pl. VI). — *Insertions*. — Ce muscle est constitué sur le dos du nez par une aponévrose qui le relie à celui du côté opposé; de là, ses fibres charnues se dirigent en bas et se terminent à la peau de la région de la joue située en arrière de l'aile du nez.

Action. — L'aponévrose médiane représentant le point fixe, le muscle transverse plisse la peau des parties latérales du nez ex déterminant des rides parallèles au dos de cet organe. Il entraîne aussi l'aile du nez en haut et en avant. Sa contraction donne à la physionomie une expression de mauvaise humeur qui est. très nette, surtout si ce muscle est associé au triangulaire des lèvres, muscle de la tristesse et du mépris (voir page 145). Duchenne ayant associé la contraction du transverse à celles du frontal et du grand zygomatique, a observé que l'expression obtenue était celle de la *lubricité*.

Canin. — *Insertions*. — Le canin, recouvert par l'élévateur externe de la lèvre supérieure et le petit zygomatique, s'insère sur le maxillaire supérieur et se termine en bas dans la lèvre supérieure.

Action. — Il soulève la lèvre supérieure et découvre la dent canine. L'expression qui résulte de ce déplacement a été signalée et représentée par Darwin [1]. La physionomie prend un aspect *féroce* et *agressif* que tous les sujets ne sont pas capables de donner. Cette expression rappelle parfaitement celle que les chiens prennent lorsqu'ils sont sur le point d'attaquer un adversaire.

Orbiculaire des lèvres (8, fig. 1 et 3, Pl. VI). — *Insertions*. — Ce muscle, formé de fibres curvilignes, rappelle comme disposition l'orbiculaire des paupières; il entoure l'orifice buccal et peut être divisé en deux portions : l'une interne, située dans l'épaisseur des lèvres; l'autre périphérique, entourant la précédente.

Action. — Indépendamment de la part que ce muscle prend aux

---

[1] Charles Darwin, *Expression des émotions chez l'homme et les animaux*. Traduction française de Pozzi et Benoît. Paris, 1874.

fonctions que remplissent les lèvres (succion, formation des sons, etc.), il peut modifier la forme de l'orifice buccal et produire certaines expressions. La partie centrale agit à la façon d'un sphincter, c'est-à-dire qu'elle rétrécit l'espace limité par les lèvres, et applique fortement celles-ci l'une contre l'autre ; c'est l'action de pincer les lèvres, de *faire la petite bouche*. La partie périphérique projette les lèvres en avant et donne l'expression de la *moue*.

Triangulaire des lèvres (9, fig. 1 et 10; fig. 3, Pl. VI). — *Insertions.* — Il s'insère près du bord inférieur du maxillaire inférieur ; ses fibres convergent vers la commissure des lèvres, à la peau de laquelle elles vont se terminer.

Action. — Ce muscle, par sa contraction (fig. 40), abaisse la commissure ; il donne ainsi à la bouche une courbure à concavité inférieure. Le sillon naso-labial se trouve allongé et devient rectiligne dans sa plus grande étendue, tandis qu'à sa partie inférieure il contourne, par une petite ligne concave, la commissure des lèvres. Sa contraction légère donne l'expression de la *tristesse ;* la commissure est, en effet, entraînée dans une direction inverse de celle que nous avons constatée pour le grand zygomatique, muscle du rire ; associée à l'abaissement de la paupière supérieure, elle détermine l'expression du *mépris.* Si la contraction est plus forte, elle exprime le *dégoût,*

Carré de la lèvre inférieure (10, fig. 1, Pl. VI). — *Insertions.* — Il s'attache sur le maxillaire inférieur en partageant les insertions du triangulaire, puis se porte en haut et en dedans pour occuper toute l'étendue de la lèvre inférieure.

Action. — En se contractant, il renverse la lèvre inférieure qu'il projette en avant. L'expression est celle du *dégoût.*

Il est bon de faire remarquer que ce dégoût, qu'il soit moral ou physique, se traduit de la même manière. Ce dernier cas s'observe bien chez un sujet qui, ayant dans la bouche une substance qui lui déplaît, détermine au moyen de la projection de sa lèvre inférieure, une sorte de gouttière par laquelle il cherche à éliminer cette substance.

Buccinateur (9, fig. 3, Pl. VI). — Ce muscle, qui ne prend aucune part aux expressions, s'insère en arrière sur les rebords alvéolaires des mâchoires, et en avant se termine à la commissure des lèvres. Il entraîne fortement les commissures en dehors et élargit l'orifice buccal. Lorsque la bouche est remplie d'air, il com-

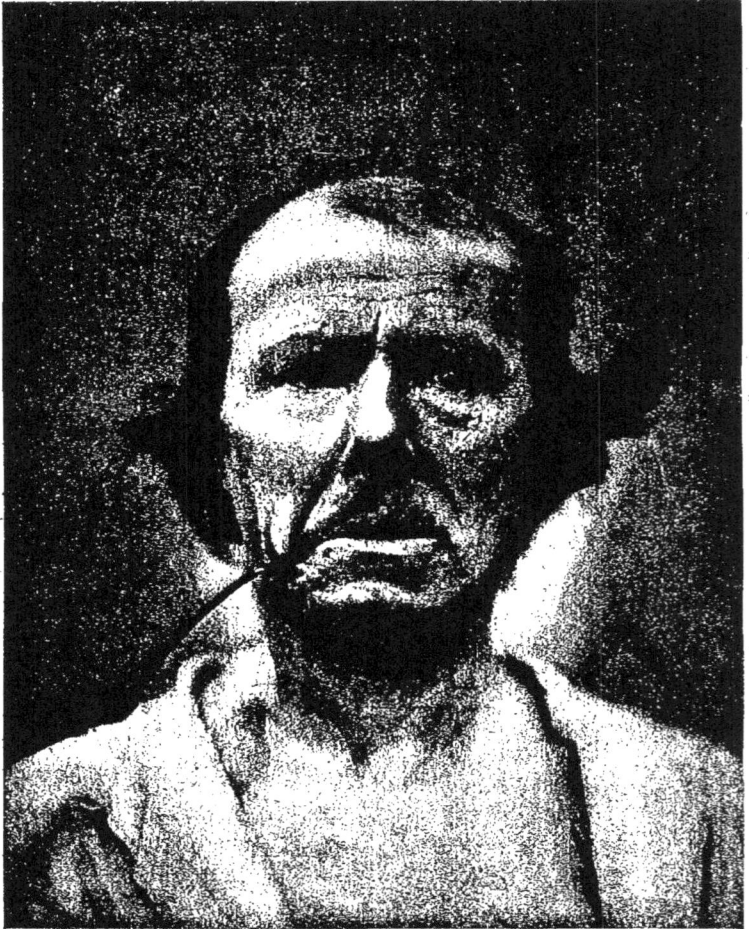

FIG. 40. — *Triangulaire des lèvres.*

A droite, contraction de ce muscle (tristesse, dégoût) ; à gauche, repos de la physionomie.

prime les joues et est utile alors pour le jeu des instruments à vent.

Muscle peaussier du cou (6, fig. 2, Pl. VI). — *Insertions.* — Ce

muscle commence en bas à la face profonde de la peau qui recouvre
la partie supérieure de la poitrine ; ses faisceaux minces, pâles et

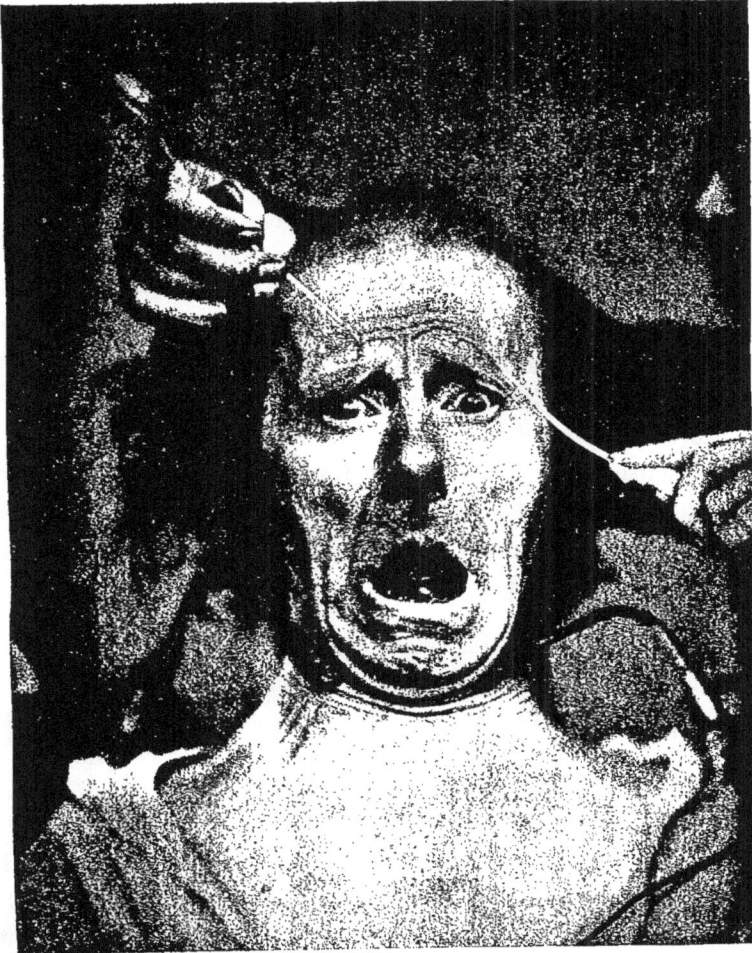

Fig. 41. — *Muscle peaussier.*

Contractions combinées du peaussier et du sourcilier (torture).

étalés, se dirigent en haut et en avant pour se terminer à la face
profonde de la peau qui recouvre le menton et la joue. Il prend
en passant sur le maxillaire inférieur quelques adhérences à
cet os.

Action. — Sa contraction a pour but d'abaisser légèrement le maxillaire inférieur et d'attirer en bas la peau de la région inférieure de la face en déprimant la commissure labiale. La peau du cou est soulevée par des saillies nettement détachées dues aux fibres charnues du muscle ; de plus, ces saillies sont croisées par des rides dirigées transversalement. Sur la fig. 41, ces deux ordres de modelés sont bien accentués.

Par lui-même le peaussier est inexpressif, mais, associé à d'autres muscles, il donne aux expressions que ces muscles déterminent un caractère d'énergie qui est des plus frappants. Associé au frontal il produit la *frayeur*, l'*effroi ;* associé au sourcilier il donne une expression de *souffrance horrible*, celle d'un homme qu'on torture, et auquel la douleur arrache des cris déchirants. Sur la fig. 41, l'ouverture de la bouche est volontaire et ajoute encore à l'intensité de l'expression.

Un faisceau du peaussier est désigné sous le nom de *risorius de Santorini* (5, fig. 2, Pl. VI). Il entraîne les commissures en arrière et élargit transversalement l'orifice buccal.

Les muscles expressifs étant connus, il est important de rechercher si des associations sont possibles entre eux. Ce qui doit nous guider dans cette étude c'est que quand deux muscles sont antagonistes au point de vue anatomique, ils correspondent à des expressions absolument opposées. Ainsi, le frontal qui élève le sourcil (attention) ne peut se contracter en même temps que l'orbiculaire des paupières qui l'abaisse (reflexion) ; en effet, ces deux états de l'individu ne peuvent s'associer ; ils se succèdent de près, mais ne peuvent se produire simultanément. D'autres expressions semblent, à première vue, antagonistes et cependant ne le sont pas, par exemple le rire et la douleur. Le grand zygomatique (rire) peut se contracter en même temps que le sourcilier (douleur). La contraction modérée de ces deux muscles produit le sourire mélancolique ; leur contraction maxima correspond à ce rire si intense, que le sujet en arrive à ressentir des troubles de la respiration ; de là, cette attitude bien caractéristique de l'individu qui, riant aux éclats, porte ses mains sur les côtés du

tronc et semble sur le point de perdre connaissance par l'excès de
son hilarité.

Sur la fig. 2 de la Pl. VI on voit en 1, 2 et 3 des muscles
désignés sous le nom d'*auriculaires;* ces muscles peuvent, chez
certains individus, par une aptitude spéciale, mouvoir le pavillon de
l'oreille ; mais n'ont pour nous aucun intérêt.

Chez certains animaux, le cheval, l'âne par exemple, ils servent
à tourner le pavillon auditif du côté où se produisent des bruits,
et sont susceptibles par les déplacements qu'ils occasionnent, de
déterminer des expressions dont on peut tirer certaines induc-
tions relatives au caractère de l'animal.

ANGÉIOLOGIE

VEINES SUPERFICIELLES

L'étude des formes ne serait pas complète si nous ne prenions connaissance de quelques modelés s'ajoutant à ceux qui sont produits par les os et les muscles.

Ces modelés sont dus à des veines situées sous la peau, veines dont la configuration et la couleur, pour être comprises, nécessitent quelques mots sur l'ensemble de l'appareil que parcourt le sang.

Au centre de la cage thoracique, enveloppé par les poumons, se trouve un muscle creux, le *cœur*, dont les battements rythmiques poussent le sang dans toute l'économie. Du cœur partent des vaisseaux, les *artères*, qui, se subdivisant de plus en plus, vont jusqu'aux parties extrêmes du corps porter le sang nécessaire à la nutrition des organes. A leurs dernières ramifications, ces artères sont tellement divisées, tellement ténues qu'on leur a donné à ce niveau le nom d'artères capillaires. Arrivé aux limites périphériques du corps, il faut que le sang revienne à son point de départ ; il est ramené au cœur par un autre ordre de vaisseaux, les *veines* qui, s'abouchant aux capillaires artériels sont d'abord très fines, se réunissent, constituent des troncs de plus en plus volumineux, et définitivement reviennent au point d'où le sang était parti, c'est-à-dire au cœur.

Ce parcours du sang constitue donc une sorte de cercle ininterrompu, d'où le nom de *circulation*.

Le cœur a la forme d'un cône dont l'axe est dirigé obliquement ; il est situé en arrière du sternum ; sa base est tournée en haut

et à droite, sa pointe correspond au cinquième espace intercostal
du côté gauche.

Nous avons vu plus haut que le cœur est creux. Une cloison
médiane le divise en deux cavités : une cavité gauche d'où partent
les artères, une droite à laquelle aboutissent les veines. Chacune de ces cavités est divisée en deux compartiments : un supérieur et un inférieur qui communiquent entre eux ; le supérieur
est désigné sous le nom d'*oreillette*, l'inférieur sous celui de
ventricule. Le sang qui vient de la cavité gauche est rouge vif,
c'est le sang artériel. Chargé d'oxygène qu'il vient de puiser au
contact de l'air inspiré par les poumons, au moyen d'une circulation pulmonaire que nous n'avons pas à analyser ici, ce sang
artériel parcourt toute l'économie, et, chemin faisant, abandonne
cet oxygène, se charge des résidus de la combustion des tissus,
et revient au cœur, sang veineux, noir, qui se revivifiera au contact de l'air, etc., etc.

Le sang n'éprouve aucune difficulté pour parcourir les artères,
mais pour revenir au cœur il doit lutter, dans son ascension,
contre la pesanteur ; à cet effet, les veines sont pourvues de sou-
papes, de *valvules*, au niveau desquelles ces conduits sont un peu
rétrécis, tandis qu'ils sont dilatés entre les valvules.

Ce qui précède nous explique la couleur bleutée que présentent
les veines, ainsi que leur modelé noueux et irrégulier.

Les artères, profondément situées, sont accompagnées de veines
profondes également. Il y a des veines superficielles ; c'est de celles-
ci seulement que nous devons nous occuper ; les plus importantes
se rencontrent au cou et aux membres. L'étude des vaisseaux
porte le nom d'*angéiologie*.

Au cou, se trouve une veine qui, venant en haut de la région
temporo-maxillaire et de la glande parotide, descend en croisant
obliquement le sterno-cléido-mastoïdien qu'elle recouvre, et va
disparaître dans le creux sus-claviculaire. Cette veine, désignée
sous le nom de *jugulaire externe*, se gonfle d'une façon remarquable sur un sujet accomplissant un effort violent.

Les veines du membre supérieur sont disposées de telle sorte
que du dos de la main elles vont à la face antérieure de l'avant-
bras où, au nombre de trois, elles sont réparties de la manière

suivante (fig. 1, Pl. X) : la première occupe le milieu de la région, c'est la *veine médiane;* la seconde est située en dehors, c'est la *veine radiale;* la dernière est située en dedans, c'est la *veine cubitale.* Lorsqu'elle est parvenue au creux du coude, la veine médiane se divise en deux branches qui se dirigent, l'une en dehors et l'autre en dedans. La branche externe se réunit à la veine radiale et constitue la *veine céphalique* qui côtoie le bord correspondant du biceps, suit l'interstice entre le grand pectoral et le deltoïde, et va plonger dans la profondeur au-dessous de la clavicule. La branche interne se réunit à la veine cubitale et est continuée par la *veine basilique* qui, occupant la partie interne du bras, va disparaître dans le creux axillaire. A cause de leurs rapports avec les veines du bras, les branches de la veine médiane sont désignées sous les noms de *médiane céphalique* et *médiane basilique.*

Ces vaisseaux affectent au creux du coude une disposition rappelant la forme d'une lettre M dont la veine radiale serait le premier jambage, et la veine cubitale le dernier, les branches de bifurcation de la veine médiane correspondraient aux deux jambages obliques. Il est bien entendu que ces troncs principaux peuvent présenter, suivant les sujets, des irrégularités dans leur parcours et qu'ils sont réunis entre eux par des branches de communication, des anastomoses, qui rendent leur configuration plus ou moins compliquée.

Les veines du membre inférieur, au nombre de deux, sont désignées sous les noms de *saphène externe* et *saphène interne.* Elles naissent de la réunion des veines de la face dorsale du pied. La saphène externe passe derrière la malléole externe, se dirige vers la face postérieure de la jambe, monte verticalement dans l'interstice qui sépare les deux jumeaux, et va disparaître dans le creux poplité. La saphène interne, venant du bord interne du pied, se place au devant de la malléole interne, longe le côté interne de la jambe, contourne la tubérosité interne du tibia et le condyle interne du fémur, suit le muscle couturier et disparaît au-dessous de l'arcade crurale, dans le triangle de Scarpa.

PROPORTIONS DU CORPS HUMAIN

L'idée de proportion peut être considérée à deux points de vue : ou elle correspond à des règles destinées à rechercher l'harmonieuse pondération des parties et alors répond à une question de sentiment artistique ; ou elle détermine, en s'appuyant sur des mensurations prises sur un certain nombre d'individus, des moyennes pouvant servir de point de repère, de contrôle, et prend alors tous les caractères d'une question scientifique, d'une question véritablement anatomique.

Nous empruntons à M. Eugène Guillaume, inspecteur général de l'enseignement du dessin, quelques-unes des définitions relatives à ce sujet qu'il a traité d'une façon magistrale [1].

« *Canon* qui est la transcription en français du mot grec χανών, lequel veut dire règle, prend comme celui-ci, dans le langage des arts du dessin et quand on l'applique à la figure de l'homme et même à celle des animaux, le sens spécial de règle de proportion ; c'est un système de mesure qui doit être tel que l'on puisse conclure des dimensions de l'une des parties à celles du tout, et des dimensions du tout à celles de la moindre des parties. »

Nous rappellerons rapidement que les Égyptiens avaient choisi pour canon, ainsi que le fait remarquer Charles Blanc [2], la longueur du doigt médius qui se trouvait contenue dix-neuf fois dans la hauteur totale du corps.

---

[1] Voir dans le *Dictionnaire de l'Académie des Beaux-Arts*, t. III, l'article *Canon* de M. Eug. Guillaume.

[2] Blanc, *Grammaire des arts du dessin*.

Les Grecs n'ont pas employé un canon unique. Ils ont d'abord suivi les règles de proportions appliquées par Polyclète dans sa statue du Doryphore[1], dont les formes athlétiques sont bien en rapport avec l'idée de force ; puis chez eux « les canons humains se sont succédé en se modifiant dans le même sens que les ordres d'architecture, en passant des formes robustes et majestueuses à des formes élancées et riantes, s'élevant des données les plus graves à celles qui répondent davantage à un besoin d'élégance et d'animation. Tel fut le caractère du système de proportion créé par un autre maître dorien, par le sculpteur Lysippe. Ce grand artiste, qui prétendait reconnaître le *canon* de Polyclète comme son modèle, s'en écarta radicalement en réalité. Il en modifia les proportions, les rendit plus sveltes, pensant par là, comme il le disait, non pas représenter les hommes tels qu'ils sont, mais tels qu'il semble qu'ils dussent être. On reconnaît l'application de ces principes dans la figure dite l'Apoxiomenos, dans le Méléagre, mais surtout dans le colosse de Monte-Cavallo, et dans l'Apollon du Belvédère. »

Les artistes romains avaient des principes posés par Vitruve, pour lequel le pied devait être contenu six fois dans la hauteur du corps, tandis que la face, prise de la racine des cheveux au menton, devait y être contenue dix fois.

Parmi les artistes de la Renaissance, Léonard de Vinci, reprenant certaines indications de Vitruve, a représenté deux sujets dont l'un a les membres supérieurs horizontalement étendus ; la distance qui sépare les extrémités des doigts médius c'est-à-dire l'*envergure*, étant égale à la hauteur du corps, cette figure est inscrite dans un carré ; l'autre, ayant les jambes écartées et les membres supérieurs un peu élevés au-dessus de l'horizontale, est inscrit dans un cercle dont le centre est à l'ombilic.

Le résultat indiqué par la première figure n'est applicable qu'aux individus de taille élevée : chez ceux qui sont petits, l'abaissement de la taille provenant surtout du manque de longueur des membres inférieurs, et les membres thoraciques ayant dans l'un et l'autre

---

[1] Rayet, *Monuments de l'art antique*, t. I, 1884. *Notice sur le Doryphore*, par M. Eug. Guillaume.

cas un développement presque semblable, il en résulte que l'envergure est plus considérable que la hauteur totale.

Albert Durer s'occupa aussi de donner des proportions [1].

Des règles établies par les auteurs de cette époque, les plus généralement connues sont celles dues à Jean Cousin [2]. Nous les rapporterons ici.

Gerdy [3] a aussi fourni des règles sur les proportions. Chaque fois qu'elles pourront compléter celles de Jean Cousin, nous les indiquerons en signalant leur auteur.

Jean Cousin prend comme unité de mesure la longueur de la *tête*, mesurée du sommet du crâne au menton ; puis, comme subdivisions de cette mesure principale, la longueur du nez désignée alors sous le nom de *partie*.

La hauteur du corps, depuis le sommet de la tête jusqu'à la plante des pieds, est de 8 têtes, qui sont ainsi réparties :

Du sommet de la tête à la partie inférieure du menton. . .	1	tête.
De la partie inférieure du menton aux mamelons.	1	—
Des mamelons à l'ombilic.	1	—
De l'ombilic vers le pubis.	1	—
De la région du pubis à la partie moyenne de la cuisse. .	1	—
Du milieu de la cuisse au genou.	1	—
Du genou au-dessous du mollet.	1	—
De dessous le mollet au talon.	1	—

Il est nécessaire de rechercher si les proportions indiquées par Jean Cousin sont toujours conformes à la réalité anatomique. Nous croyons indispensable de faire remarquer que la division en huit têtes n'est applicable, ainsi que nous le verrons plus loin (page 160) qu'aux sujets de taille élevée. La quatrième tête s'arrêtant vers le pubis représente le milieu du corps; ce milieu varie avec la taille du sujet (voir page 161).

Pour le tronc, vu par la face postérieure, les longueurs sont ainsi indiquées :

[1] *Les quatre livres* d'Albert Durer, peinctre et géométrien très excellent; *de la proportion des parties et pourtraicts du corps humain*, traduits par Loys Meigret, 1614.

[2] *L'Art de desseigner* de Maistre Jean Cousin. Paris, achevé d'imprimer en 1685.

[3] Gerdy, *Anatomie des formes extérieures du corps humain*. Paris, 1829.

Du sommet de l'épaule à l'angle inférieur de l'omoplate. . 1 tête.
De l'angle de l'omoplate aux hanches. . . . . 1 —
Des hanches à la région fessière. . . . . 1 —

La tête se divise en quatre parties égales correspondant chacune à la longueur du nez :

Du sommet de la tête au milieu du front. . . . . 1 partie.
Du milieu du front à la racine du nez (au niveau de la
  ligne des yeux). . . . . 1 —
De la racine du nez à la partie inférieure de cet organe. . . 1 —
De la partie inférieure du nez à la partie inférieure du
  menton. . . . . 1 —

Les auteurs qui ont traité des proportions en transcrivant
celles de Jean Cousin ou en s'en inspirant, indiquent que la première partie est étendue du sommet de la tête à la naissance des
cheveux. Il est bien certain que la longueur du nez est souvent
trop grande pour se trouver en rapport avec la distance qui
sépare ces deux points.

En nous reportant aux textes de Jean Cousin, nous voyons que
dans certaines éditions il est dit que les cheveux se placent à
volonté en commençant à la première partie d'en haut. Dans
l'édition revue et corrigée de 1750, cet avis s'est modifié et il est
indiqué qu'on doit marquer « la naissance des cheveux à moitié de
la première section. » Du reste dans les planches qui accompagnent
ces différentes éditions, la première division arrive, non à la racine
des cheveux, mais à la partie inférieure d'une boucle de cheveux
qui retombe sur le front.

La distance qui sépare la ligne des yeux de la base du nez nous
a semblé souvent bien insuffisante pour représenter l'intervalle
entre la base du nez et la partie inférieure du menton.

Les sourcils occupent le milieu de la seconde division

Jean Cousin divise la ligne qui passe au niveau des yeux en 5 parties
égales ; les yeux occupent la 2me et la 4me division, la racine du nez la 3me.

Il divise l'œil en trois parties dont la moyenne est occupée par la cornée
transparente ; l'ouverture des paupières est égale, pour lui, à une de ces
parties.

La largeur de la base du nez égale celle de l'œil L'intervalle qui sépare
le nez du menton étant divisé en trois, la bouche doit être située au niveau
du tiers supérieur, et avoir la largeur d'un œil et demi.

L'oreille s'étend de la ligne des yeux à la base du nez ; Gerdy fait remarquer qu'elle monte un peu plus haut ; il la place au niveau de l'échancrure nasale, qui est un peu plus élevée que l'angle interne de l'œil.

L'oreille est large de la moitié de sa hauteur.

La tête a, au-dessus des oreilles, trois parties de largeur ; elle en a environ quatre d'avant en arrière, c'est-à-dire de profil ; cette dimension est, par conséquent, égale à la hauteur (Gerdy). Le milieu de la tête vue de profil correspond à l'articulation temporo-maxillaire (Gerdy).

La face qui a trois parties de hauteur, en a deux et demie de largeur au niveau des pommettes (Gerdy).

La longueur du cou prise du menton à la fourchette du sternum égale. . . . . 1 partie.

Cette dimension n'est-elle pas un peu courte ? voir plus loin, l'opinion de Lomazzo (page 160).

De face, le cou mesuré à la hauteur du nez, égale comme largeur. . . . . 2 parties.
De la fourchette du sternum à la naissance des épaules. 2 parties 1/2.
Le cou vu de profil a comme épaisseur. . . . . . . 2 parties.
La largeur d'une épaule à l'autre est de. . . . . . . 2 têtes.
Le diamètre des hanches au niveau de l'ombilic est de. . 6 parties.

Le tronc vu de profil a comme épaisseur :

Au niveau des mamelons. . . . . 5 parties.
Au niveau de l'ombilic. . . . . . , ... 4 parties.
Au niveau du pubis. . . . . 4 parties 1/2.

Le membre supérieur mesuré de l'articulation de l'épaule à l'extrémité du doigt médius égale. . . . , ... 3 têtes.
La main égale en longueur. - . . . . 3 parties.

Elle a donc la même longueur que la face (voir page 161).

Comme longueur, les doigts sont ainsi disposés : le pouce atteint la première articulation de l'index, le second doigt se termine au niveau de la partie moyenne de la dernière phalange du médius ; le quatrième doigt au tiers inférieur de cette même phalange ; le cinquième doigt s'étend jusqu'à la dernière articulation de l'annulaire.

Le membre supérieur vu par sa face antérieure a comme largeur :

Vers l'épaule. . . . . 2 parties.
Au-dessus du coude. . . . . 1/3 de tête.
Au niveau du coude. . . . . 1 partie 2/3.
Au poignet. . . . . 1 partie.

Les proportions que nous venons d'indiquer sont annoncées par

Jean Cousin comme étant celles du membre supérieur « vu par dedans et par dehors », les figures correspondantes sont cependant vues par la face antérieure, ce qui jette un peu de confusion.

Pour les dimensions latérales, il n'y a à retenir que ceci :

Le poignet égale comme épaisseur. . . . . 3/4 de partie.

Gerdy donne ces proportions d'une façon assez simple en indiquant que le bras est plus épais d'avant en arrière que de dehors en dedans et que l'avant-bras est de dimensions inverses, c'est-à-dire qu'il est plus épais vu en avant et plus étroit vu de profil. Il donne deux parties aux portions les plus larges de ces deux segments.

Le membre inférieur, mesuré du pubis à la plante du pied, égale. 4 têtes.

Vu par sa face antérieure, le membre inférieur a comme largeur :

Au niveau du pubis. . . . . 3 parties.
Au milieu de la cuisse. . . . . 2 parties 2/3
Au genou. . . . . 1 partie 3/4
Au niveau du mollet. . . . . 2 parties 1/4
Au-dessous du mollet. . . . . 1 partie 3/4
Au-dessus des malléoles. . . . . 1 partie.

Vu par ses faces latérales :

A la partie supérieure de la cuisse. . . . . 3 parties 1/4
Au milieu de la cuisse. . . . . 3 parties.
Au genou. . . . . ⎫
Au niveau du mollet. . . . . ⎬ comme en avant
Au-dessous du mollet. . . . . ⎭
Au-dessus des malléoles. . . . . 1/3 de tête.

Les trois dimensions que Jean Cousin désigne comme étant égales en avant et de profil, nous semblent cependant, dans ce dernier cas, un peu plus étendues.

La longueur du pied vu de profil, égale. . . . . 1 tête.

Pour Jean Cousin il y a donc huit fois la longueur du pied dans la hauteur du corps (voir plus loin, page 161). Nous rappelons que Vitruve indiquait que le pied était le sixième de la hauteur totale.

Le pied étant égal à 4 parties, le petit orteil commence au tiers antérieur de la troisième partie et ne dépasse pas la moitié de la première phalange du gros orteil.

L'auteur que nous citons conseille, pour tracer les orteils suivants, d'augmenter successivement leur longueur de la grandeur de l'ongle jusqu'au second orteil.

La distance de la plante du pied au cou-de-pied égale. 1 partie 1/2.

Celle du cou-de-pied à l'articulation métatarso-phalangienne du gros orteil égale. . . . . 1 partie 2/3.

La largeur de la partie antérieure du pied est de. . . 1 partie 2/3.

Jean Cousin conseille de diviser cette largeur en 3 parties égales, la première doit contenir le gros orteil, la seconde les deux suivants, et la troisième les deux derniers.

La largeur du talon égale. . . . . 1 partie.

Jean Cousin dit aussi que les grandes divisions sont les mêmes pour la femme que pour l'homme, mais qu'on ne doit compter chez la femme que six parties d'une épaule à l'autre, et cinq parties à la ceinture, tandis que le diamètre des hanches est de deux têtes (voir plus loin, page 162).

Il ajoute que, de profil, le diamètre antéro-postérieur du tronc au niveau des épaules et des hanches est d'une tête un tiers ; les diamètres de la ceinture et de la cuisse au-dessous de la région fessière sont égaux à la longueur de la tête.

Le genou a le même diamètre que le cou. Le poignet et la jambe au-dessus des malléoles, ont la largeur de la moitié du cou.

Un autre auteur, contemporain de Jean Cousin, Lomazzo, fit aussi des recherches sur le même sujet [1]. Lomazzo n'emploie pas comme commune mesure la longueur de la tête, mais la longueur de la face, c'est-à-dire l'espace compris entre la naissance des cheveux et le menton.

Il indique que la hauteur du corps est égale à 10 faces, ainsi réparties :

Du sommet de la tête à la partie inférieure du nez. . . . 1 face.
Du nez à la fourchette du sternum. . . . . 1 —
De la fourchette du sternum aux pectoraux. . . . . . . 1 —
Des pectoraux à l'ombilic. . . . . 1 —
De l'ombilic au pubis. . . . . 1 —
Du pubis au milieu de la cuisse. . . . . 1 —

[1] *Traicté de la proportion naturelle et artificielle des choses*, par Jean Pol Lomazzo, peintre milanais, traduit par Hilaire Pader, peintre, en 1649.

Du milieu de la cuisse au genou. . . . .   1 face.

Du genou au milieu de la jambe. . . . .   1 —

Du milieu au bas de la jambe.   . .   . .   1 —

Du bas de la jambe à la plante du pied. . . . .   1 —

La distance qui sépare les extrémités des doigts médius, quand les membres supérieurs sont étendus, égale 10 faces.

De la fourchette du sternum à l'articulation de l'épaule . 1 face.

De l'articulation de l'épaule au coude. . . . .   1 face 1/2.

Du coude à la main. . . . .   1 face 1/2.

La main égale. . . . .   1 face.

Ces proportions diffèrent un peu de celles qui sont indiquées par Jean Cousin, non seulement dans le choix de la mesure (la face au lieu de la tête), mais aussi dans les résultats des mensurations.

D'abord Lomazzo en donnant 10 faces de hauteur au lieu de 8 têtes, obtient 30 parties (ou 30 longueurs de nez) tandis que pour Jean Cousin il y en a 32. Le nombre de têtes que Lomazzo obtient ainsi est donc de 7 1/2.

En comparant les régions occupées par les divisions en faces avec celles que fixe Jean Cousin, on voit que pour Lomazzo le cou est plus long, car il a deux parties de longueur (puisqu'il y a une face de la base du nez à la fourchette du sternum); que la jambe est plus longue d'une partie (3 faces du genou à la plante du pied). Le tronc et la cuisse ont chacun deux parties en moins.

Il résulte aussi de la façon dont Lomazzo divise le corps, que l'ombilic occupe le milieu de l'espace situé entre le nez et le genou. Pour Jean Cousin l'ombilic est à égale distance du genou et du sommet de la tête.

Nous devons maintenant, pour compléter cette étude des proportions, donner quelques-unes des mensurations prises par des anatomistes.

Ainsi que le fait remarquer M. le professeur Mathias Duval, la proportion de huit têtes n'est applicable qu'aux individus de taille élevée; au fur et à mesure que la hauteur diminue, le nombre de têtes diminue aussi. En effet, la tête varie peu comme hauteur, cette dimension se maintient entre 21 et 23 centimètres. Ce ne

sera donc que chez un individu de 1^m,84 qu'on rencontrera huit
têtes dans la hauteur totale, chez un sujet de 1^m,54 il n'y en aura
que sept. La tête du premier semblera petite par rapport à
l'ensemble; celle du second paraîtra plus développée.

Il y a un point dont la détermination est utile à préciser, c'est
celui où se joignent la quatrième et la cinquième têtes, c'est-à-dire
le milieu du corps. Nous devons partir de ce principe que les
différences de hauteur de la taille sont dues principalement à des
développements différents des membres inférieurs. Un sujet grand
a les membres inférieurs plus longs que ceux d'un individu petit ;
chez l'un et l'autre la longueur du tronc diffère relativement peu.
Il en résulte que le centre du corps tend à descendre au fur et à
mesure que la taille devient plus élevée. En effet, chez un sujet
de petite taille, le milieu du corps correspond au pubis, chez un
sujet de grande taille il est placé au-dessous.

En nous inspirant des mensurations données par M. le professeur
Sappey [1], nous avons remarqué que pour les individus de taille
moyenne, les dimensions de certaines régions des membres pouvaient être comparées :

Du pli du coude à l'extrémité du doigt médius, la longueur est
égale à la distance qui sépare le milieu du pli de l'aine du centre
de la rotule.

Le centre de la rotule est au milieu de l'espace qui sépare
l'épine iliaque antéro-supérieure de la plante du pied. Cette partie
de la rotule est aussi à égale distance du pubis et de la base de la
malléole interne.

M. Sappey donne les moyennes de longueur de la main et du
pied. Il indique que la main, plus longue de 2 centimètres
chez l'homme que chez la femme, dépasse un peu la longueur de
la face, tandis que pour la femme il y a égalité.

De même pour le pied qui, surpassant de 3 centimètres celui
de la femme, est plus long que la tête mais de 1/10 seulement.
Chez la femme il y a égalité entre la tête et le pied.

Enfin, nous aurons terminé cet aperçu sur les proportions en
signalant ceci : que chez l'homme, la distance qui sépare les humérus

---

[1] Sappey, *Traité d'anatomie descriptive*, t. I, 1867.

à leur extrémité supérieure *(diamètre bi-huméral)* est de 0^m 38 centimètres. L'écartement entre les grands trochanters (diamètre *bi-trochantérien*) est en moyenne de $0^m,31$ centimètres, tandis que celui des crêtes iliaques *(diamètre bi-iliaque)* est de $0^m,28$ centimètres.

Il est donc certain, et il est presque inutile d'insister sur ce fait, que les épaules de l'homme sont plus larges que les hanches et que les trochanters sont plus éloignés l'un de l'autre que les crêtes iliaques.

Relativement à la femme, les formules ont différé selon certains auteurs ; mais par des mensurations exactes on est arrivé au résultat suivant : chez elle, le *diamètre bi-huméral* est en moyenne de $0^m,35$ centimètres et le diamètre *bi-trochantérien* de $0^m,32$. On peut en tirer cette conclusion : chez la femme, les hanches sont plus larges et les épaules plus étroites que chez l'homme ; chez elle, les hanches se rapprochent beaucoup du diamètre des épaules, mais pourtant n'arrivent pas à les égaler.

Nous arrêterons ici cette étude comparée des proportions, et en terminant, nous tenons à dire que si, à nos yeux, la connaissance de ces principes et celle de l'anatomie ne suffisent pas pour donner à une œuvre un caractère véritablement artistique, il est incontestable que ces notions scientifiques ne peuvent que guider l'artiste en l'empêchant de s'égarer, et que, loin d'enchaîner son indépendance, elles ne font, au contraire, qu'assurer sa liberté.

PLANCHE I

SQUELETTE — FACE ANTÉRIEURE

PLANCHE I

SQUELETTE — FACE ANTÉRIEURE

1. Frontal.
2. Pariétal.
3. Temporal.
4. Apophyse mastoïde du temporal.
5. Os malaire ou de la pommette.
6. Maxillaire supérieur.
7. Os propres du nez.
8. Maxillaire inférieur.
9. Septième vertèbre cervicale.
10. Clavicule.
11. Omoplate.
12. Sternum.
13. Première côte.
14. Septième côte.
15. Douzième côte.
16. Cartilages costaux.
17. Cinquième vertèbre lombaire.

18. Sacrum.
19. Coccyx.
20. Os iliaque.
21. Humérus.
22. Cubitus.
23. Radius.
24. Carpe.
25. Métacarpe.
26. Phalanges des doigts.
27. Fémur.
28. Rotule.
29. Tibia.
30. Péroné.
31. Tarse.
32. Métatarse.
33. Phalanges des orteils.

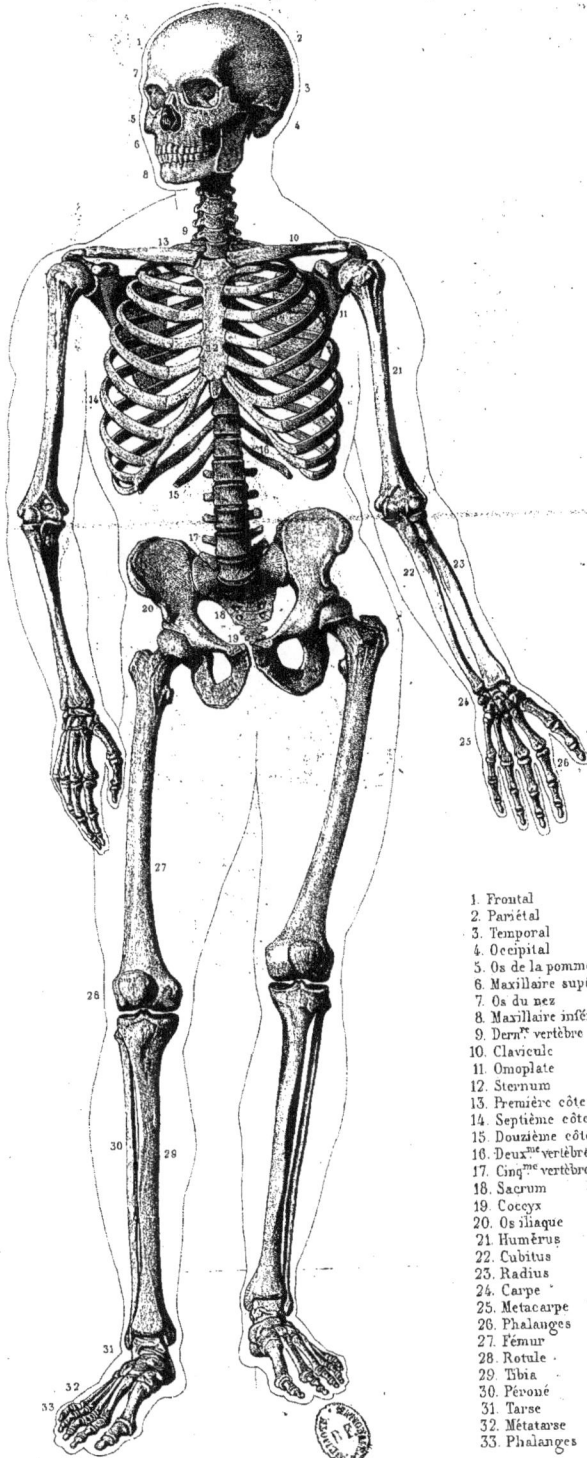

Pl. 1.

1. Frontal
2. Pariétal
3. Temporal
4. Occipital
5. Os de la pommette
6. Maxillaire supérieur
7. Os du nez
8. Maxillaire inférieur
9. Dern^{re} vertèbre cervic
10. Clavicule
11. Omoplate
12. Sternum
13. Première côte
14. Septième côte
15. Douzième côte
16. Deux^{me} vertèbre dors
17. Cinq^{me} vertèbre lomb
18. Sacrum
19. Coccyx
20. Os iliaque
21. Humérus
22. Cubitus
23. Radius
24. Carpe
25. Métacarpe
26. Phalanges
27. Fémur
28. Rotule
29. Tibia
30. Péroné
31. Tarse
32. Métatarse
33. Phalanges

J.B. Baillière et Fils, Éditeurs à Paris.

PLANCHE II

SQUELETTE — FACE POSTÉRIEURE

PLANCHE II

Pl. 2

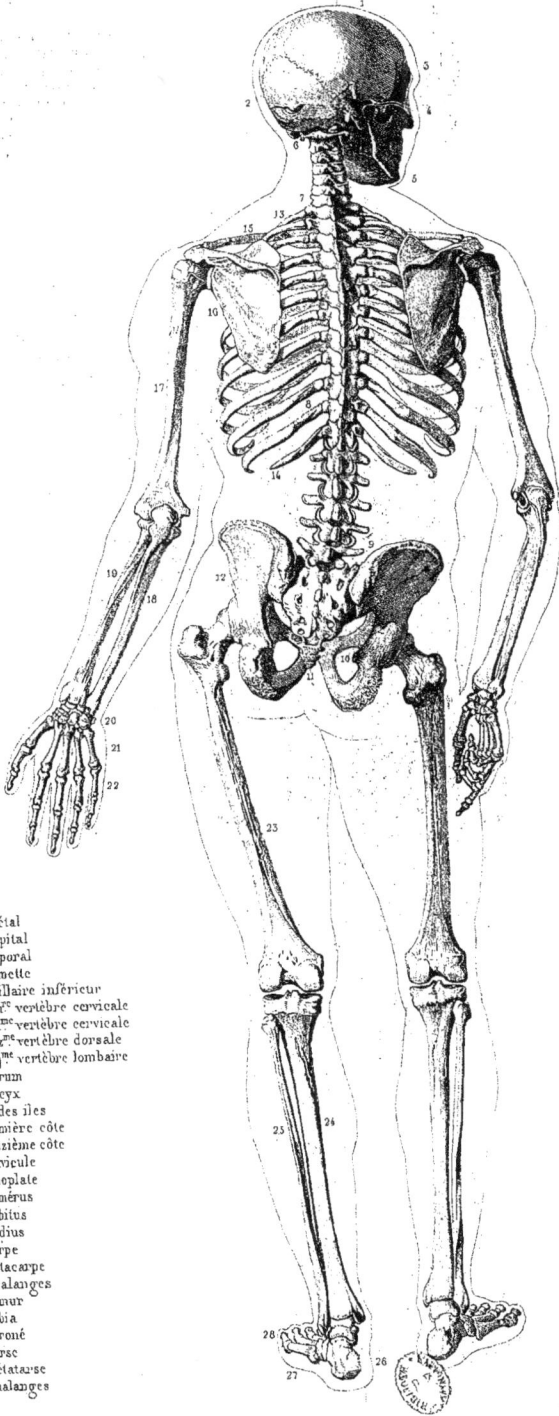

1. Pariétal
2. Occipital
3. Temporal
4. Pommette
5. Maxillaire inférieur
6. Prem.re vertèbre cervicale
7. Sept.me vertèbre cervicale
8. Douz.me vertèbre dorsale
9. Cinq.me vertèbre lombaire
10. Sacrum
11. Coccyx
12. Os des îles
13. Première côte
14. Douzième côte
15. Clavicule
16. Omoplate
17. Humérus
18. Cubitus
19. Radius
20. Carpe
21. Metacarpe
22. Phalanges
23. Fémur
24. Tibia
25. Péroné
26. Tarse
27. Métatarse
28. Phalanges

J.B. Baillière et Fils Editeurs à Paris

PLANCHE III

SQUELETTE — FACE LATÉRALE

PLANCHE III

SQUELETTE -- FACE LATÉRALE

1. Frontal.
2. Pariétal.
3. Temporal.
4. Occipital.
5. Os malaire ou de la pommette.
6. Os propres du nez.
7. Maxillaire supérieur.
8. Maxillaire inférieur.
9. Atlas, première vertèbre cervicale
9'. Axis, deuxième vertèbre cervicale.
10. Septième vertèbre cervicale ou proéminente.
11. Os iliaque.
12. Sacrum.
13. Coccyx.
14. Clavicule.
15. Sternum.
16. Omoplate.
17. Première côte.
18. Douzième côte.
19. Humérus.
20. Cubitus.
21. Radius.
22. Carpe.
23. Métacarpe.
24. Phalanges des doigts.
25. Fémur.
26. Rotule.
27. Tibia.
28. Péroné.
29. Tarse.
30. Métatarse.
31. Phalanges des orteils.

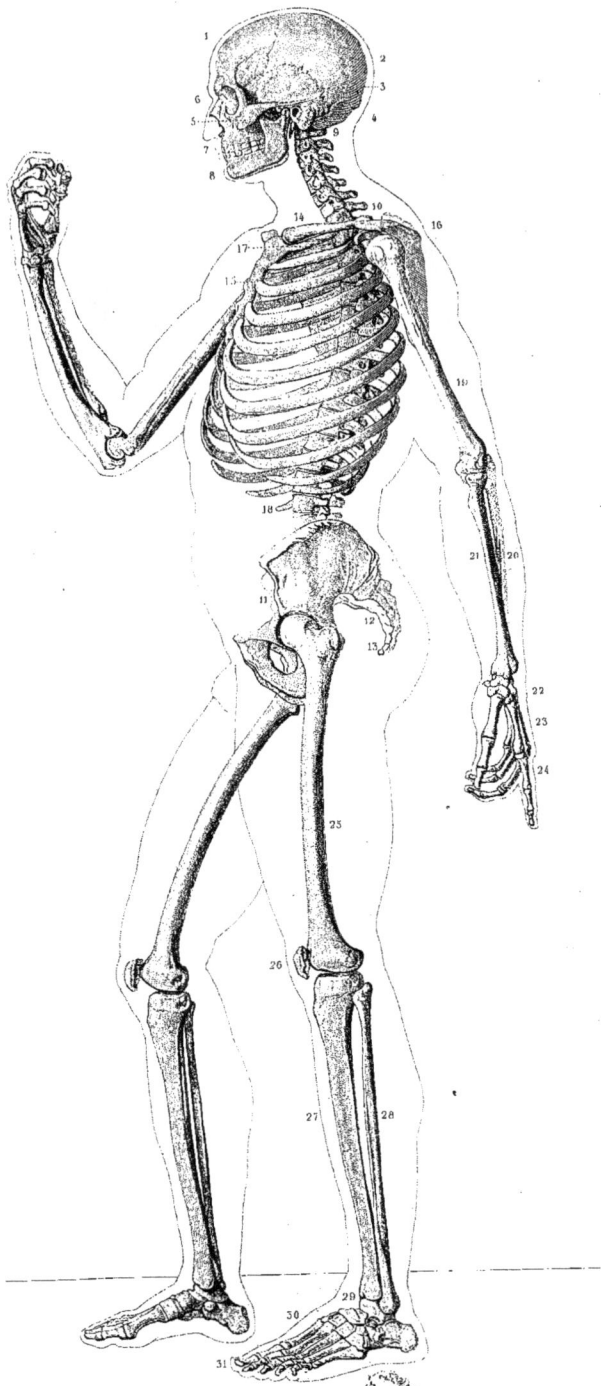

Pl. 5.

J.B.Baillière et Fils Editeurs à Paris.

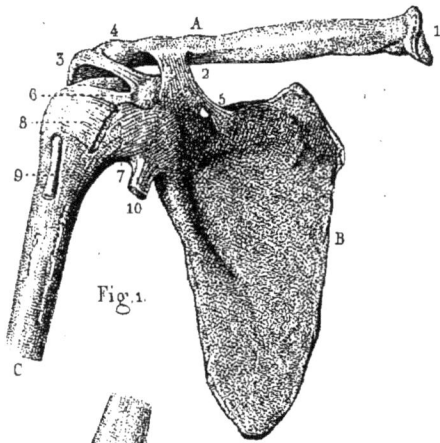

Fig. 1.

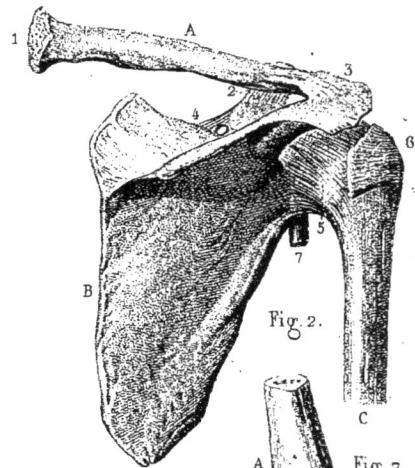

Fig. 2.

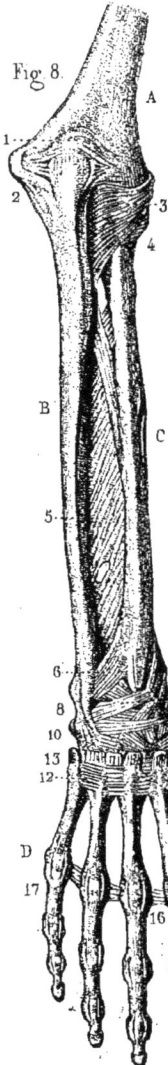

Fig. 8.

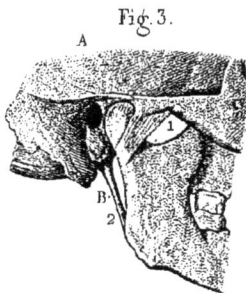

Fig. 3.

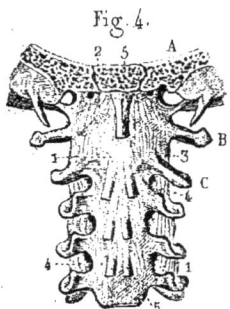

Fig. 4.

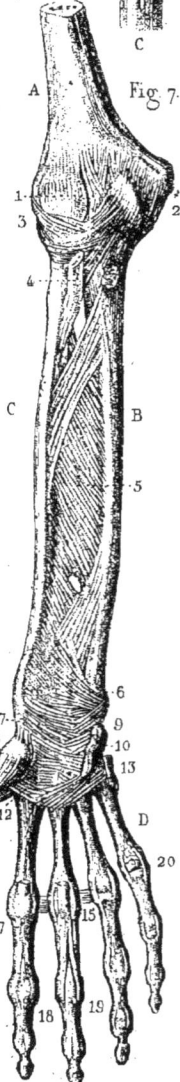

Fig. 7.

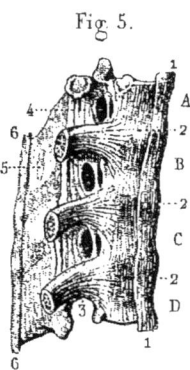

Fig. 5.

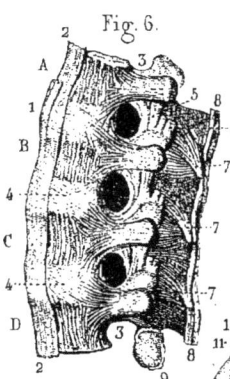

Fig. 6.

J.B. Baillière et Fils Éditeurs à Paris.

PLANCHE IV

ARTICULATIONS DE LA MACHOIRE INFÉRIEURE, DES VERTÈBRES ET DU MEMBRE SUPÉRIEUR

Fig. 1.

ÉPAULE, FACE ANTÉRIEURE.

A. Clavicule.
B. Omoplate.
C. Humérus.
1. Surface articulaire de l'extrémité interne de la clavicule.
2. Ligament coraco-claviculaire.
3. Ligament acromio-coracoïdien.
4. Articulation acromio-claviculaire.
5. Ligament coracoïdien.
6. Ligament coraco-huméral.
7. Capsule de l'articulation scapulo-humérale.
8. Tendon du muscle sous-scapulaire.
9. Tendon de la longue portion du biceps.
10. Tendon de la longue portion du triceps.

Fig. 2.

ÉPAULE, FACE POSTÉRIEURE.

A. Clavicule.
B. Omoplate.
C. Humérus.
1. Surface articulaire de l'extrémité interne de la clavicule.
2. Ligament coraco-claviculaire.
3. Articulation acromio-claviculaire.
4. Ligament coracoïdien.
5. Capsule de l'articulation scapulo-humérale.
6. Attaches des muscles sus-épineux, sous-épineux et petit rond.
7. Tendon de la longue portion du triceps

Fig. 3.

ARTICULATION TEMPORO-MAXILLAIRE.

A. Portion inférieure du crâne.
B. Branche de la mâchoire inférieure.
1. Ligament latéral externe de l'articulation temporo-maxillaire.
2. Ligament stylo-maxillaire.

Fig. 4.

ARTICULATIONS DES VERTÈBRES.

A. Portion inférieure de l'occipital.
B. Atlas.
C. Axis.
1. Ligament cervical antérieur.
2. Ligament occipito-atloïdien antérieur.
3. Capsule fibreuse atloïdo-axoïdienne.
4. apsules des apophyses articulaires.

Fig. 5.

A. B. C. D. Corps des 7e, 8e, 9e et 10e vertèbres dorsales.
1. 1. Ligament vertébral commun antérieur.
2. 2. 2. Disques intervertébraux.
3. Ligaments costo-vertébraux.
4. Ligaments costo-transversaires.
5. Ligaments interépineux.
6. 6. Ligament surépineux.

Fig. 6.

A. B. C. D. Corps des 1re, 2e, 3e et 4e vertèbres lombaires.
1. Tendons ou piliers du diaphragme.

2. 2. Ligament vertébral commun antérieur.

3. 3. Disques intervertébraux.

4. 4. Ligament surépineux.

5. Apophyse articulaire inférieure de la 4e vertèbre lombaire.

Fig. 7.

COUDE, AVANT-BRAS ET MAIN, FACE ANTÉRIEURE.

A. Humérus.

B. Cubitus.

C. Radius.

D. Os de la main.

1. Partie antérieure de la capsule articulaire du coude.

2. Ligament latéral interne du coude

3. Ligament latéral externe.

4. Ligament annulaire du radius.

4'. Tendon du biceps.

5. Ligament interosseux.

6. Capsule radio-cubitale inférieure.

7. Capsule radio-carpienne.

8. Ligament latéral externe du poignet.

9. Ligament latéral interne.

10. Saillie du pisiforme.

11. Capsule de l'articulation trapézo-métacarpienne.

12. Ligaments interosseux palmaires

13. Tendon du muscle cubital postérieur.

14. Tendon du long abducteur du pouce.

15. Ligament métacarpien transverse

16. Articulation métacarpo-phalangienne du pouce.

17. Index et gaine fibreuse des tendons fléchisseurs des doigts.

18. Médius. La gaine est enlevée, les tendons des fléchisseurs superficiel et profond sont mis à découvert.

19. Annulaire dont les tendons ont été enlevés.

20. Auriculaire dont la capsule métacarpo-phalangienne est ouverte.

Fig. 8.

COUDE, AVANT-BRAS ET MAIN, FACE POSTÉRIEURE.

A. Humérus.

B. Cubitus.

C. Radius.

D. Os de la main.

1. Partie postérieure de la capsule articulaire du coude.

2. Ligament latéral interne du coude

3. Ligament latéral externe.

4. Ligament annulaire du radius.

5. Ligament interosseux.

6. Capsule de l'articulation radio-cubitale inférieure.

7. Partie postérieure de la capsule radio-carpienne.

8. Ligament latéral interne du poignet.

9. Ligament latéral externe.

10. Saillies du pyramidal et du pisiforme.

11. Capsule de l'articulation trapézo-métacarpienne.

12. Ligaments interosseux dorsaux.

13. Tendon de muscle cubital postérieur.

14. Tendon du long abducteur du pouce.

15. Tendons des muscles radiaux externes.

16. Ligament métacarpien transverse.

17 17. Doigts avec les ligaments qui relient leurs phalanges.

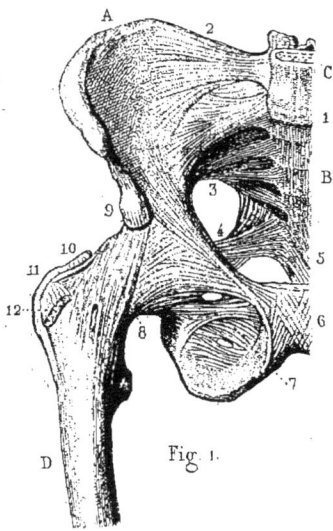

A 2 C 1 B 3 4 9 5 10 11 6 12 8 7 D

Fig. 1.

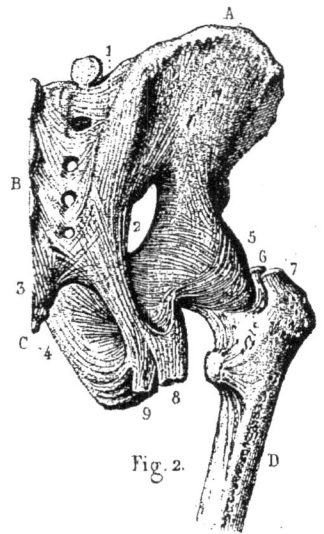

A 1 B 2 5 6 7 3 C 4 8 9 D

Fig. 2.

Fig. 5.

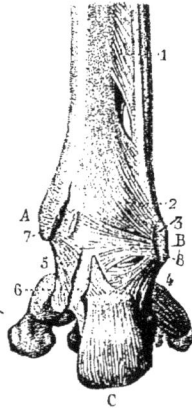

1 A 2 7 3 B 8 5 4 6 C

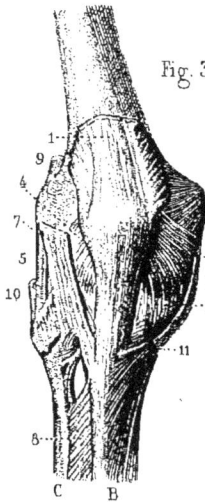

Fig. 3.

1 9 4 7 D 5 3 6 10 2 11 8 C B

Fig. 4.

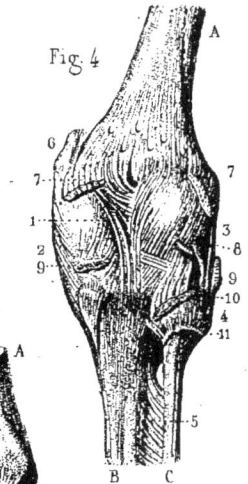

A 6 7 7 1 3 2 8 9 9 10 4 11 5 B C

Fig. 6.

Fig. 7.

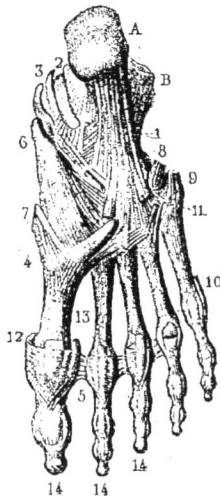

A 3 2 B 6 1 8 7 9 4 11 10 12 13 5 14 14 14

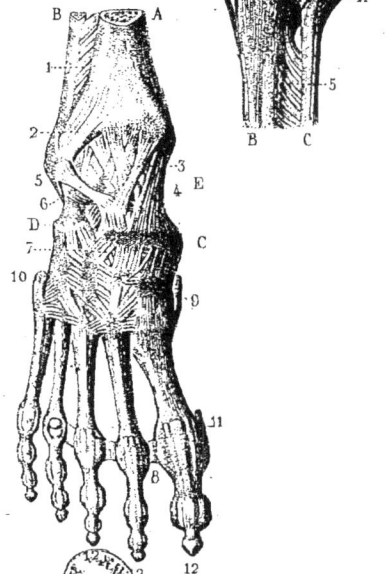

B A 1 2 5 6 E 4 D 7 C 10 9 11 8 12

PLANCHE V

ARTICULATIONS DU BASSIN ET DU MEMBRE INFÉRIEUR

Fig. 1.

BASSIN, FACE ANTÉRIEURE.

A. Os iliaque.
B. Sacrum.
C. Cinquième vertèbre lombaire.
D. Fémur.
1. Angle sacro-vertébral.
2. Ligaments ilio-lombaire et sacro-iliaque supérieur.
3. Ligament sacro-iliaque inférieur.
4. Ligaments sacro-sciatiques.
6. Capsule entourant la symphyse du pubis.
7. Membrane obturatrice.
8. Ligament de Bertin renforçant la partie antérieure de la capsule coxo-fémorale
9. Tendon du droit antérieur de la cuisse.
10. 11. Attaches du moyen et du petit fessiers.
12. Attache supérieure du vaste externe du triceps crural.

Fig. 2.

BASSIN, FACE POSTÉRIEURE.

A. Os iliaque.
B. Sacrum.
C. Coccyx.
D. Fémur.
1. Ligament sacro-iliaque.
2. Grand ligament sacro-sciatique.
5. Fibres postérieures de la capsule coxo-fémorale.
6. 7. Attaches du petit et du moyen fessiers.

8. Attaches des muscles postérieurs de la cuisse (biceps, demi-membraneux, demi-tendineux).
9. Attache du troisième adducteur.

Fig. 3.

GENOU, FACE ANTÉRIEURE.

A. Fémur.
B. Tibia.
C. Péroné.
D. Rotule.
1. Tendon du triceps crural.
2. Ligament rotulien.
3. 4. Lamelles fibreuses situées sur les côtés de la rotule.
5. Ligament latéral externe de l'articulation du genou.
6. Ligament latéral interne.
7. Extrémité inférieure de l'aponévrose fascia lata.
8. Ligament interosseux.
9. Tendon inférieur du biceps crural.
10. Tendons de la patte d'oie.

Fig. 4.

GENOU, FACE POSTÉRIEURE.

A. Fémur.
B. Tibia.
C. Péroné.
1. Partie postérieure de la capsule articulaire du genou.
2. Ligament latéral interne.
3. Ligament latéral externe.
4. Articulation péronéo-tibiale supérieure.
5. Ligament interosseux.

6. Tendon du troisième adducteur.
7. 7. Insertions supérieures des jumeaux.
8. Insertion du muscle poplité.
9. Tendon du biceps crural.
10. Insertion du soléaire.

Fig. 5.

PIED ET EXTRÉMITÉ INFÉRIEURE DE LA
JAMBE, FACE POSTÉRIEURE.

A. Malléole interne.
B. Malléole externe.
C. Calcanéum et partie inférieure du
   tendon d'Achille.
1. Ligament interosseux.
2. Ligament postérieur de l'articulation péronéo-tibiale inférieure
3. Ligament latéral externe postérieur de l'articulation tibio-
   tarsienne.
4. Ligament latéral externe moyen
   de la même articulation.
5. Ligament latéral interne.
6. Gouttière du fléchisseur propre
   du gros orteil.
7. Gouttière du jambier postérieur.
8. Gouttière des péroniers latéraux.

Fig. 6.

PIED, FACE SUPÉRIEURE.

A. Tibia.
B. Péroné.
C. Scaphoïde.

D. Partie antérieure du calcanéum,
1. Ligament interosseux.
2. Ligament antérieur de l'articulation péronéo-tibiale inférieure,
3. Capsule tibio-tarsienne.
4. Ligament latéral interne de l'articulation tibio-tarsienne.
5. 6 Ligaments externes moyen et
   antérieur de l'articulation tibio-
   tarsienne.
7. Ligaments du tarse.
8. Ligament métatarsien transverse.
9. Tendon du jambier antérieur.
10. Tendon du court péronier latéral.
11. Tendon de l'abducteur du gros
    orteil.

Fig. 7.

PIED, FACE INFÉRIEURE.

A. Calcanéum.
B. Malléole externe.
1. Ligament calcanéo-cuboïdien inférieur ou grand ligament de
   la plante.
2. Tendon du jambier postérieur.
3. Tendon du jambier antérieur.
4. Tendon du long péronier latéral.
5. Tendon du court péronier latéral.
6. Insertion de l'abducteur du petit
   orteil.
7. Insertions de l'abducteur et du
   court fléchisseur du gros orteil.

PLANCHE VI

MUSCLES DE LA TÊTE

PLANCHE VI

MUSCLES DE LA TÊTE

Fig. 1.

1. Muscle frontal.
2. Orbiculaire des paupières.
3. Élévateur interne de la lèvre supérieure et de l'aile du nez.
4. Transverse du nez.
5. Élévateur externe de la lèvre supérieure et de l'aile du nez.
6. Petit zygomatique.
7. Grand zygomatique.
8. Orbiculaire des lèvres.
9. Triangulaire des lèvres.
10. Carré de la lèvre inférieure.
11. Houppe du menton.
12. Masséter.
13. Peaussier.
14. Sterno-cléido-mastoïdien.
15. Omo-hyoïdien.
16. Cléido-hyoïdien.
17. Trapèze.

Fig. 2.

1. 2. 3. Muscles auriculaires antérieur, supérieur et postérieur.
4. Glande parotide.
5. Risorius de Santorini.
6. Peaussier.
7. Pyramidal.

Fig. 3.

1. Muscle frontal.
1'. Muscle occipital.
2. Temporal.
3. Orbiculaire des paupières.
4. Élévateur interne de la lèvre supérieure et de l'aile du nez.
4'. Élévateur externe de la lèvre supérieure et de l'aile du nez.
5. Tranverse du nez.
6. Petit zygomatique.
7. Grand zygomatique.
8. Orbiculaire des lèvres.
9. Buccinateur.
10. Triangulaire des lèvres.
11. Carré de la lèvre inférieure.
12. Masséter.
13. Sterno-cléido-mastoïdien.
14. Faisceau postérieur du digastrique
14'. Faisceau antérieur du digastrique
15. Mylo-hyoïdien.
16. Cléido-hyoïdien.
17. Omo-hyoïdien.
18. Thyro-hyoïdien.

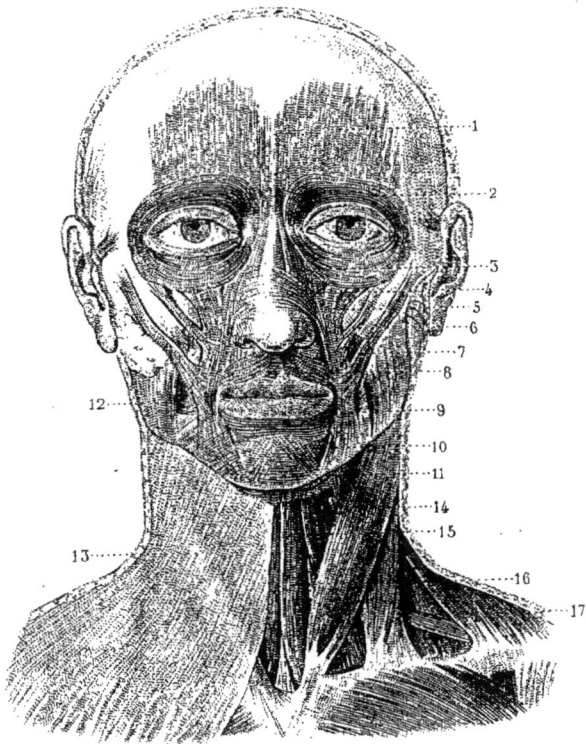

Fig. 1.

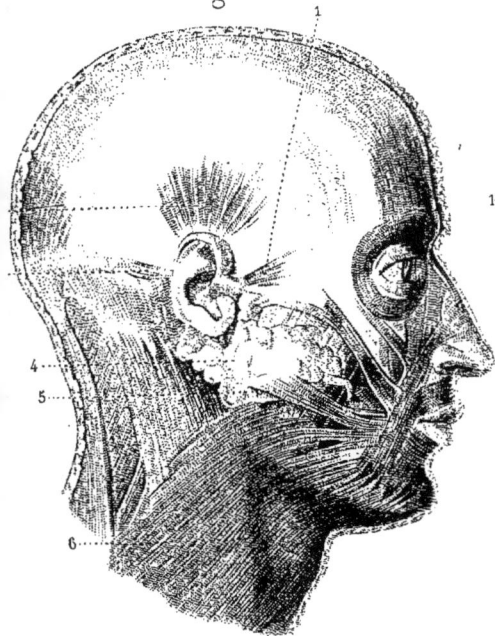

Fig. 2.

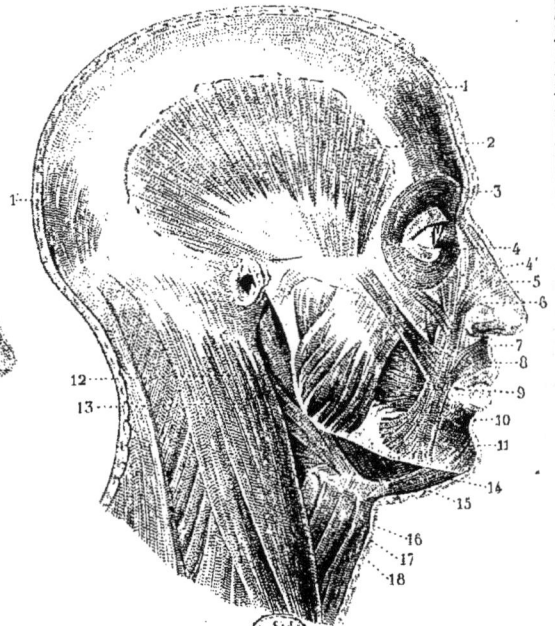

Fig. 3.

J.B.Baillière et Fils Éditeurs à Paris.

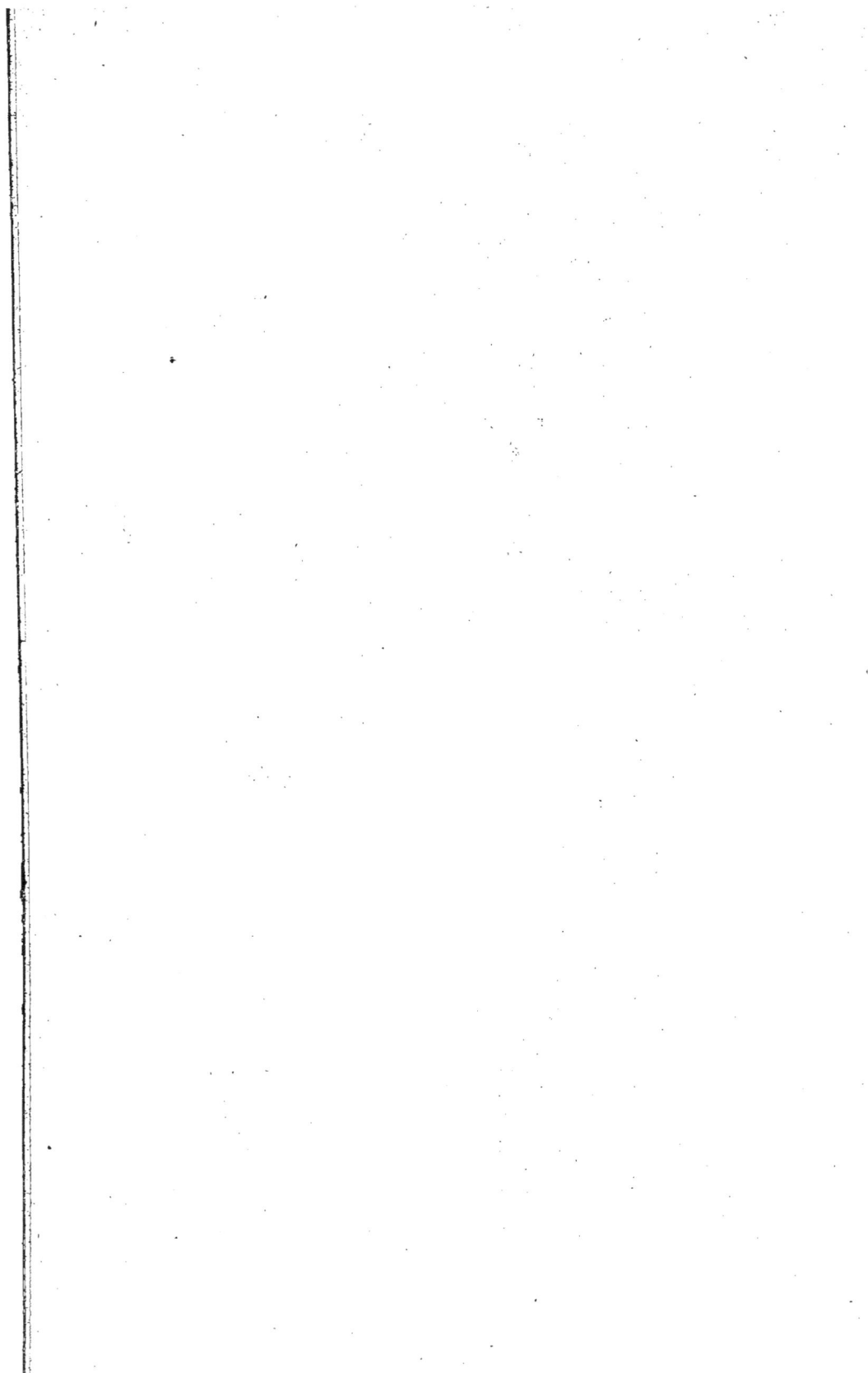

PLANCHE VII

MUSCLES DU TRONC — FACE ANTÉRIEURE

PLANCHE VII

MUSCLES DU TRONC — FACE ANTÉRIEURE

A. Maxillaire inférieur.
B. Clavicule.
C. Sternum.
D. Épine iliaque antérieure et supérieure.
E. Pubis.
1. Muscle peaussier.
2. Digastrique.
3. Sterno-cléido-mastoïdien.
4. Cléido-hyoïdien.
5. Omo-hyoïdien.
6. Trapèze.
7. Deltoïde.
8. Grand pectoral.
9. Grand dentelé.
10. Grand dorsal.
11. Grand oblique.
12. Droit antérieur de l'abdomen. Sur le côté gauche de cet écorché, le muscle est recouvert par l'aponévrose du grand oblique.
13. Pyramidal.
14. Tenseur de l'aponévrose fascia lata.
15. Couturier.
15′. Aponévrose recouvrant les muscles de la cuisse.
16. Pectiné.

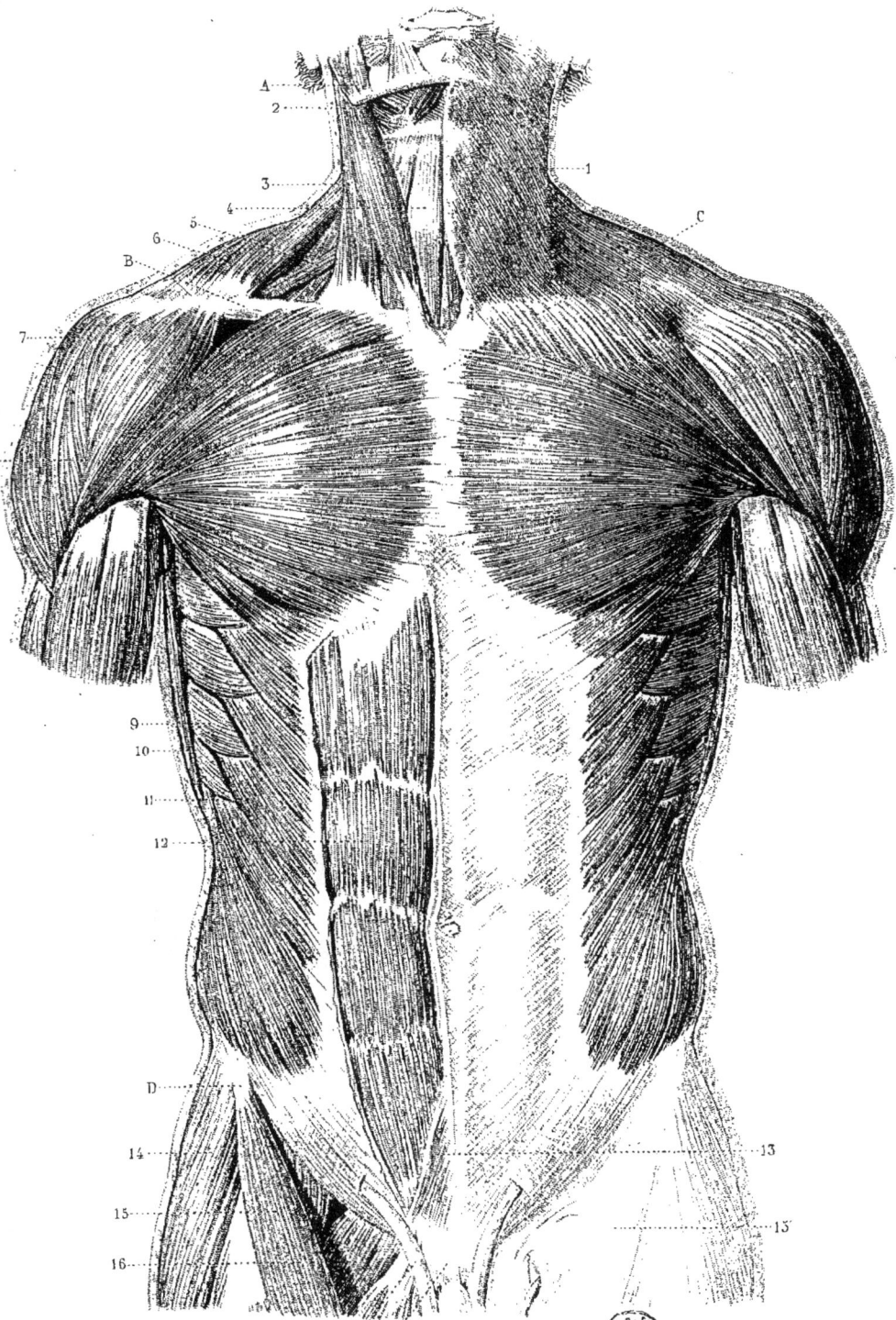

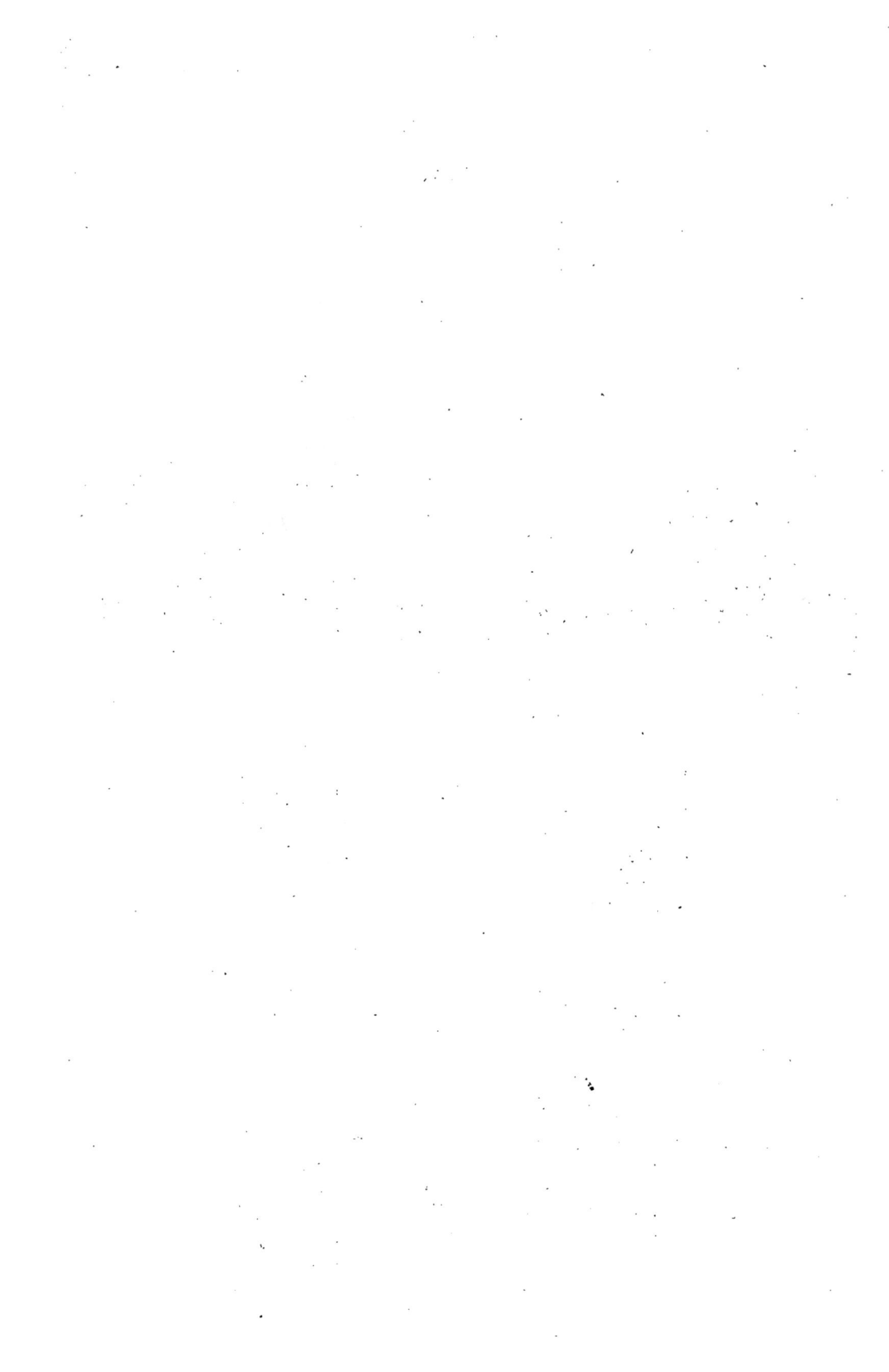

PLANCHE VIII

MUSCLES DU TRONC — FACE POSTÉRIEURE

PLANCHE VIII

MUSCLES DU TRONC — FACE POSTÉRIEURE

A. Apophyse épineuse de la 7e vertèbre cervicale.
B. Épine de l'omoplate.
C. Crête iliaque.
D. Grand trochanter.
1. Muscle occipital.
2. Sterno-cléido-mastoïdien.
3. Splénius.
4. Trapèze.
5. Deltoïde.
6. Triceps brachial.
7. Sous-épineux.
8. Petit rond.

9. Grand rond.
10. Rhomboïde.
11. Grand dorsal.
12. Aponévrose lombo-sacrée recouvrant le long dorsal, le sacro-lombaire et le transversaire épineux.
13. Grand oblique.
14. Grand fessier.
15. Moyen fessier.
16. Aponévrose recouvrant le moyen fessier.

Pl. 8.

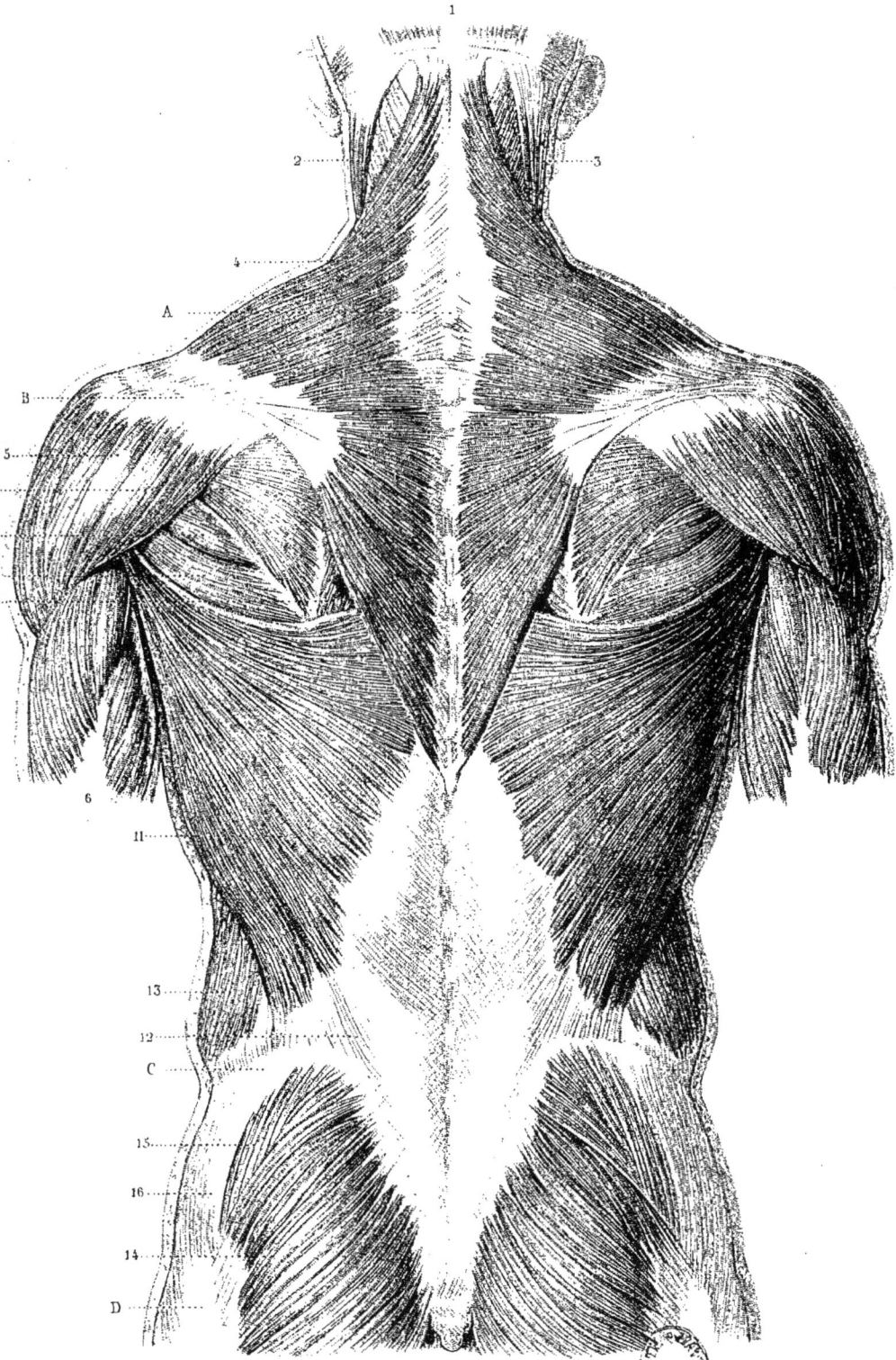

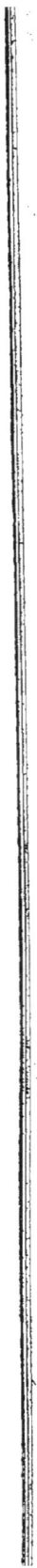

PLANCHE IX

MUSCLES DU TRONC — FACE LATÉRALE

PLANCHE IX

MUSCLES DU TRONC — FACE LATÉRALE

A. Clavicule.
B. Crête iliaque.
C. Grand trochanter.
1. Extrémité inférieure du sterno-cléido-mastoïdien.
2. Trapèze.
3. Deltoïde.
4. Grand pectoral.
5. Grand dentelé.

6. Droit antérieur de l'abdomen recouvert par l'aponévrose du grand oblique.
7. Grand oblique.
8. Grand dorsal.
9. Grand fessier.
10. Moyen fessier.
11. Tenseur du fascia lata.
12. Couturier.
13. Droit antérieur de la cuisse.

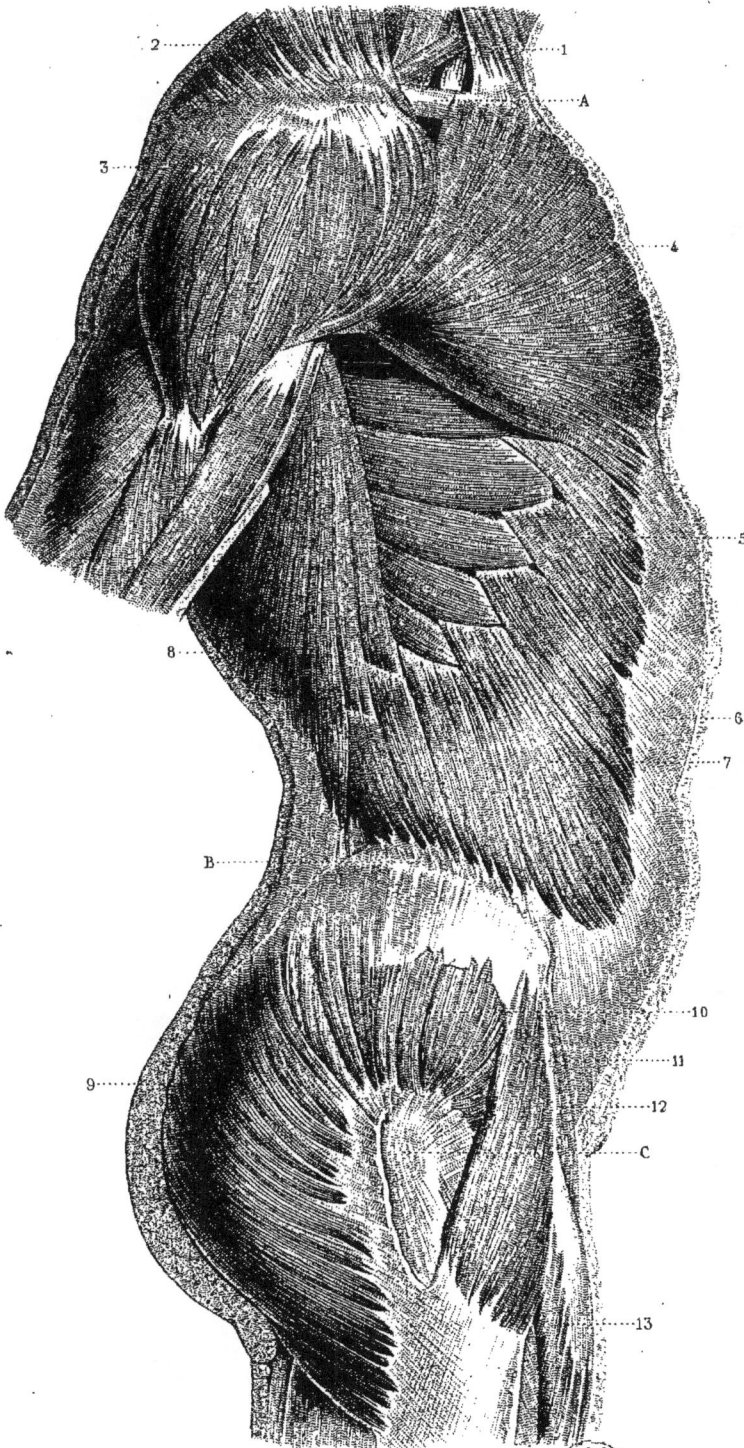

PLANCHE X

MUSCLES DU MEMBRE SUPÉRIEUR — FACE ANTÉRIEURE

PLANCHE X

Fig. 1.

A. Clavicule.
1. Grand pectoral.
2. Fibres du trapèze s'attachant à la clavicule et à l'acromion.
3. Deltoïde.
4. Biceps brachial.
5. Portion externe du triceps.
6. Brachial antérieur.
7. Long supinateur.
8. Premier radial externe.
9. Second radial externe.
10. Rond pronateur.
11. Grand palmaire. Sur ces deux muscles passe l'expansion aponévrotique du biceps.
12. Petit palmaire.
13. Fléchisseur superficiel des doigts.
14. Cubital antérieur.
15. Long fléchisseur propre du pouce.
16. Carré pronateur.
17. Ligament annulaire antérieur du carpe.

Fig. 2.

1. Aponévrose palmaire.
2. Court abducteur du pouce.
3. Palmaire cutané.
4. Gaines des tendons des fléchisseurs des doigts.

Fig. 3.

1. Coulisse bicipitale de l'humérus.
2. Corps charnu du biceps.

3. Tendon de la longue portion du biceps passant dans la coulisse bicipitale.
4. Tendon de la courte portion du biceps.
5. Tendon inférieur du biceps inséré à la tubérosité bicipitale du radius.
6. Expansion aponévrotique du biceps coupée pour laisser voir l'attache du brachial antérieur au cubitus.
7. Coraco-brachial.
8. 8. Triceps brachial.
9. 9. Brachial antérieur.
10. Son insertion au cubitus.
11. Section du grand pectoral.
12. Section du deltoïde.

Fig. 4.

1. Section du tendon du petit palmaire; l'aponévrose palmaire a été supprimée.
2. Abducteur du petit doigt.
3. Court fléchisseur du pouce.
4. Court abducteur du pouce.
5. Adducteur du pouce.
6. Court fléchisseur du petit doigt.
7. Tendons des fléchisseurs superficiel et profond.
8. Premier interosseux dorsal.
9. Premier lombrical.
10. Tendon du fléchisseur profond, perforant celui du fléchisseur superficiel.

Pl. 10.

Fig. 1.

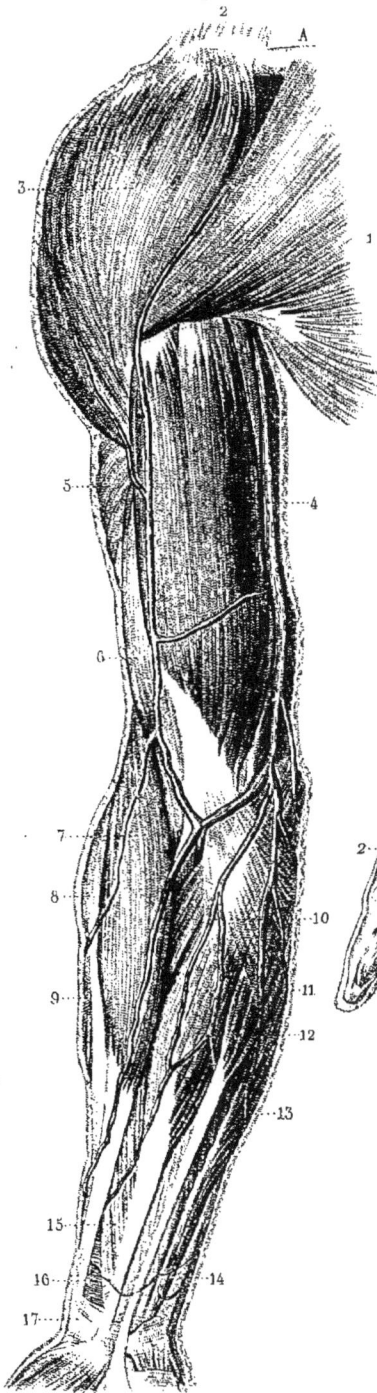

Fig. 3.

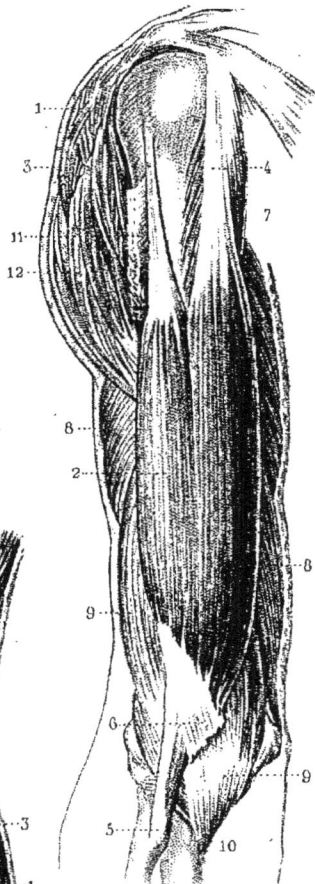

Fig. 2.

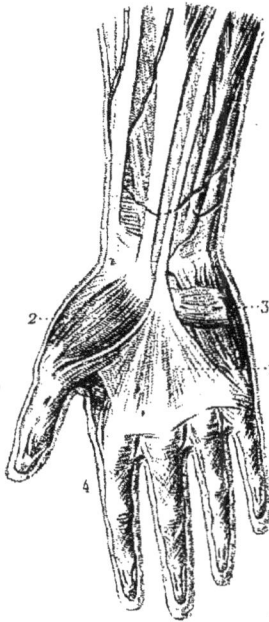

Fig. 4.

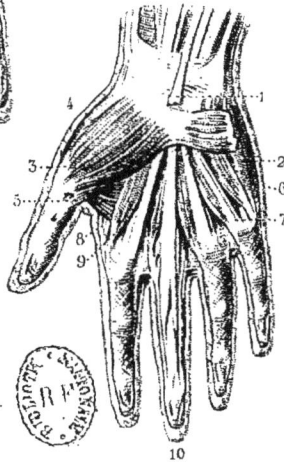

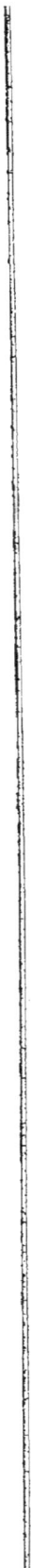

PLANCHE XI

MUSCLES DU MEMBRE SUPÉRIEUR — FACE POSTÉRIEURE

PLANCHE XI

MUSCLES DU MEMBRE SUPÉRIEUR — FACE POSTÉRIEURE

Fig. 1.

1. Grand dorsal.
2. Grand rond.
3. Petit rond.
4. Sous-épineux.
5. Trapèze.
6. Deltoïde.
7. Triceps brachial.
8. Brachial antérieur.
9. Long supinateur.
10. Premier radial externe.
11. Second radial externe.
12. Anconé.
13. Cubital antérieur.
14. Extenseur commun des doigts.
15. Extenseur propre du petit doigt.
16. Cubital postérieur.
17. Long abducteur du pouce.
18. Court extenseur du pouce.
19. Ligament annulaire postérieur du carpe.

Fig. 2.

1. Ligament annulaire postérieur du carpe.
2. Tendon du long extenseur du pouce.

3. Tendons de l'extenseur commun des doigts.

Fig. 3.

1. Portion externe du triceps, ou vaste externe.
2. 3. Portion moyenne ou longue portion.
4. Portion interne ou vaste interne. Tendon commun à ces trois portions.

Fig. 4.

1. Tendon du second radial externe.
2. Tendon du premier radial externe et tabatière anatomique.
3. Tendon du long extenseur du pouce.
4. Premier interosseux dorsal.
5. Adducteur du pouce.
6. Abducteur du petit doigt.
7. Tendons de l'extenseur commun des doigts.
8. Bandelettes fibreuses étendues entre ces tendons.

Fig. 3.

Fig. 1.

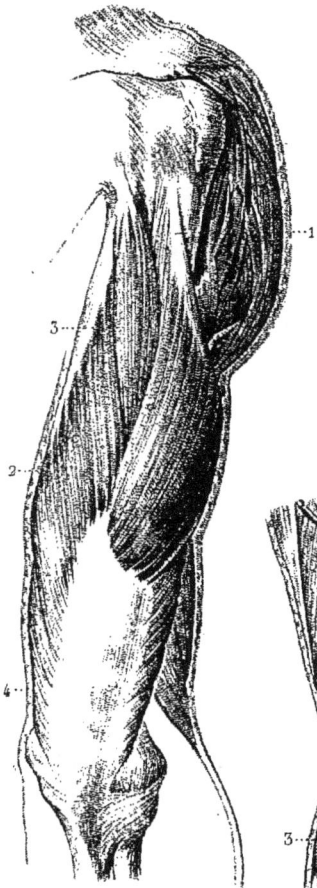

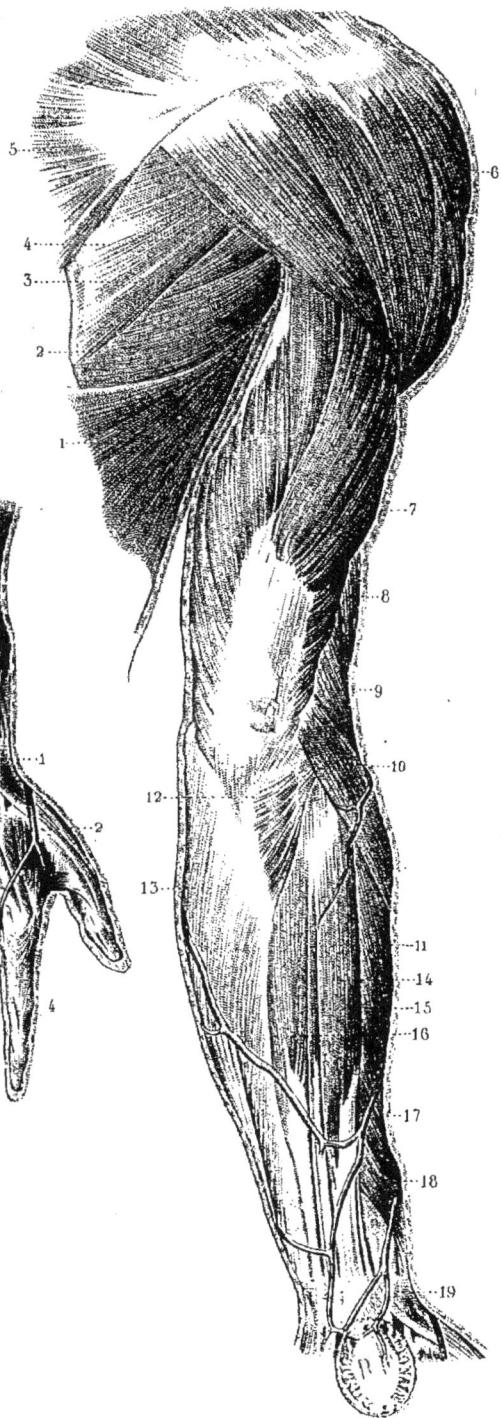

Fig. 2.

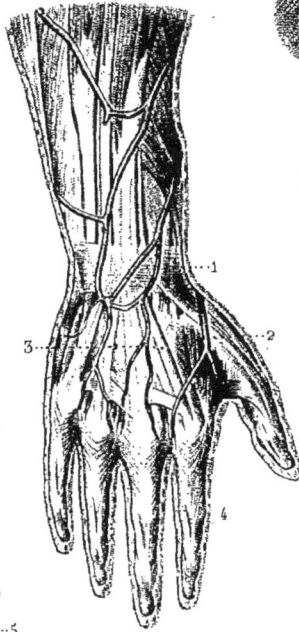

Fig. 4.

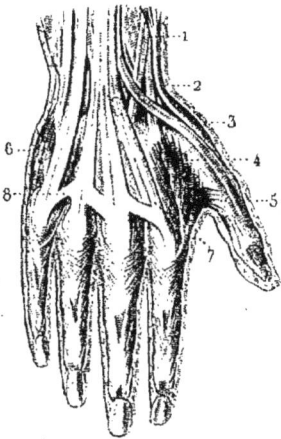

. J.B. Baillière et Fils Editeurs à Paris.

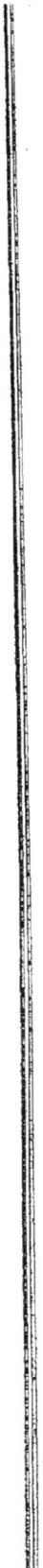

PLANCHE XII

MUSCLES DU MEMBRE SUPÉRIEUR — FACES LATÉRALES

PLANCHE XII

MUSCLES DU MEMBRE SUPÉRIEUR — FACES LATÉRALES

Fig. 1.

MEMBRE SUPÉRIEUR, FACE EXTERNE.

1. Trapèze.
2. Grand pectoral.
3. Deltoïde.
4. Sous-épineux.
5. Petit rond.
6. Grand rond.
7. Grand dorsal.
8. Biceps brachial.
9. Brachial antérieur.
10. Vaste externe du triceps.
11. Long supinateur.
12. Grand palmaire.
13. Anconé.
14. Premier radial externe.
15. Second radial externe.
16. Extenseur commun des doigts.
17. Extenseur propre du petit doigt et cubital postérieur.
18. Long abducteur du pouce.
19. Court extenseur du pouce.
20. Ligament annulaire du carpe.

Fig. 2.

1. Tendon du long extenseur du pouce.

2. Opposant du pouce.
3. Premier interosseux dorsal.
4. Adducteur du pouce.

Fig. 3.

MEMBRE SUPÉRIEUR, FACE INTERNE

1. Deltoïde.
2. Grand pectoral.
3. Biceps brachial.
4. Brachial antérieur.
5. Coraco-brachial.
6. Vaste interne du triceps.
7. Rond pronateur.
8. Long supinateur.
9. Grand palmaire.
10. Petit palmaire.
11. Fléchisseur superficiel des doigts.
12. Cubital antérieur.
13. Ligament annulaire du carpe.

Fig. 4.

1. Abducteur du petit doigt.
2. Section du palmaire cutané.
3. Court abducteur du pouce.

Pl.12.

Fig.1.

Fig.5.

Fig.2.

Fig.4.

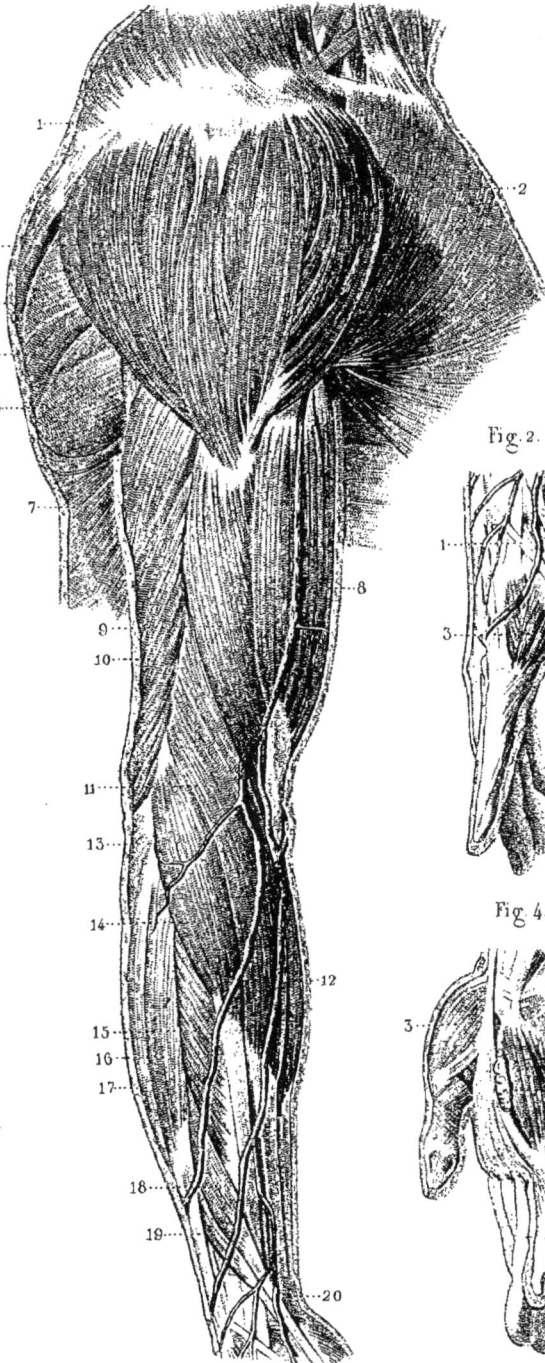
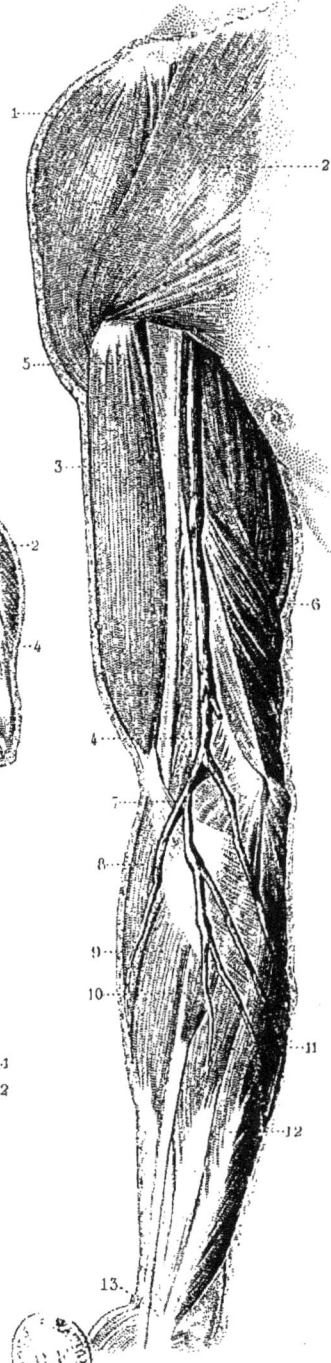
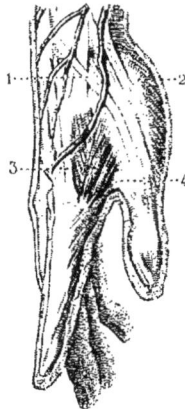
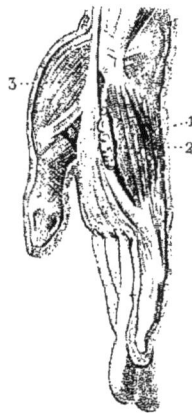

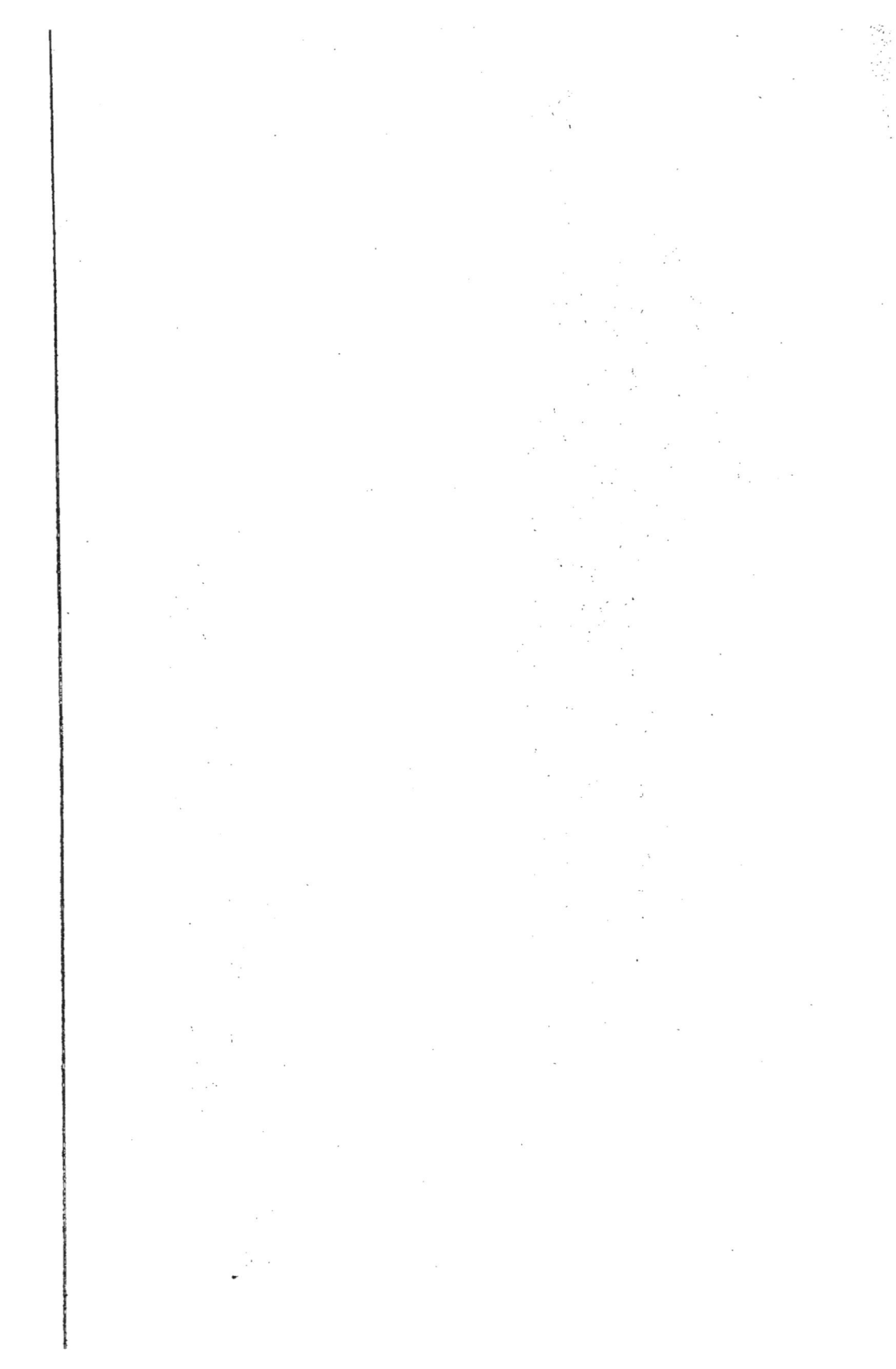

PLANCHE XIII

MUSCLES DU MEMBRE INFÉRIEUR — FACE ANTERIEURE

PLANCHE XIII

MUSCLES DU MEMBRE INFÉRIEUR — FACE ANTÉRIEURE

Fig. 1.

A. Épine iliaque antéro-supérieure.
B. Épine du pubis.
C. Rotule.
D. Tubérosité antérieure du tibia.
1. Muscle psoas.
2. Muscle iliaque.
3. Moyen fessier.
4. Tenseur du fascia lata.
5. Couturier.
6. Droit antérieur de la cuisse ou longue portion du triceps crural.
7. Vaste externe du triceps.
7′. Vaste interne du triceps.
8. Pectiné.
9. Premier ou moyen adducteur.
10. Droit interne.
11. Troisième ou grand adducteur.

Fig. 2.

1. Jambier antérieur.
2. Extenseur commun des orteils.
3. 3. Soléaire.
4. Long péronier latéral.
5. Extenseur propre du gros orteil.
6. Péronier antérieur.
7. Jumeau interne.
8. Long fléchisseur commun des orteils.
9. Pédieux.
10. Abducteur du gros orteil.
11. Ligament annulaire du tarse.

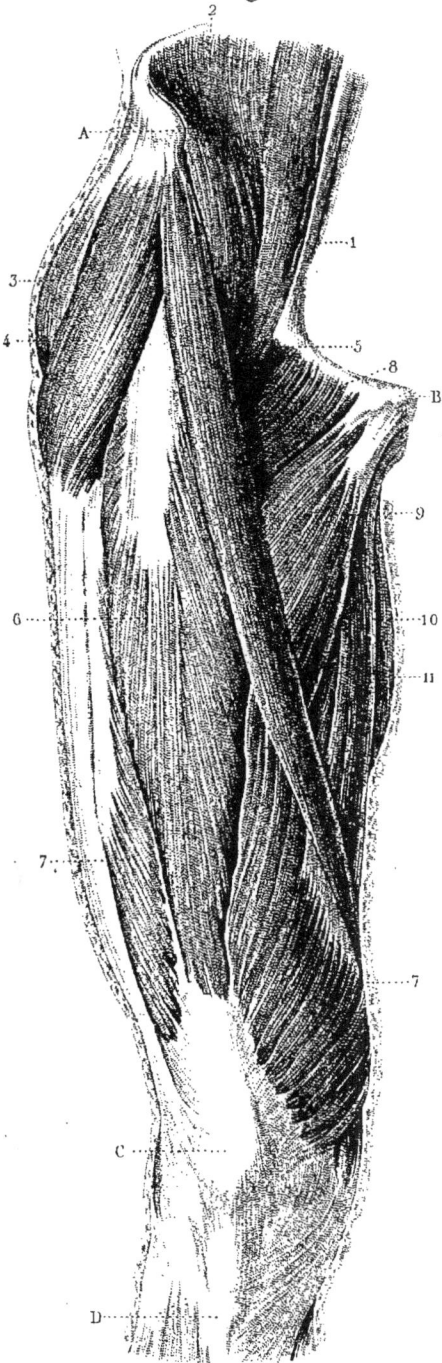

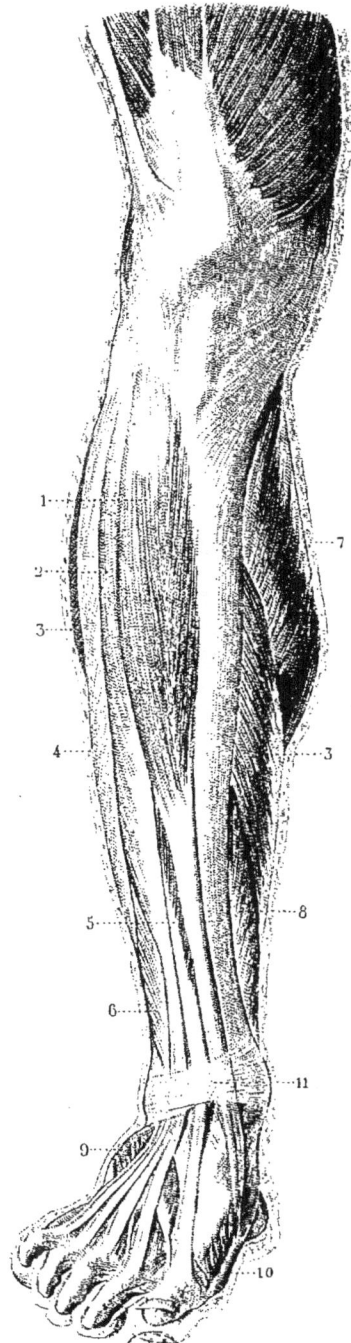

Pl.13.

Fig. 1.

Fig. 2.

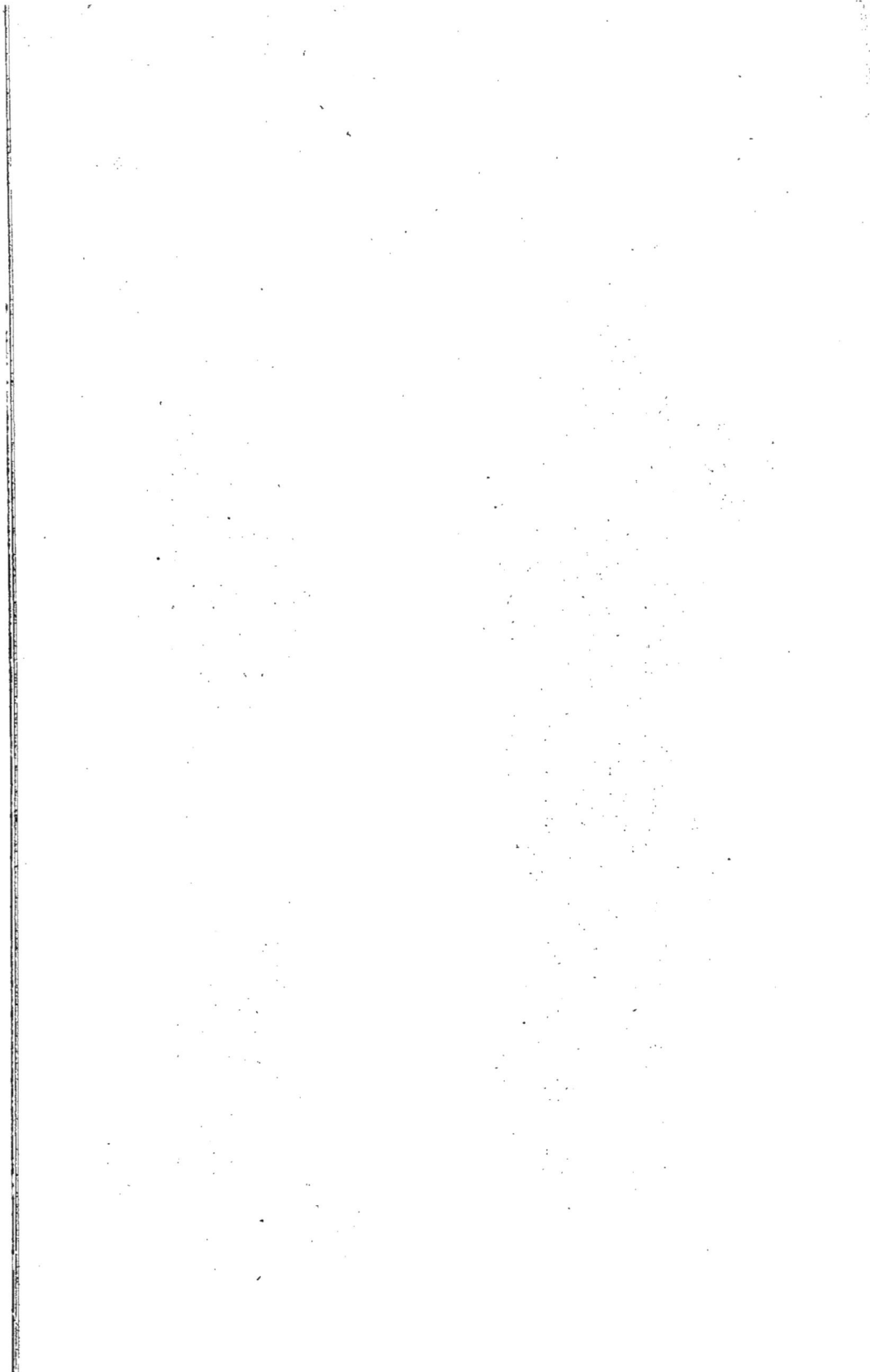

PLANCHE XIV

MUSCLES DU MEMBRE INFÉRIEUR — COUCHE PROFONDE DE LA
CUISSE — FACES SUPÉRIEURE ET INFÉRIEURE DU PIED

PLANCHE XIV

MUSCLES DU MEMBRE INFÉRIEUR — COUCHE PROFONDE DE
LA CUISSE — FACES SUPÉRIEURE ET INFÉRIEURE DU PIED

Fig. 1.

FACE ANTÉRIEURE DE LA CUISSE, LES MUSCLES
SUPERFICIELS ÉTANT SUPPRIMÉS.

A. Épine iliaque antéro-supérieure.
B. Capsule de l'articulation coxo-fémorale.
C. Épine du pubis.
D. Rotule.
1. Extrémité supérieure du droit
antérieur de la cuisse.
1′. Extrémité inférieure du droit antérieur de la cuisse.
2. Tendon inférieur du muscle psoas-
iliaque.
3. Vaste externe du triceps.
3′. Vaste interne du triceps.
4. Moyen fessier.
5. Bord antérieur du petit fessier.
6. Pectiné.
7. Premier ou moyen adducteur.
8. Second ou petit adducteur.

Fig. 2.

A. Malléole interne.
B. Malléole externe.

1. Ligament annulaire du tarse.
2. Tendons de l'extenseur commun
des orteils.
3. Tendon de l'extenseur propre du
gros orteil.
4. Tendon du jambier antérieur.
5. Tendon du péronier antérieur.
6. Faisceau interne du pédieux.
7. Abducteur du petit orteil.
8. Abducteur du gros orteil.
9. Muscles interosseux.

Fig. 3.

A. Calcanéum.
1. Court fléchisseur commun des
orteils.
1′. Section de l'aponévrose plantaire.
2. Abducteur du gros orteil.
3. Court fléchisseur du gros orteil.
4. Tendon du fléchisseur propre du
gros orteil.
5. Abducteur du petit orteil.
6. Court fléchisseur du petit orteil.
7. Lombricaux.

Pl.14.

Fig. 1.

Fig. 2.

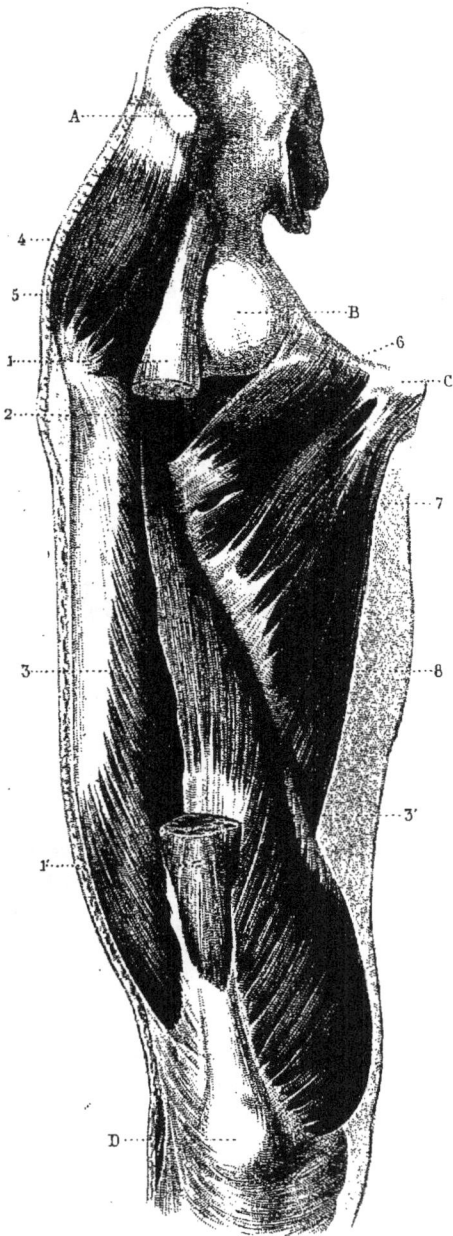

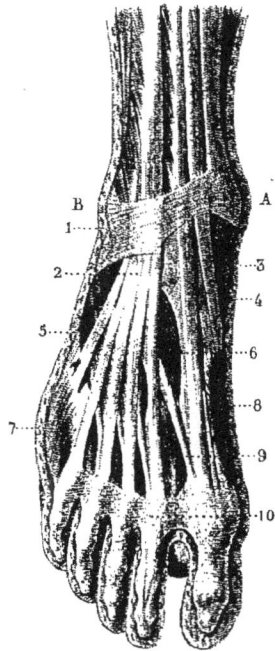

Fig. 3.

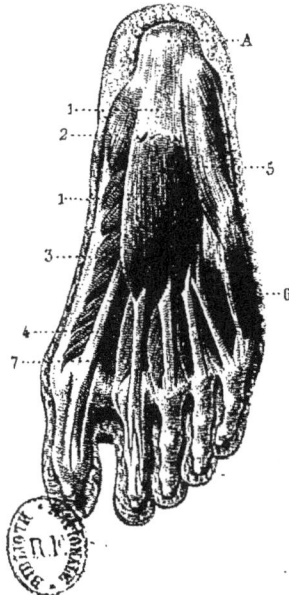

PLANCHE XV

MUSCLES DU MEMBRE INFÉRIEUR — FACE POSTÉRIEURE

PLANCHE XV

MUSCLES DU MEMBRE INFÉRIEUR — FACE POSTÉRIEURE

Fig. 1.

A. Sacrum.
B. Coccyx.
C. Crête iliaque.
D. Grand trochanter.
 1. Moyen fessier.
 2. Tenseur de l'aponévrose fascia-
    lata.
 3. Grand fessier.
 4. Biceps crural.
 5. Vaste externe du triceps.
 6. Demi-tendineux.
 7. Demi-membraneux.
 8. Droit interne.
 9. Troisième ou grand adducteur.
10. Couturier.

11. Plantaire grêle.
12. Jumeaux.

Fig. 2.

A. Malléole interne.
B. Malléole externe.
 1. Plantaire grêle.
 2. Jumeaux.
 2'. Tendon d'Achille.
 3. Soléaire.
 4. Long fléchisseur commun des or-
    teils.
 5. Tendon du jambier postérieur.
 6. Long péronier latéral.
 7. Court péronier latéral.

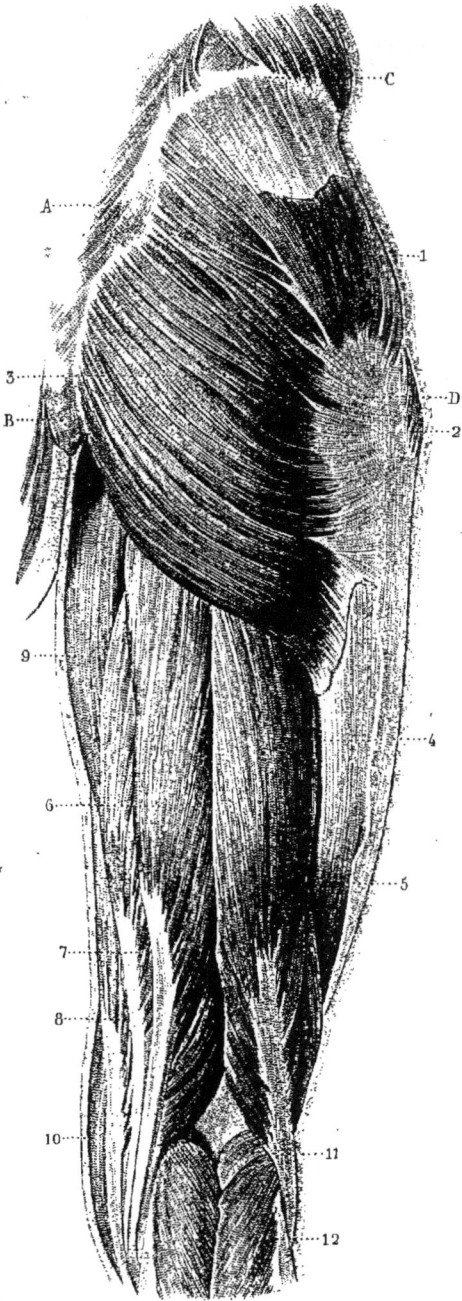

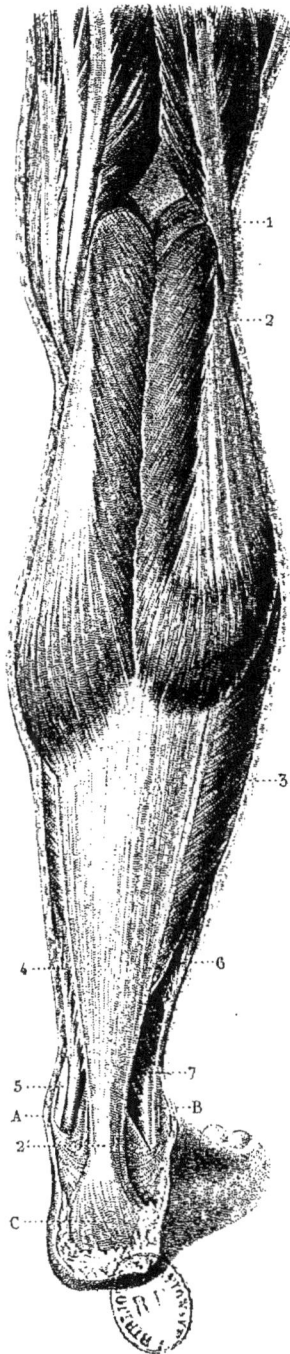

Pl 15.

Fig. 1.

Fig. 2.

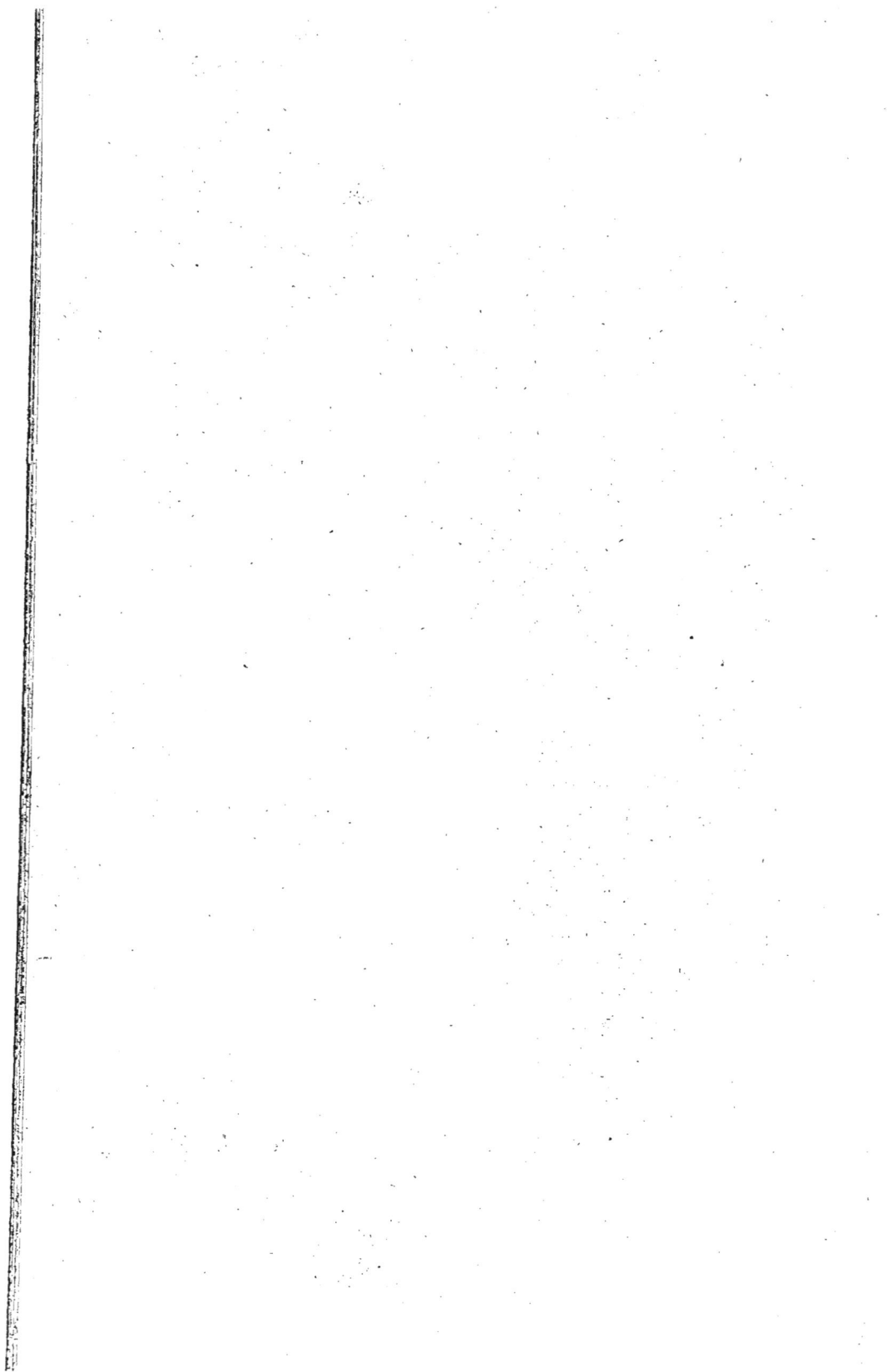

PLANCHE XVI

MUSCLES DU MEMBRE INFÉRIEUR — FACE INTERNE

PLANCHE XVl

MUSCLES DU MEMBRE INFÉRIEUR — FACE INTERNE

Fig. 1.

A. Epine iliaque antéro-supérieure.
A'. Coupe de la symphyse du pubis.
B. Sacrum et coccyx.
C. Tubérosité interne du fémur.
D. Rotule.
 1. Muscle psoas.
 2. Muscle iliaque.
 3. Grand fessier.
 4. Couturier.
 5. Pectiné.
 6. Premier ou moyen adducteur.
 7. Droit antérieur de la cuisse.
 8. Vaste interne du triceps.
 9. Droit interne.
10. Troisième ou grand adducteur.
11. Demi-tendineux.
12. Demi-membraneux.

Fig. 2.

A. Rotule.
B. Tubérosité interne du fémur.
C. Face interne du tibia.
 1. Vaste interne du triceps.
 2. Couturier.
 3. Droit interne.
 4. Demi-membraneux.
 5. Demi-tendineux.
 6 Jumeau interne.
 6'. Tendons d'Achille et du plantaire
    grêle.
 7. Soléaire.
 8. Long fléchisseur commun des or-
    teils.
 9. Tendon du jambier postérieur.
10. Fléchisseur propre du gros orteil.
11. Jambier antérieur.
12. Abducteur du gros orteil.
13. Ligament annulaire du tarse.

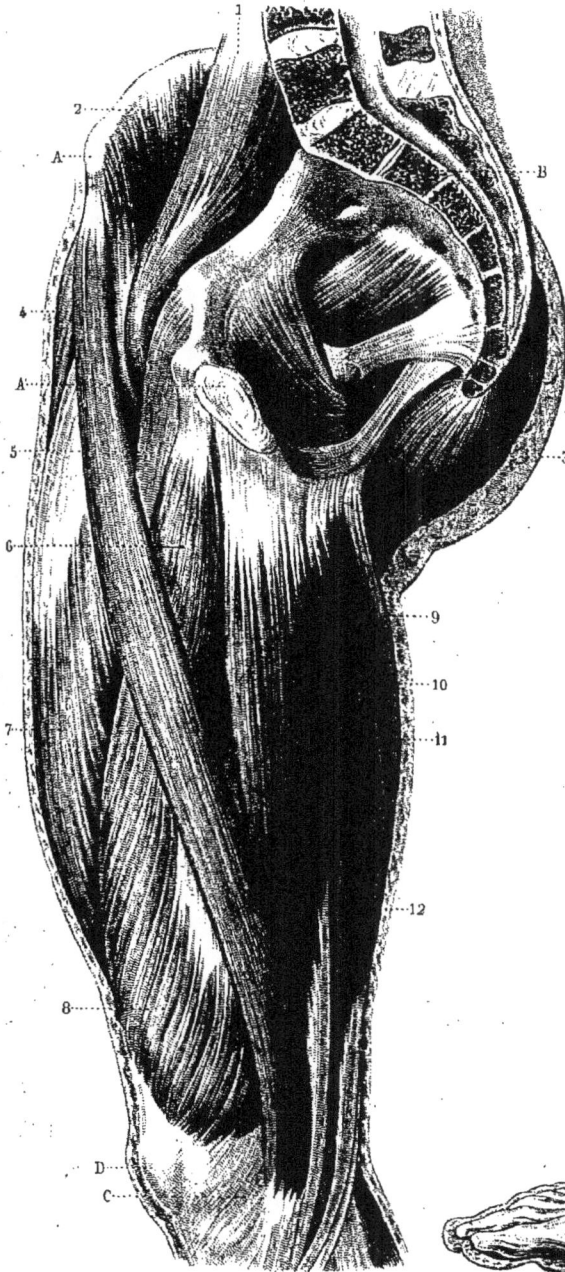

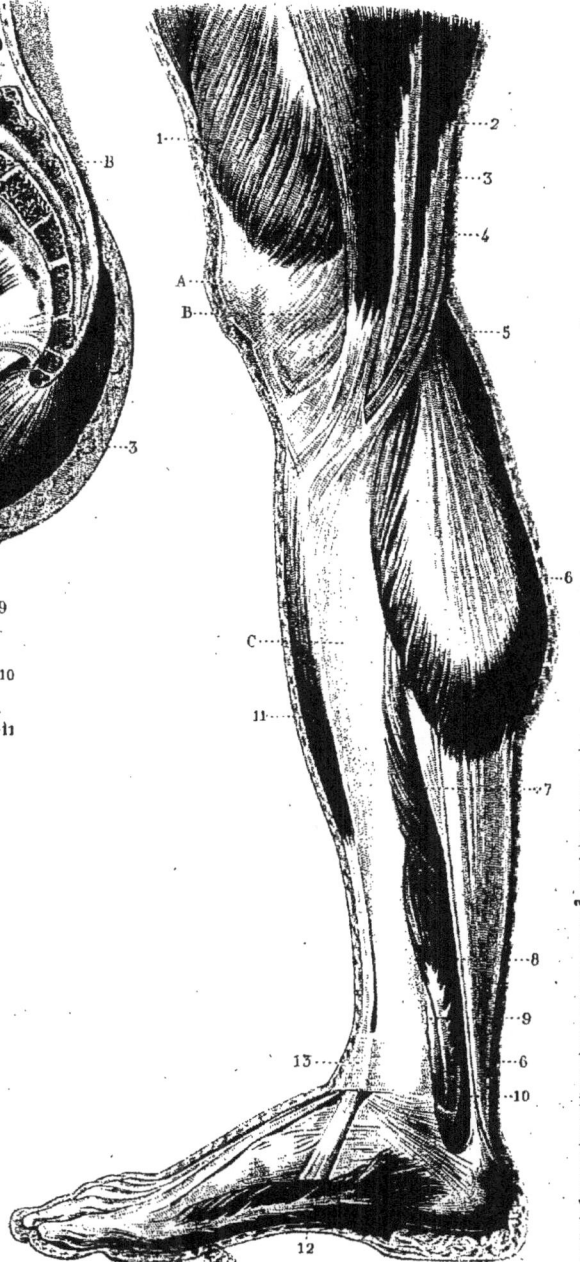

Pl.16.

Fig. 1.

Fig. 2.

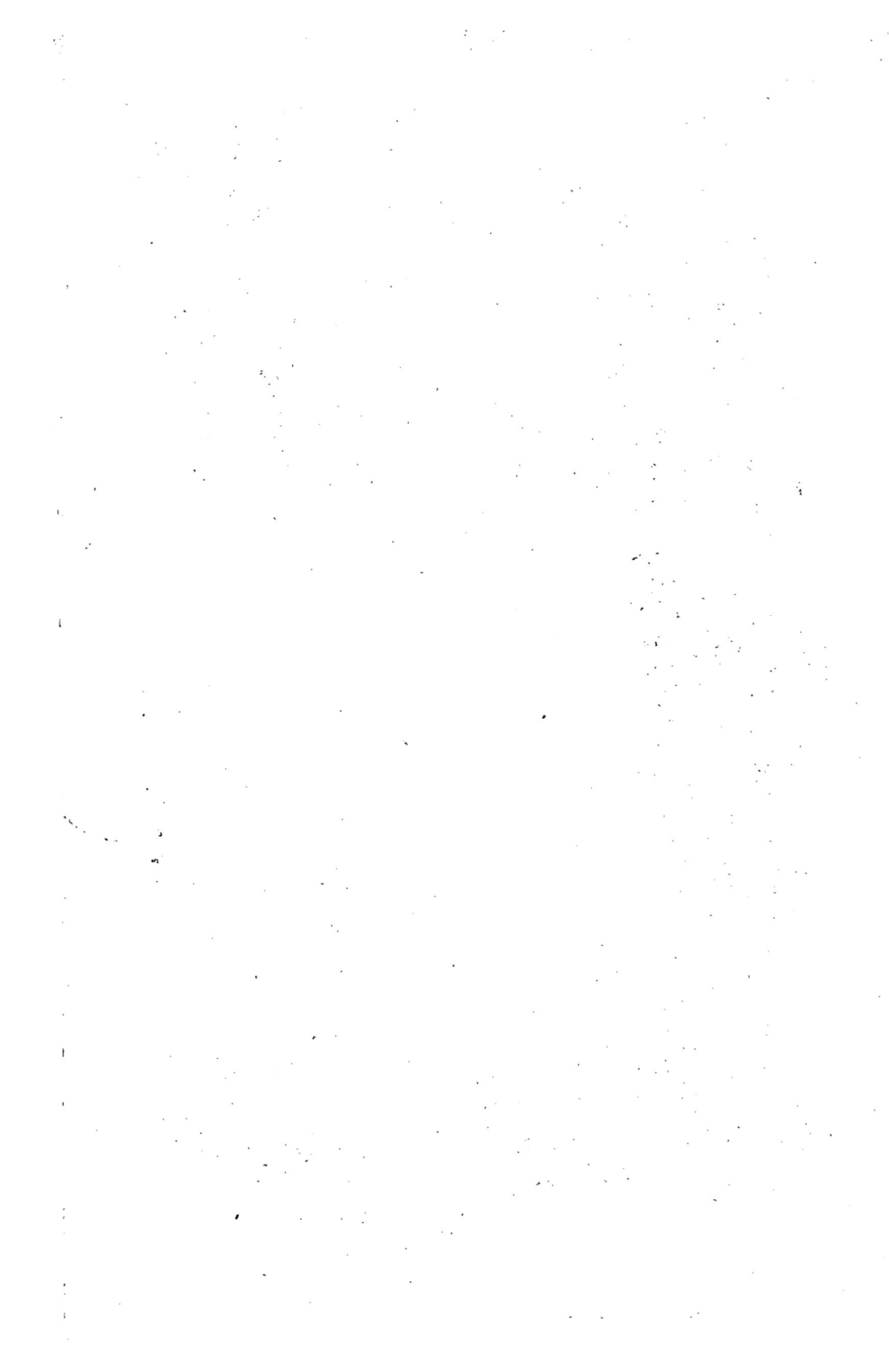

PLANCHE XVII

MUSCLES DU MEMBRE INFÉRIEUR — FACE EXTERNE

PLANCHE XVII

MUSCLES DU MEMBRE INFÉRIEUR — FACE EXTERNE

Fig. 1.

A. Crête iliaque.
B. Grand trochanter.
C. Rotule.
D. Tubérosité externe du tibia.
1. Tenseur du fascia lata.
1′. Aponévrose fascia lata.
2. Moyen fessier.
3. Grand fessier.
4. Couturier.
5. Droit antérieur de la cuisse.
6. Vaste externe du triceps.
7. Biceps.

Fig. 2.

A. Tubérosité externe du tibia, tubercule du jambier antérieur.

B. Tête du péroné.
C. Malléole externe.
1. Jambier antérieur.
2. Jumeau externe.
3. Soléaire.
3′. Tendon d'Achille.
4. Long péronier latéral.
5. Court péronier latéral.
6. Extenseur commun des orteils.
6′. Tendons de l'extenseur commun des orteils.
7. Péronier antérieur.
8. Pédieux.
9. Abducteur du petit orteil.
10. Ligament annulaire du tarse.

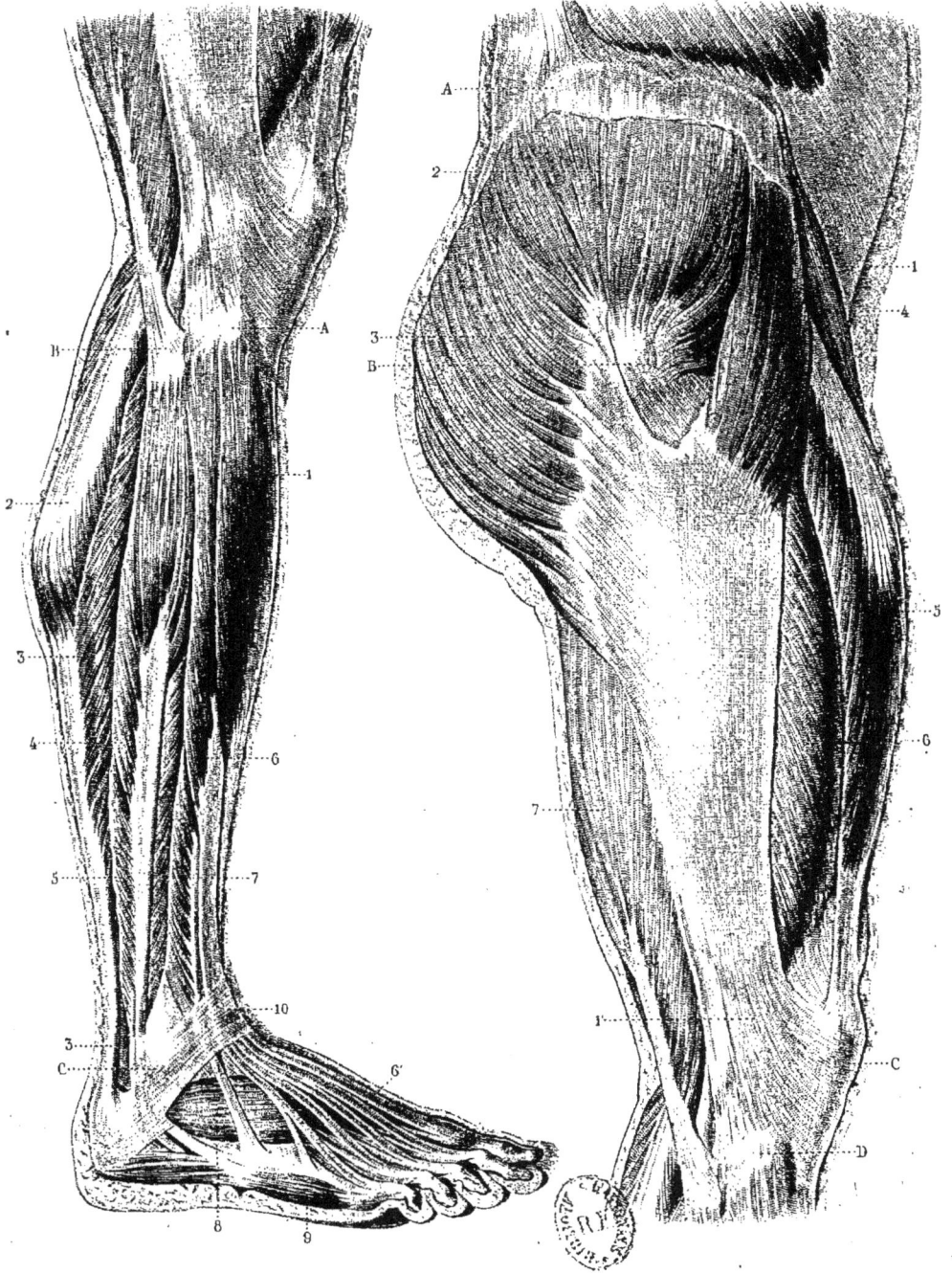

Pl. 17.

Fig. 2.   Fig. 1.

J.B.Baillière et Fils Editeurs à Paris.

TABLE DES MATIÈRES

TABLE ALPHABÉTIQUE

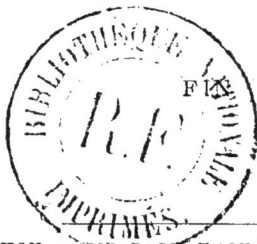

LYON. — IMP. PERRAT AÎNÉ, RUE GENTIL, 4.

LIBRAIRIE J.-B. BAILLIÈRE ET FILS, 19, RUE HAUTEFEUILLE, PARIS.

SCIENCE ET NATURE

REVUE INTERNATIONALE ILLUSTRÉE

DES PROGRÈS DE LA SCIENCE ET DE L'INDUSTRIE

PARAISSANT TOUS LES SAMEDIS

Par numéros de 16 pages gr. in-8 jésus à 2 colonnes avec couverture spéciale

Imprimé par C. Motteroz sur papier teinté d'Essonnes

ILLUSTRÉ PAR LES MEILLEURS ARTISTES

Le premier Numéro a paru le 1er décembre 1883.

COMITÉ DE RÉDACTION

MM. Angot, chef de service au Bureau central météorologique.

Deniker, membre de la Société d'Anthropologie.

Hamy, conservateur du Musée d'Ethnographie du Trocadéro.

Kunckel d'Herculais, aide-naturaliste au Muséum.

Mangin (Louis), agrégé des sciences naturelles.

Napoli, directeur du laboratoire d'essais de la Cie du chemin de fer de l'Est.

Nivoit, professeur à l'École des Ponts et Chaussées, ingénieur des mines.

Secrétaire de la Rédaction : M. Bouant, agrégé des sciences physiques.

Les abonnements partent du 1er de chaque mois

Paris.........	Trois mois.	5 »	Six mois.	10 »	Un an.	20 »
Départements.	—	6 »	—	12 »	—	24 »
Union postale.	—	6 25	—	12 50	—	25 »
Autres pays...	—	8 »	—	16 »	—	32 »

Les tomes I à III sont en vente.

3 vol. gr. in-8 de chacun 450 pages avec environ 500 figures. Prix de chaque volume, broché.. 10 fr. »

Cartonné en toile anglaise, avec fers spéciaux, doré sur tranches...... 13 fr. 50

Chaque numéro se vend séparément : 50 c.

Un numéro spécimen sera adressé gratis à toute personne qui en fera la demande par lettre affranchie et qui enverra 15 c. pour l'affranchissement du numéro.

ENVOI FRANCO CONTRE UN MANDAT SUR LA POSTE.

LES MERVEILLES DE LA NATURE

L'HOMME ET LES ANIMAUX

Par A.-E. BREHM

9 volumes grand in-8 de chacun 800 pages, avec environ **6,000** figures intercalées dans le texte et 180 planches tirées hors texte sur papier teinté.

Chaque volume se vend séparément, broché......................... **11 fr.**
Relié en demi-chagrin, plats toile, tranches dorées.................. **16 fr.**

LES RACES HUMAINES ET LES MAMMIFÈRES

Édition française par Z. GERBE

2 vol. gr. in-8, avec 770 figures et 40 planches...................... **22 fr.**

LES OISEAUX

Édition française par Z. GERBE

2 vol. gr. in-8, avec 500 figures et 40 planches................... **22 fr.**

LES REPTILES ET LES BATRACIENS

Édition française par E. SAUVAGE

1 vol. grand in-8 avec 600 figures et 20 planches................ **11 fr.**

LES INSECTES

LES MYRIOPODES, LES ARACHNIDES

Édition française par J. KUNCKEL D'HERCULAIS

2 vol. gr. in-8, avec 2060 figures et 36 planches..................... **22 fr.**

LES VERS, LES MOLLUSQUES
LES ÉCHINODERMES, LES ZOOPHYTES ET LES PROTOZOAIRES

ET LES ANIMAUX DES GRANDES PROFONDEURS

Édition française par A.-T. de ROCHEBRUNE

1 vol. gr. in-8 avec 1200 figures et 20 planches................ **11 fr.**

LES POISSONS ET LES CRUSTACÉS

Édition française par E. SAUVAGE et J. KUNCKEL D'HERCULAIS

L'ouvrage paraît en 22 séries à 50 centimes, dont 20 de texte et 2 de planches. On peut recevoir les séries franco par la poste à mesure de leur publication, en envoyant un mandat postal de 11 fr. Le volume sera complet en février 1886.

ENVOI FRANCO CONTRE UN MANDAT SUR LA POSTE.

A. de QUATREFAGES (de l'Institut)

HOMMES FOSSILES

ET

HOMMES SAUVAGES

ÉTUDES D'ANTHROPOLOGIE

1 volume in-8 de 644 pages avec 209 figures. Broché.............. 15 fr.
Le même, avec cartonnage artistique et fers spéciaux. 18 fr.

A. de QUATREFAGES & E. T. HAMY

CRANIA ETHNICA

LES CRANES DES RACES HUMAINES

1 vol. in-4° de 600 pages avec 486 figures et 1 atlas de 100 planches lithographiées
d'après nature par H. FORMANT. Ensemble 2 volumes in-4 cartonnés. 160 fr.

Sir Charles LYELL

L'ANCIENNETÉ DE L'HOMME

Deuxième édition, revue, corrigée et augmentée d'un Précis de Paléontologie humaine, par E. HAMY

1 vol. in-8 de XVI-960 pages, avec 182 figures, cartonné. 16 fr.

Th. HUXLEY

LA PLACE DE L'HOMME DANS LA NATURE

1 vol. in-8 de 368 pages, avec 68 figures.......... 7 fr.

LES SCIENCES NATURELLES

ET LES PROBLÈMES QU'ELLES FONT SURGIR

ÉDITION FRANÇAISE

PUBLIÉE AVEC LE CONCOURS DE L'AUTEUR ET ACCOMPAGNÉE D'UNE PRÉFACE NOUVELLE

1 vol. in-18 jésus de 501 pages........ 4 fr.

D. A. GODRON. — De l'espèce et des races dans les êtres organisés
et spécialement de l'unité de l'espèce humaine. 2 vol. in-8. 12 fr.

PRICHARD. — Histoire naturelle de l'homme. 2 vol. in-8, avec 40 planches coloriées et 90 figures................................... 20 fr.

ENVOI FRANCO CONTRE UN MANDAT SUR LA POSTE.

LES CHAMPIGNONS

CONSIDÉRÉS DANS LEURS RAPPORTS
AVEC LA MÉDECINE, L'HYGIÈNE PUBLIQUE ET PRIVÉE, L'AGRICULTURE ET L'INDUSTRIE
et description des principales espèces comestibles, suspectes et vénéneuses de la France

Par le Dr L. GAUTIER (de Mamers)

1 vol. gr. in-8 de 508 pages avec 205 fig. intercalées dans le texte et 15 planches
chromolithographiées, cartonnage d'amateur.. 24 fr.

ÉLÉMENTS DE BOTANIQUE

Par P. DUCHARTRE

MEMBRE DE L'INSTITUT (ACADÉMIE DES SCIENCES), PROFESSEUR A LA FACULTÉ DES SCIENCES DE PARIS

Troisième édition. 1 vol. in-8 de 1400 pages, avec 600 figures........ 20 fr.

COURS ÉLÉMENTAIRE DE BOTANIQUE

Par D. CAUVET, professeur à la Faculté de Lyon.

1 vol. in-18 jésus de 800 pages avec 750 figures, cart... .... 10 fr.

NOUVEAU DICTIONNAIRE DE BOTANIQUE

Par E. GERMAIN (de St-Pierre). 1 vol. in-8 de XVI-1388 p., avec 1,640 fig. 25 fr.

LE GUIDE DU BOTANISTE HERBORISANT

Par B. VERLOT. 2e édition. 1 vol. in-18 de 750 pages, avec fig. cart. 6 fr.

CAPUS et de ROCHEBRUNE

GUIDE DU NATURALISTE PRÉPARATEUR

ET DU VOYAGEUR SCIENTIFIQUE

2e *édition*. 1 vol. in-18 de XII-324 pages, avec 223 figures, cartonné. ..... 3 fr.

MAURICE GIRARD

LES INSECTES, TRAITÉ ÉLÉMENTAIRE D'ENTOMOLOGIE

Comprenant

L'HISTOIRE DES ESPÈCES UTILES ET DE LEURS PRODUITS,
DES ESPÈCES NUISIBLES ET DES MOYENS DE LES DÉTRUIRE, L'ÉTUDE DES MÉTAMORPHOSES
ET DES MŒURS, LES PROCÉDÉS DE CHASSE ET DE CONSERVATION.

3 vol. in-8 avec Atlas de 118 planches, cartonné :

Figures noires.......... 100 fr. | Figures coloriées........ 170 fr.

LES ABEILLES

ORGANES ET FONCTIONS. — ÉDUCATION ET PRODUITS. — MIEL ET CIRE

1 vol. in-18 jésus de 280 pages avec 1 pl. col. et 30 fig. 4 fr. 50

Nouveau Dictionnaire des plantes médicinales, par le Dr HÉRAUD.
Deuxième édition. 1 vol. in-18 de 600 pages, avec 300 figures, cartonné. 6 fr.

Du Spitzberg au Sahara, par Charles MARTINS, professeur d'histoire naturelle à la Faculté de Montpellier. 1 vol. in-8 de XVI-620 pages........ 8 fr.

Les plus belles plantes de la mer, par F. STENFORT. 1 vol. in-8, avec spécimens de cinquante algues naturelles, cart.................... 25 fr.

ÉLÉMENTS DE GÉOLOGIE ET DE PALÉONTOLOGIE
PAR CH CONTEJEAN
Professeur à la Faculté des Sciences à Poitiers

1 vol. in-8 de 800 pages, avec 474 figures, cartonné. 16 fr.

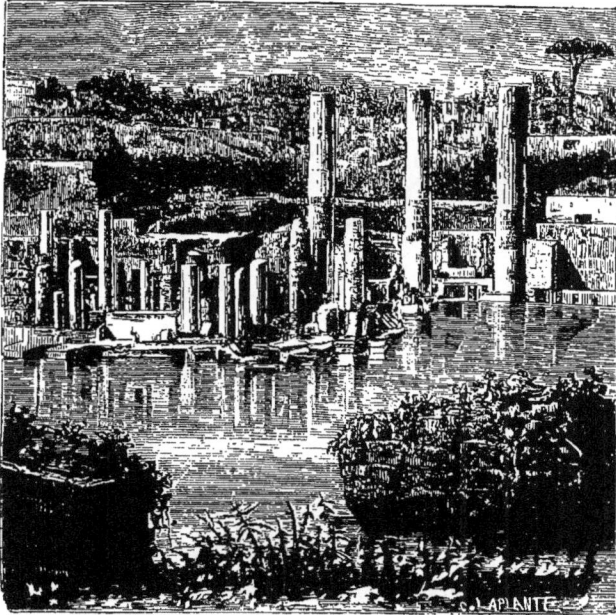

TEMPLE DE SÉRAPIS. Extrait de CONTEJEAN, *Éléments de Géologie et de Paléontologie.*

TRAITÉ DE PALÉONTOLOGIE VÉGÉTALE
Par W. P. SCHIMPER
3 vol. grand in-8, avec atlas de 110 pl. in-folio. 150 fr.

TRAITÉ DE PALÉONTOLOGIE
Histoire naturelle des animaux fossiles considérés dans leurs rapports zoologiques et géologiques
PAR F. J. PICTET
4 vol. in-8, avec atlas de 110 planches gr. in-4....... 80 fr.

GÉOLOGIE DES ENVIRONS DE PARIS
Par Stanislas MEUNIER
1 vol. in-8° de 520 pages, avec 112 figures..... ..... 10 fr.

MOQUIN-TANDON
MOLLUSQUES TERRESTRES ET FLUVIATILES DE FRANCE
2 vol. grand in-8 avec atlas de pl., fig. noires. 42 fr. *Le même*, fig. color. 66 fr.

ENVOI FRANCO CONTRE UN MANDAT SUR LA POSTE.

H. SICARD
Professeur à la Faculté des sciences de Lyon.

ÉLÉMENTS DE ZOOLOGIE
1 volume in-8 de XVI-842 pages avec 758 figures, cartonné......... 20 fr.

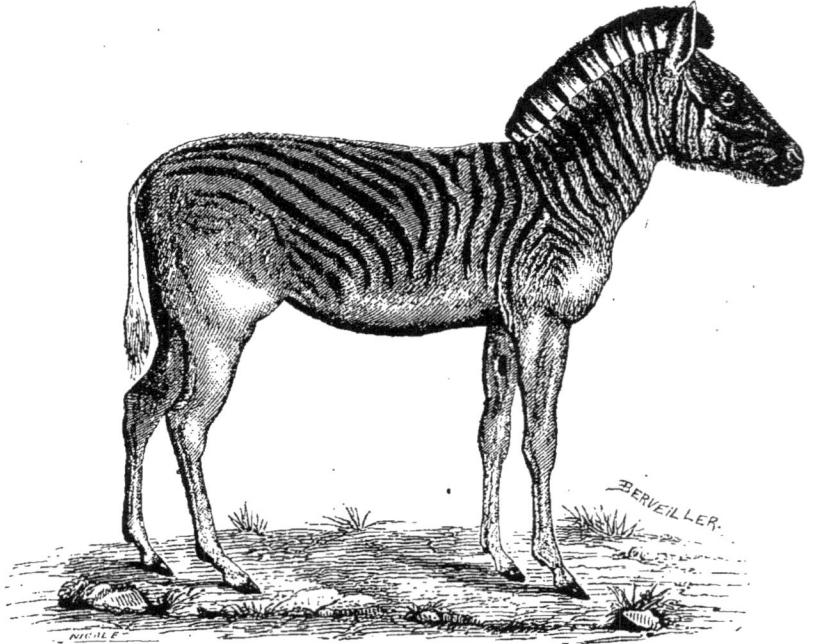

EQUUS BURCHELLI (Dauw) Extrait de SICARD, *Éléments de Zoologie.*

V. CARUS
HISTOIRE DE LA ZOOLOGIE
DEPUIS L'ANTIQUITÉ JUSQU'AU XIXᵉ SIÈCLE
Traduction française et notes par A. SCHNEIDER
1 volume in-8 de 623 pages. 15 fr.

DEGLAND et GERBE
ORNITHOLOGIE EUROPÉENNE
OU CATALOGUE DESCRIPTIF, ANALYTIQUE ET RAISONNÉ DES OISEAUX OBSERVÉS EN EUROPE
2ᵉ *édition.* 2 volumes in-8...................... 24 fr.

ÉMILE BLANCHARD
Membre de l'Institut, professeur au Muséum

LES POISSONS DES EAUX DOUCES DE LA FRANCE
1 vol. gr. in-8 de 800 pages avec 151 figures et 32 pl. sur papier teinté
Broché............. 16 fr. | Relié .... 20 fr.

ENVOI FRANCO CONTRE UN MANDAT SUR LA POSTE.

Art de prolonger la vie, par Hufeland. 1 vol. in-18 jésus......... 4 fr.
Climat de l'Italie, par le Dʳ Carrière. 2ᵉ *édition*. 1 vol. in-8........ 9 fr.
Conseils aux mères sur la manière d'élever les enfants nouveau-nés, par le Dʳ Donné. 7ᵉ *édition*. 1 vol. in-18 jésus...................... 3 fr.
Cuivre et plomb dans l'alimentation et dans l'industrie, au point de vue de l'hygiène, par le Dʳ Arm. Gautier. 1 vol. in-18 jésus .... 3 fr. 50
École de Salerne (l'). Traduction en vers français par Ch. Meaux-Saint-Marc, suivie de commentaires. 1 vol. in-18 jésus avec 7 fig........... 7 fr.
Entretiens d'un vieux médecin sur l'hygiène et la morale, par le docteur Yvaren. 1 vol. in-18 jésus.. 5 fr.
Goutteux et rhumatisants. Guide pratique, par J.-H. Reveillé-Parise. Édition mise au niveau des découvertes et des méthodes nouvelles concernant la nature et le traitement de ces deux affections, par le Dʳ E. Carrière. 1 vol. in-18 jésus..................................... 3 fr. 50
Gymnastique. Manuel de gymnastique, comprenant les descriptions des exercices du corps et leurs applications au développement des forces, à la conservation de la santé et au traitement des maladies, par Leblond et H. Bouvier. 1 vol. in-18 jésus avec 80 fig............................. 5 fr.
Hommes livrés aux travaux de l'esprit. Physiologie et hygiène, ou Recherches sur le physique, le moral, les habitudes, les maladies et le régime des gens de lettres, artistes, savants, hommes d'État, jurisconsultes, administrateurs, par J.-H. Reveillé-Parise. Édition refondue par le Dʳ Ed. Carrière. 1 vol. in-18 jésus....................................... 4 fr.
Hygiène. Nouveaux éléments d'hygiène, par le Dʳ Arnould. 1 vol. in-8 de 1200 p. avec 300 fig., cart................................ 20 fr.
Hygiène publique et privée, par Michel Lévy. 5ᵉ *édition*. 2 vol. gr. in-8 avec fig.. 20 fr.
Hygiène alimentaire, par le profess. J.-B. Fonssagrives. 3ᵉ *édit.* 1 v. in-8 9 fr.
Hygiène de l'âme, par Feuchtersleben. 3ᵉ *édition*. 1 vol. in-18 jésus. 2 fr. 50
Hygiène et assainissement des villes, par le Dʳ Fonssagrives. 1 vol. in-8... 8 fr.
Hygiène du cabinet de travail, par le Dʳ Riant. 1 vol. in-18 jésus. 2 fr. 50
Hygiène des gens du monde, par le Dʳ Donné. 2ᵉ *édition*. 1 vol. in-18 jésus .... 3 fr. 50
Hygiène des professions et des industries, par le Dʳ Layet. 1 vol. in-18 jésus .... 5 fr.
Hygiène morale, par le Dʳ P. Jolly. 1 vol. in-18 jésus.............. 2 fr.
Hygiène de la première enfance. Guide des mères pour l'allaitement, le sevrage et le choix de la nourrice, par E. Bouchut. 8ᵉ *édition*. 1 vol. in-18 jésus avec fig.. 4 fr.
Hygiène de la vue, par A. Magne. 4ᵉ *édition*. 1 vol. in-18 jésus avec fig. 3 fr.
Hygiène de la jeune fille, par le Dʳ Coriveaud. 1 vol. in-18 de 244 p. 3 fr.
Le lendemain du mariage, par le Dʳ Coriveaud, étude d'hygiène. 1 vol. in-18 jésus de 268 pages.................................. 3 fr.
Médecine et médecins. Philosophie, doctrines, institutions, critiques, mœurs et biographies médicales, par L. Peisse. 2 vol. in-18 jésus........... 7 fr.
Mémoires d'un estomac écrits par lui-même pour le bénéfice de tous ceux qui mangent et qui lisent, par le Dʳ Gros. 3ᵉ *édition*. 1 vol. in-18 jésus. 2 fr.
Odeurs, parfums et cosmétiques, par S. Piesse. 2ᵉ *édition*. 1 vol. in-18 jésus avec 92 fig... 7 fr.
Passions, dangers et inconvénients pour les individus, la famille et la société. Hygiène morale et sociale, par le Dʳ Bergeret. 1 vol. in-18 jésus.... 2 fr. 50
Philosophie positive (Cours de), par Auguste Comte. 6 vol. in-8.... 48 fr.
Philosophie positive (Principes de), par Auguste Comte. 1 vol. in-18. 2 fr. 50
Philosophie positive de Auguste Comte, résumé par Jules Rig. 2 v. in-8. 20 fr.
Physionomie humaine, par le Dʳ Duchenne, de Boulogne. 1 vol. in-8 avec neuf photographies................................... 20 fr.
Régime de Pythagore, par Cocchi ; de la sobriété, conseils pour vivre longtemps, par L. Cornaro ; le vrai moyen de vivre plus de cent ans en parfaite santé, par L. Lessius. 1 vol. in-18 jésus, avec 5 pl............. 3 fr.
Tabac et absinthe, leur influence sur la santé publique, sur l'ordre moral et social, par le Dʳ P. Jolly. 1 vol. in-18 jésus................. 2 fr.

É. LITTRÉ, de l'Institut.

DICTIONNAIRE
DE MÉDECINE, DE CHIRURGIE, DE PHARMACIE
DE L'ART VÉTÉRINAIRE ET DES SCIENCES QUI S'Y RAPPORTENT

Ouvrage contenant la synonymie grecque, latine, allemande, anglaise, italienne et espagnole et le glossaire de ces diverses langues.

Quinzième édition, mise au courant des progrès des sciences médicales et biologiques et de la pratique journalière

1884. 1 vol. gr. in-8 de 2000 pages à 2 col. avec 550 fig.... **20 fr.**

Relié... **24 fr.**

La philosophie de cette quinzième édition est celle des éditions précédentes et celle du savant dont elle porte le nom.

Elle contient aussi le résumé des idées de M. le professeur Ch. Robin, qui avait exposé avec tant d'autorité ses travaux et ceux de son école. Son nom, suivant son désir, a été maintenu dans le cours des articles qui par leur sujet pouvaient scientifiquement en exiger la mention.

Ch. ROBIN, de l'Institut.

TRAITÉ DU MICROSCOPE

2ᵉ édition. 1 vol. in-8 de 1000 pages, avec 317 fig. et 3 planches cart... **20 fr.**

Ce livre, qui est une œuvre essentiellement personnelle, et qui a été tout entier écrit par M. Ch. Robin, est le seul où se trouvent exposées les idées scientifiques du maître.

LE CORPS HUMAIN
STRUCTURE ET FONCTIONS

Formes extérieures. Régions anatomiques. Situation. Rapports et Usages des Appareils et Organes qui concourent au mécanisme de la vie

DÉMONTRÉS A L'AIDE DE PLANCHES COLORIÉES, DÉCOUPÉES ET SUPERPOSÉES

DESSINS D'APRÈS NATURE

Par Edouard CUYER
Préparateur du Cours d'anatomie à l'École des Beaux-Arts.

Texte par le Dᵣ G. A. Kuhff, préparateur au laboratoire d'Anthropologie.

Introduction par Mathias Duval, professeur à l'Ecole des Beaux-Arts.

1 volume grand in-8 de 500 pages de texte, avec atlas de 25 *planches* coloriées. **Cartonné en deux volumes. — 70 fr.**

CLAUDE BERNARD (de l'Institut). **La Science expérimentale.** 1 vol. in-18 jésus de 440 pages avec 25 figures.................................... **4 fr.**
DALTON. **Physiologie et hygiène des écoles, des collèges et des familles,** par J.-C. Dalton. 1 vol. in-18 jésus, avec 68 figures....... **4 fr.**
FAU (J.). **Anatomie artistique.** 1 vol. in-8, 48 p., avec 17 pl., fig. noires. **4 fr.**
— Le même, figures coloriées.. **10 fr.**
SAINT-VINCENT (A.-C.). **Nouvelle Médecine des familles** à la ville et à la campagne, à l'usage des familles, des maisons d'éducation, des écoles communales, des curés, des sœurs hospitalières, des dames de charité et de toutes les personnes bienfaisantes qui se dévouent au soulagement des malades. *Septième édition.* 1 vol. in-18 jésus de 448 pages avec 142 figures, cartonné.... **3 fr. 50**

ENVOI FRANCO CONTRE UN MANDAT SUR LA POSTE.

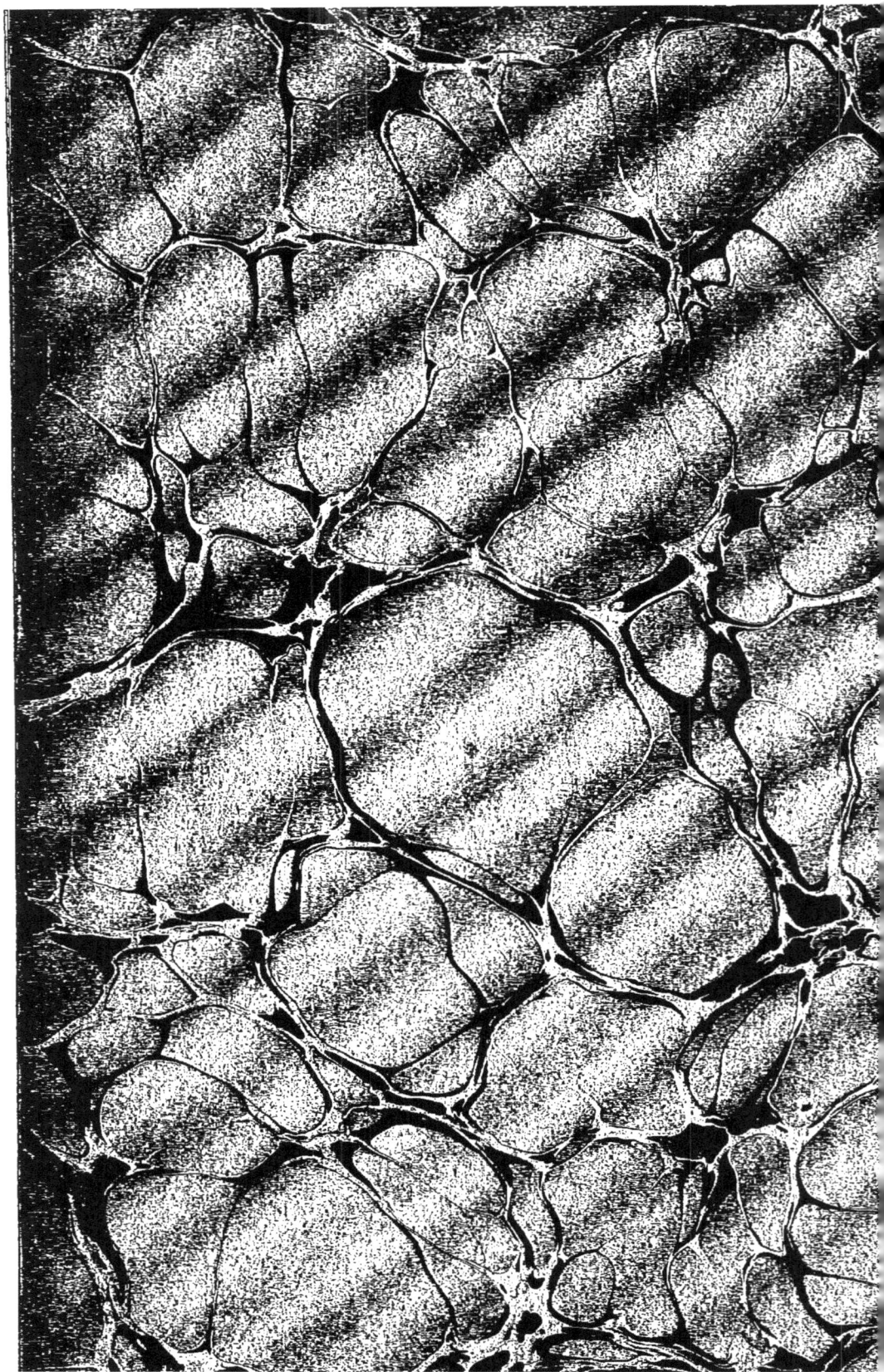

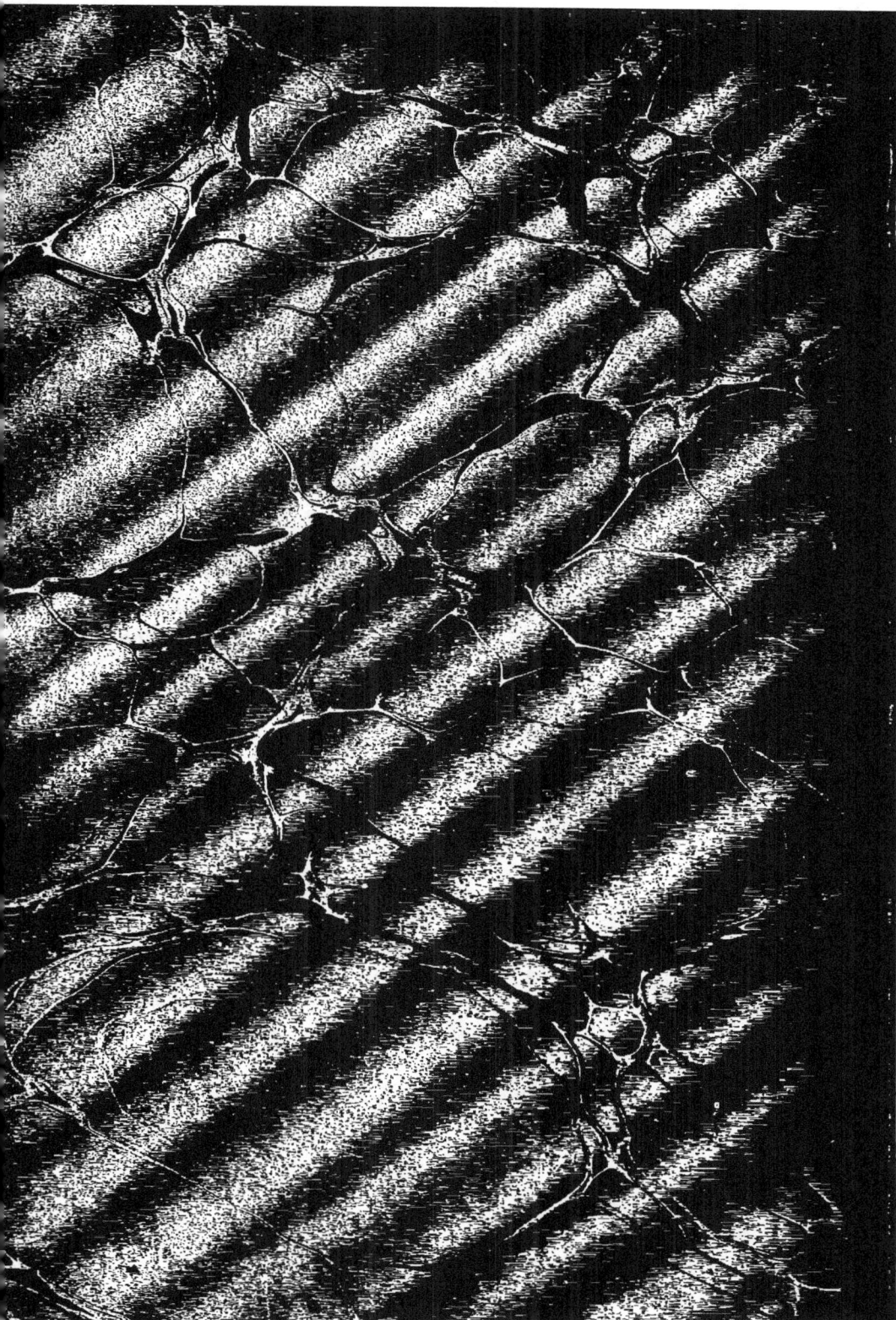

www.ingramcontent.com/pod-product-compliance
Lightning Source LLC
Chambersburg PA
CBHW060340200326
41519CB00011BA/1997